これで安心!
症状・状況別 ポジショニングガイド

編集
田中マキ子　山口県立大学看護栄養学部 教授
栁井　幸恵　綜合病院山口赤十字病院 皮膚・排泄ケア認定看護師

中山書店

執筆者一覧

編集

田中マキ子　山口県立大学看護栄養学部　教授
栁井　幸恵　綜合病院山口赤十字病院　皮膚・排泄ケア認定看護師

執筆（50音順）

岩田　真紀　済生会山口総合病院　皮膚・排泄ケア認定看護師
岩本　淑子　綜合病院山口赤十字病院　皮膚・排泄ケア認定看護師
内山　啓子　山口労災病院　皮膚・排泄ケア認定看護師
江村　真弓　綜合病院山口赤十字病院　皮膚・排泄ケア認定看護師
後藤みゆき　山口県立大学看護栄養学部　講師
田中マキ子　山口県立大学看護栄養学部　教授
西出　　薫　聖マリアンナ医科大学東横病院　副看護部長
原　　陽子　綜合病院山口赤十字病院　認知症看護認定看護師
藤重　淳子　下関市立市民病院　皮膚・排泄ケア認定看護師
松本　久美　宇部興産中央病院　皮膚・排泄ケア認定看護師
宮本佐知子　国立病院機構岩国医療センター　皮膚・排泄ケア認定看護師
栁井　幸恵　綜合病院山口赤十字病院　皮膚・排泄ケア認定看護師
山中なみ子　社会保険下関厚生病院　皮膚・排泄ケア認定看護師

CONTENTS

序文 ……………………………………………………………………………………… 006

Chapter 01　やせ ……………………………………… 後藤みゆき　田中マキ子　010
- CASE 1　ターミナル期でやせが著明、自力体位変換不能なケース　宮本佐知子　014
- CASE 2　気管切開とPEG造設で入院した、やせと関節拘縮のあるケース　松本久美　018

Chapter 02　浮腫 ……………………………………………………… 田中マキ子　022
- CASE 1　人工呼吸器管理で栄養状態不良、浮腫のあるケース　江村真弓　028
- CASE 2　寝たきり、呼吸困難で栄養状態不良、浮腫のあるケース　栁井幸恵　034

Chapter 03　円背 ……………………………………… 後藤みゆき　田中マキ子　040
- CASE 1　円背でやせがある、リハビリテーションを開始したケース　江村真弓　044
- CASE 2　寝たきりで円背、栄養状態不良があり、褥瘡を有するケース　宮本佐知子　048
- CASE 3　強い円背があり、頭側挙上をするケース　栁井幸恵　052

Chapter 04　呼吸困難 ………………………………… 後藤みゆき　田中マキ子　058
- CASE 1　呼吸困難のため酸素吸入している四肢拘縮のあるケース　内山啓子　062
- CASE 2　呼吸困難で頭側挙上を必要とする、右下肢麻痺のあるケース　江村真弓　066

Chapter 05　がん性疼痛 ……………………………… 後藤みゆき　田中マキ子　072
- CASE 1　認知症があり、がん性疼痛に配慮したケース　西出薫　076

Chapter 06　循環障害　田中マキ子　080
CASE 1　循環障害があり、脱水・低栄養状態で入院したケース　栁井幸恵　084

Chapter 07　麻痺　田中マキ子　090
CASE 1　麻痺と呼吸困難があり、自発体動がほとんどないケース　西出薫　092
CASE 2　右半身完全麻痺があり、臥床時に体動が激しいケース　岩本淑子　096

Chapter 08　拘縮・変形　田中マキ子　102
CASE 1　股関節・膝関節拘縮を認め、麻痺のあるケース　岩田真紀　106
CASE 2　拘縮があり、やせが著明な認知症のあるケース　岩本淑子　112

Chapter 09　車椅子　田中マキ子　118
CASE 1　車椅子移乗時間の長い、やせ・円背のあるケース　岩本淑子　122
CASE 2　かなり強い骨突出をもった車椅子座位のケース　栁井幸恵　126

Chapter 10　牽引　田中マキ子　132
CASE 1　牽引中に部分圧迫が生じているケース　藤重淳子　136

Chapter 11　手術中体位　後藤みゆき　田中マキ子　140
CASE 1　仰臥位での長時間手術で神経麻痺の予防を行ったケース　藤重淳子　144
CASE 2　軽度肥満で側臥位での股関節手術に臨んだケース　藤重淳子　148
CASE 3　腹臥位の手術で典型的なポジショニングを行ったケース　藤重淳子　156

付録　168

あとがき ……………………………………………………………………………………… 177

索引 …………………………………………………………………………………………… 178

Column

弾性ストッキング使用時の医原性褥瘡の発生予防	松本久美	038
背部を支える大きなポジショニングピローの使い方	栁井幸恵	043
筋力低下により、身体の移動の際にずれが発生してしまう症例に対して	栁井幸恵	057
認知症と褥瘡予防	栁井幸恵　原陽子	071
足部の保温方法	西出薫	079
褥瘡ケア用品、正しく使っていますか？	栁井幸恵	088
肥満（傾向）のある患者へのポジショニングについて	田中マキ子	101
シーネ固定時の踵部の褥瘡発生予防	内山啓子	111
ポジショニングピローを使った外旋予防	西出薫	117
リクライニング車椅子の使用により座位移行ができたケース	岩本淑子	130
特殊な手術中体位ケースの検討－腹腔鏡補助下肺部分切除術時のポジショニング	岩田真紀	154
四点支持器での体位調整のポイント	藤重淳子	161
パークベンチ体位の体圧分散・ずれ解除	山中なみ子	162
非侵襲的陽圧換気（Non-invasive positive pressure-ventilation；NPPV）を受ける患者の圧管理	山中なみ子	165

序文という名のメッセージ
「ポジショニングから臨床を変えるエビデンスを」

卵が先か、ニワトリが先か

　ポジショニングというものにこだわりなから、すでに数冊の書籍を上梓してきたが、本を出版するたびに、新たな気づきがあり、また自分自身のポジショニングに対する理解や方法の深化が確認できるため、今では苦しいながらも楽しみのある執筆作業になってきた。

　今回の書籍は、WOCNの皆さんとの共同執筆2冊目で、臨床現場でよく出合う症状・状況に特化したポジショニングを取り上げようと、企画内容を検討した。こんなときいつも思うのはポジショニングそのものの位置づけである。「卵が先か、ニワトリが先か」ではないが、「ポジショニングは症状・状況によって決定されるものなのか（ポジショニングは症状従属性なのか）、ポジショニングはそれ自体によって症状・状況を改善させる手段なのか（ポジショニングを主体としてとらえるべきか）」は、悩ましい問題である。

　今回は、症状・状況に注目した。それは、こんな理由からである。見田は「活火山はけっして地表の『平均的』なサンプルではない。しかし活火山から噴き出した溶岩を分析することをつうじて、地殻の内部的な構造を理解するための有力な手掛かりがえられるのである。極端な、あるいはむしろ例外的な事例が、他の多くの平常的な事例を理解するための、いっそう有効な戦略データとなることは、自然科学においてさえ多くみられる」と述べている[1]。このことは、私たちの仕事にも通じるものである。すなわち、私たちが出会う個性豊かな患者さんたちには一見、似通った点はないように思えるが、実はそうではなく、その特異性の中にもすべての患者さんに共通する何かがあって、その何かを明らかにすることが、最終的に看護を科学として確立することに通じる、という気づきである。

事例に始まり、事例に終わる。のだが……

　そこでこの気づきをヒントに、ポジショニング法の確立をめざすために、事例とじっくり取り組み、異なる事例から共通する事項をまとめてみようと考えた。科学は「事例に始まり、事例に終わる」と言われるが、今回の試みは、そのことと同じ意味を指すのかもしれない。

　しかし、事例にこだわってポジショニングについて検討する方針は立てたが、事例をどのように表現するかが課題となった。ポジショニング法を検討する際に留意する症状・状況をピックアップし、そうした症状・状況を有する患者さんに協力をお願いし、ポジショニング法の検討を行った。各執筆者が、多く経験できるであろう症状・状況を担当するほか、現に今対応している患者さんの症状・状況を担当し、それらを月1回開催している勉強会で取り上げるなどして、ポジショニング法を熱心に議論していった。

　昨年と比べると、早い時期からの執筆スタートであったし、今回は昨年から決めていた作業なので、合宿をするなどの準備もできた。が、豈図らんや（意外にも）、今回の執筆作業は予

定どおりにはいかなかった。なぜなら、私たちが想定した症状・状況を有する褥瘡患者さんが、そうそう都合よくおられるわけではないからである。拘縮・変形等の症状が多く、呼吸困難の患者さんや循環障害の患者さんがいらっしゃらないなど、各症状等をまんべんなく検討することを企画したが、実際にとりあげる症状・状況の事例数にはばらつきが生じてしまった。在院日数の関係や治療方法に対する現場の考え方の変化もあり、牽引等の患者さんの事例はなかなか得られず、医療のトレンドを思い知った面もあった。だからこそ、このような苦労がありながらも書籍としてまとめることができたことは、この上ない喜びである。ご協力いただいた患者さん、各執筆者のご努力に感謝したい。

浮かび上がった「ポジショニングとして重要なこと」

さて今回の書籍制作に当たり、こんな苦労を経ながら、症状・状況を中心にした内容に取り組む過程で、いくつかの疑問やひらめきがあった。症状等は、たしかにポジショニング法を検討する課題となり、ときに理想的なポジショニングを展開する際の障害ともなりえた。しかし、各症状に特化した留意点やポイントとして絞り込みを行うと、やはりポジショニングとして重要なことはいくつかにまとまることを実感した。

・接触面積をいかに広くもたせるか
・患者さんの安楽
・患者さんの安全

これらの点にポジショニングの目的・課題が、すべて集約されていくように思える。体位のくずれは、アンバランスから生じる筋緊張をまねき、このことが変形の原因となる。あるいは、安楽でないために、よりよい状態にしようと患者さんは自力で動き、ずれ等を起こすなどして、それがいっそうの不具合を惹起し、安楽の障害はもとより、体を触られることを嫌がるようにもなってしまう。残念ながら本書では、この点をしっかり言い切るまでには説明ができていない。よってまだまだ、ポジショニング法の検討はさらなる頂（いただき）をめざさなくてはならないと実感している。

ポジショニングで臨床現場の常識を変える

こうした課題に加えて疑問も生じてきた。「2時間おきの体位変換」は、ポジショニングに関するエビデンスとして言われ続けているが、根拠となる論文のエビデンスレベルがC1（ガイドラインによる推奨度）であること[2]、また、中島らが2003年に2時間とそれ以上の時間間隔の体位変換で褥瘡発症率に差がなかったことを示している[3]。このことは、日本褥瘡学会でのコンセンサスシンポジウムでもその根拠について検討がなされ、体位変換間隔の検討の必要性が述べられている。しかしながら、臨床現場ではいまだ2時間おきの体位変換にとらわれている感は強い。

であるなら、いまだ臨床で常識化されているこのことを、ポジショニングという観点から、しっかり説明し、臨床現場の常識を変えることができないだろうか。そんな挑戦的発想が頭をもたげてきた。

呼吸困難の患者さんの例のように、仰臥位から側臥位など、大きく体位を変えることができない事例も多々ある。こうした事例の場合、呼吸困難も起こさず、褥瘡もつくらないポジショニングを目指さなくてはならない。呼吸効率を最大限に高める体位を考慮し、その体位が持続することから起こる弊害を予測し、その弊害が起こらないためのケア方法が、ポジショニングとなる。そこに2時間おきの体位変換などという概念はない。これまで私はポジショニングについて種々検討を行ってきたが、よくよく考えると、基本となるケアのエビデンスを変える方法までを提案できておらず、その意味では検討はまだまだ未熟であった。そこで今後は、患者さん、ご家族、そして臨床のスタッフにも優しいポジショニングについて、考えていきたいと思い始めた。

出発点はやはりアセスメント

　「ポジショニングのエビデンスを変える検討」「臨床から新たなエビデンスを求める」が次なる課題と認識すると、今さらながらにアセスメントが重要であることに気づく。アセスメントは、個々の観察力によるところもあるが、観察ポイントを明確にすることができれば、個人差や経験差を埋めることができる。アセスメント・ポイントを踏まえ、開発が進む優れた道具をどう組み合わせて使用できるかを考察できれば、ポジショニングに関する「これでいいのか？」という不安をある程度解消することができるだろう。不安の解消は、自信につながり、自信の集積は研鑽の糧となって、ポジショニング法を極めていくための原動力となる。このサイクルが臨床スタッフに根づいたら「2時間おきの体位変換」という発想そのものを変える新たなエビデンスを導きだすことができるだろう。

　また、片麻痺等の状況が進まないようにと拘縮予防等を行っているが、その方法は
・手先の握り込みを支える
・腋拘縮を支える
・下肢屈曲を支える
など症状を固定化し、同時に機能の悪化をまねくことになっているなど、私たちはこれまで症状・状況の推移に無頓着ではなかったろうか。極めるゴールが「予防」「改善」であるならば、身体全体に対する見方や変化する過程を予測するといった、先を見通した思考過程を踏まなくてはならない。受け身から攻めへ、変哲もない状況から変化させる状況へ、思考・創意できる態度がもっと身につかなくてはならない。

　症状・状況にこだわってスタートした今回の検討は、予想外の希望を想起するまで成長したが、現実的課題を認識するためにも、臨床を大事に、互いが刺激し合う関係を継続していきたい。このような意味からも、本書を執筆いただいた皆さんとは、これからもずっと研鑽的議論が行える大切な仲間として、共に進んでいきたいと思う。「○○の症例はどう？」と声をかけると、「ふり返ってみます」と前向きに返事をしてくださる皆さんは、愛すべき同僚であり、私の野望を支えてくださる重要な仲間である。

1日の大半をベッドで過ごす患者さんの心地よく・安全な療養環境を保障するためにも、ポジショニング法に関する検討を怠ることはできない。

　「褥瘡患者さんが、最近多いです。中間施設等が増えたせいかもしれません」と、高齢化の進展に伴う褥瘡患者の増大の可能性が改めて意識された。本書の中で指摘できた事柄が、こうした現実に十分に応える内容を有していることに期待しながら、本書を送り出したいと思う。

　最後になるが、本書をまとめるにあたり、ご協力いただいた患者さん、関係する施設長様、そして執筆いただいた仲間に感謝したい。さらに、編集にかかわっていただいた中山書店のスタッフの皆さんに感謝したい。書籍の完成は、わが子の旅立ちのような思いがする。どんな旅をし、どんな仲間と知り合い、成長して戻ってくるのか。今後の成長を楽しみにしながら、次なる課題への準備にとりかかりたい。

2012年8月
新たな課題に向けて
田中マキ子

引用文献
1) 見田宗介：現代社会の社会意識．弘文堂；1979．p.160-161．
2) 日本褥瘡学会学術教育委員会ガイドライン改訂委員会：褥瘡予防・管理ガイドライン 第3版．日本褥瘡学会誌 2012；14（2）：165-226．
3) 中島房代，豊田恒良：体位変換の時間を2時間以上とした症例の検討．日本褥瘡学会誌 2003；5（1）：37-41．

Chapter 01 やせ

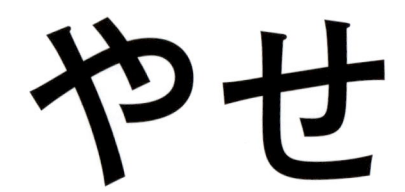

"やせ"とは

やせとは、体内の脂肪組織が減少している状態で、BMI（Body Mass Index）において18.5未満の状態をいう。ときに体タンパク質の減少を伴う。なお「るい痩」とは、やせの程度が著しい状態のことであり、標準体重より20％以上少ない状態を示す。

やせとその影響

　生命を維持するためには、栄養素を摂取することが不可欠である。通常の場合、私たちはこれらの栄養素を食事によって摂取している。したがって、経口摂取困難などによる栄養不良はやせの大きな要因となる。やせにおけるそのほかの要因には、消化吸収障害や代謝障害、排泄機能障害がある。
　やせは栄養不良に起因するが、栄養不良があるかどうかは、エネルギー栄養不良か、タンパク質栄養不良か、あるいはどちらも含むものかを判断し、またその程度を検討しなくてはならない。タンパク質・エネルギー栄養不良（protein energy malnutrition：PEM）には、タンパク質栄養不良の著しいクワシオコール型と、タンパク質およびエネルギー栄養不良の共存するマラスムス型がある（**表1**）[1]。
　クワシオコール型は、摂取エネルギー量は相対的に保たれているものの、タンパク質が極度に欠乏した食事摂取の結果起こってくる。浮腫や腹水を伴い、体重減少は軽度であるが、臓器タンパク質の減少や免疫能低下が著明である。臨床的には、敗血症や大手術などのストレス下でみられる。一方、マラスムス性クワシオコール（混合型）は、マラスムスとクワシオコール混合型で、ほとんどの患者にみられる低栄養はこの型である[2]。
　やせは、このように低栄養状態となる傾向が強い。低栄養状態に陥ると、体重や皮下脂肪の減少に加え、アルブミンの低下が起こる。皮下脂肪減少による骨の突出はずれや圧力による影響を受けやすく、アルブミン低下は感染や浮腫を招きやすくなるため、"やせ"では、褥瘡を発生するリスクが高くなる。

表1　栄養不良の分類とその判定基準

マラスムス（タンパク質・エネルギー栄養不良）型

栄養不良の程度	%目標体重	クレアチニン身長指数（%）	皮膚テスト（mm）
中等度	60〜80	60〜80	<5*
重度	<60	<60	

クワシオコール（タンパク質栄養不良）型

栄養不良の程度	血清アルブミン（g/dL）	血清トランスフェリン（mg/dL）	リンパ球数	皮膚テスト（mm）
中等度	2.1〜3.0	100〜150	800〜1,200	<5*
重度	<2.1	<100	<800	<5*

*SK/SD（化膿性連鎖球菌），Candida（カンジダ），mumps（流行性耳下腺炎）の3種すべて
（日本病態栄養学会編：認定病態栄養専門師のための栄養病態ガイドブック．メディカルレビュー社；2003．p.120.[1])）

やせの患者に対するポジショニング

　栄養状態の不良からやせに至った場合、全身の筋肉がそげ落ち、骨が飛び出すような状態となる。骨突出部には、**図1**に示すように圧と応力がかかる。そのため、飛び出した骨への部分圧迫やずれを回避し、褥瘡予防・改善に努めるポジショニングが必要になる。
　まず、全身のどの部位に骨突出部があるのかをアセスメントする。次に、体位によって飛び出す部位が変わる可能性があるので、体位による部分突出もアセスメントしなくてはならない。

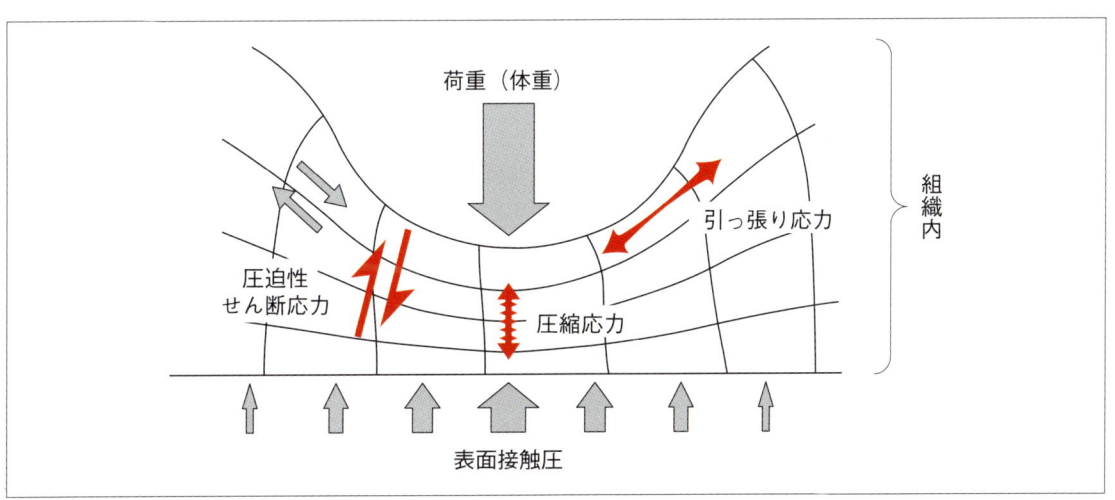

図1　組織内で発生する応力
（高橋誠：生体工学から見た減圧、除圧、褥瘡予防マットレスの体圧分散．STOMA　1999；9（1）：1-4. より一部改変）

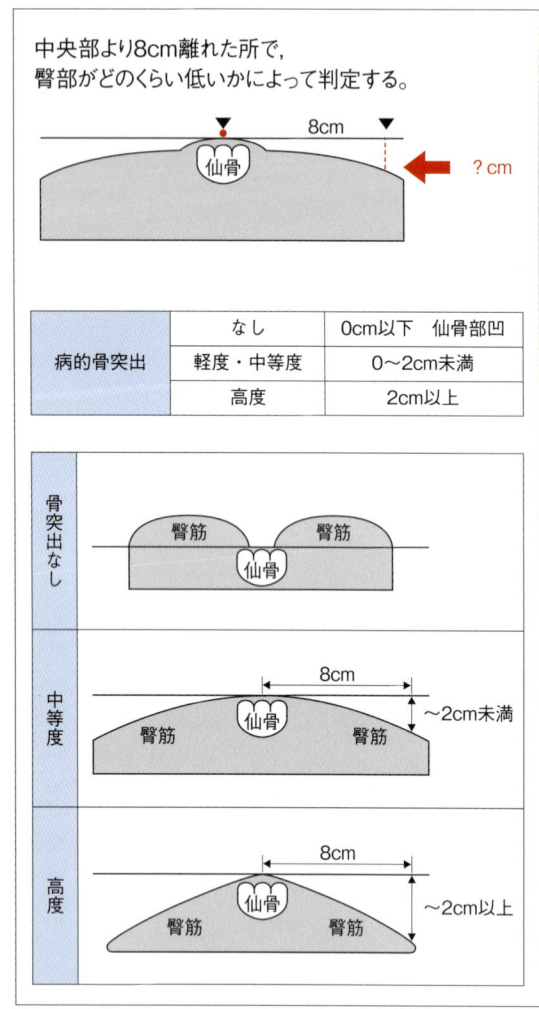

図2 病的骨突出の判定指標
(大浦武彦ほか：日本人の褥瘡危険要因「OHスケール」による褥瘡予防. 日総研；2005. p.19.[3])

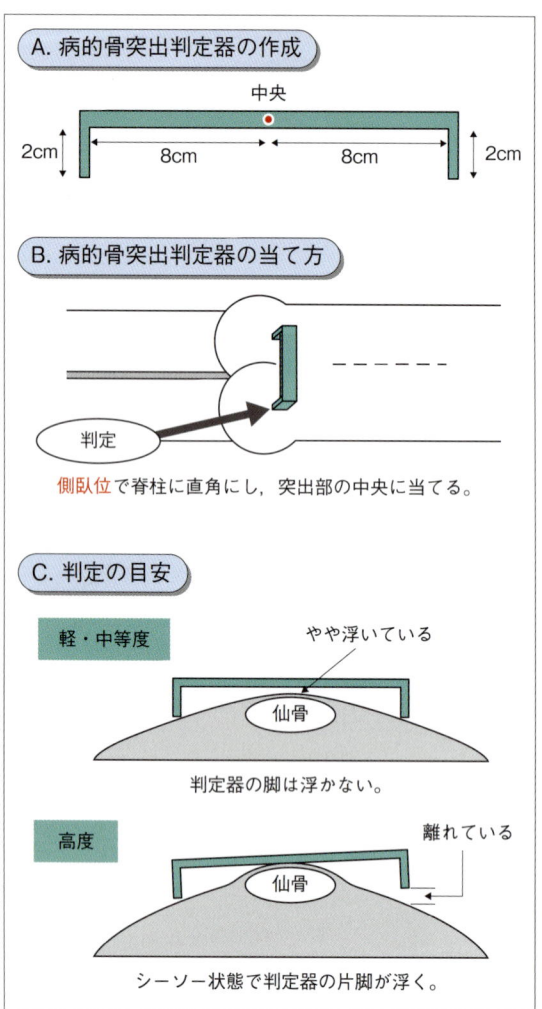

図3 病的骨突出判定器
(大浦武彦ほか：日本人の褥瘡危険要因「OHスケール」による褥瘡予防. 日総研；2005. p.20.[3])

　骨突出の状態は、大浦が開発した病的骨突出の判定指標を用いるとわかりやすい（**図2**）[3]。また病的骨突出判定器も開発されているので、測定器を用いて実測することも重要である（**図3**）[3]。臨床的には、骨突出部を意識しカバーするためにどのようなポジショニングをするかが重要になるので、測定器を使用せずに看護者の手を当てて確認することでも十分である。

　骨突出部が確認できたあとは、突出部への圧迫・ずれ力が最小となるようなポジショニングを心がける。突出部への部分圧迫を回避・軽減させるためには、厚みがあり、柔らかい素材の体圧分散寝具を使用することが基本となる。このとき素材は、エア系、ウレタンフォーム系が候補となるが、いずれの場合も部分突出部が底づきを起こしていないかを確認する必要がある（**図4**）。

　ずれ力に対しては、すべる素材のシーツやピローカバーを使用し、突出部周辺の皮膚に引っ張り応力やせん断応力が生じないようにすることが重要である。

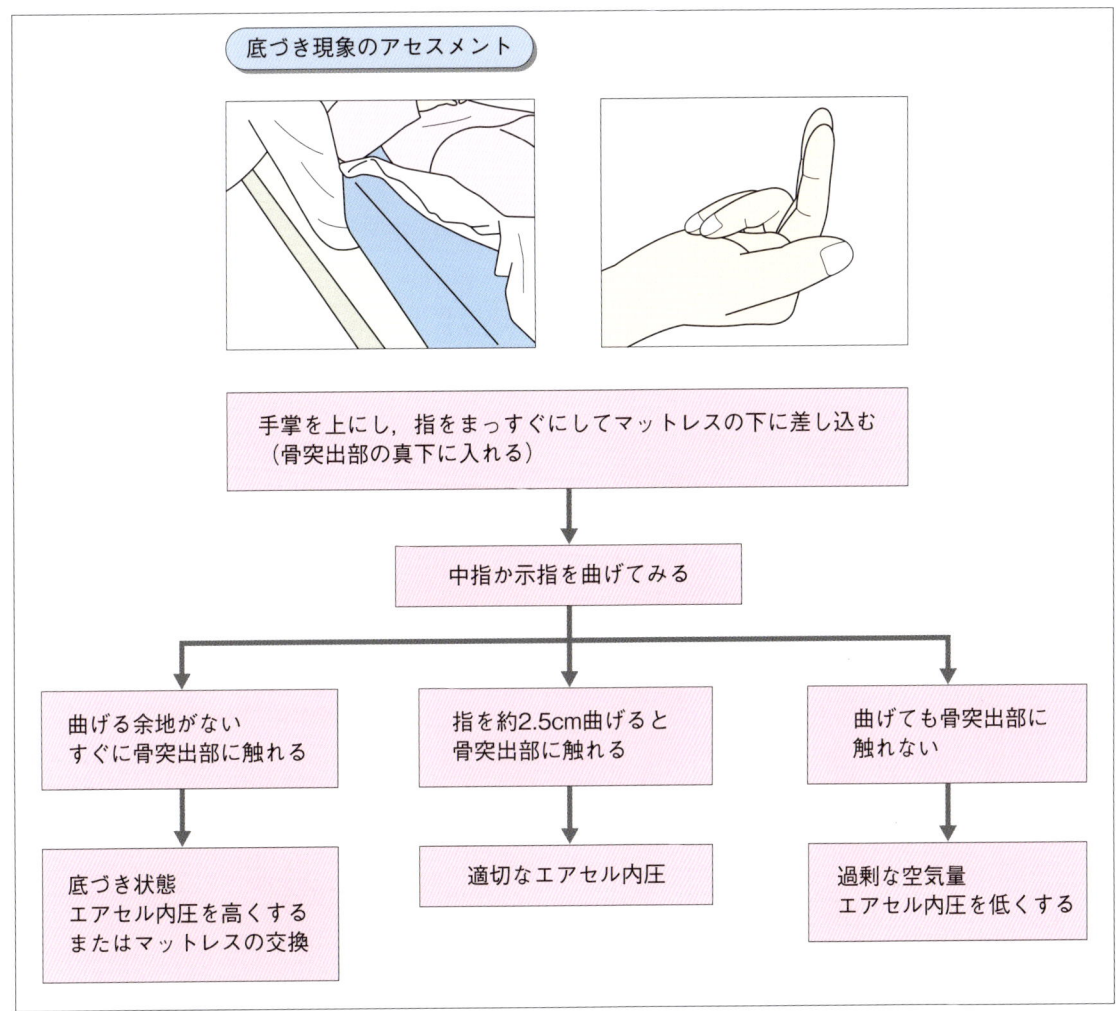

図4　底づきの確認方法と対処方法
(日本褥瘡学会編：在宅褥瘡予防・治療ガイドブック．日本褥瘡学会；2008．p.57．)

Point
- 部分突出部圧の低下を図る
- 底づきの有無を確認し、部分圧の調整を図る
- 皮膚へのずれ力緩和

文献
1) 日本病態栄養学会編：認定病態栄養専門師のための栄養病態ガイドブック．メディカルレビュー社；2003．p.120．
2) 前掲書1) p.374．
3) 大浦武彦ほか：日本人の褥瘡危険要因「OHスケール」による褥瘡予防．日総研；2005．p.19-20．

Chapter 01 CASE 1

ターミナル期でやせが著明、自力体位変換不能なケース

Main Factor: やせ
Sub Factor: ―

ケース紹介

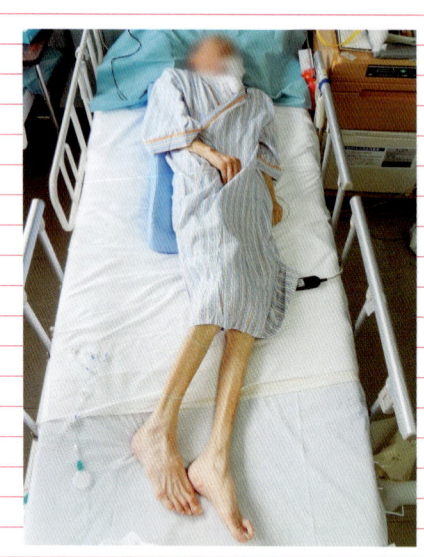
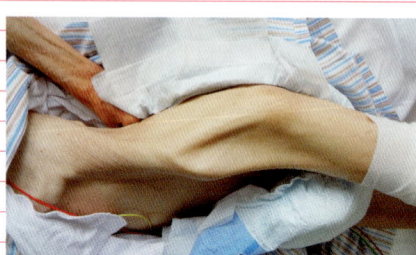
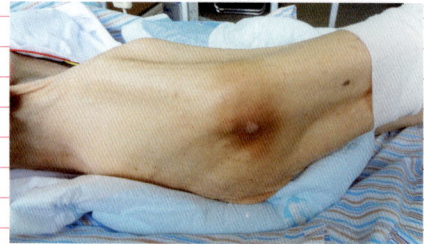

患者情報

　70歳代、男性。身長158cm、体重33kg（BMI 13.2）。Alb 2.1g/dL、TP 5.8g/dL。

　中咽頭腫瘍、肺炎、ターミナル期。日常生活自立度C-2、自力体位変換ができない。意識レベルⅡ-20。尿便失禁あり、常時おむつ使用。

　中咽頭腫瘍に対して放射線治療を行っていたが、腫瘍は増大傾向で左頸部に自壊創がある。口腔内にも腫瘍が拡大しており、口腔内変形にて誤嚥性肺炎が発生している。経口摂取困難となり、右鼠径部よりCVカテーテルを行い輸液を施行している。気管切開を行い、酸素投与中である。

　左右大転子部に褥瘡がみられたが、現在は治癒している。四肢の拘縮はなく、自分で随意に四肢を動かすことがある。体圧分散寝具はエアマットレスのアドバン®からマキシーフロート®に変更していた。

　るい痩が著明で筋肉が衰え、骨突出が強くみられる。下腿のポジショニングがうまく調整できておらず、骨突出のある大転子部・踵部に圧が集中している。

アセスメントのポイント

問題点とコメント

問題点	コメント
大転子部の圧が高くなっており、褥瘡が再び発生するリスクがある。 左大転子部：65mmHg（左側臥位時）。 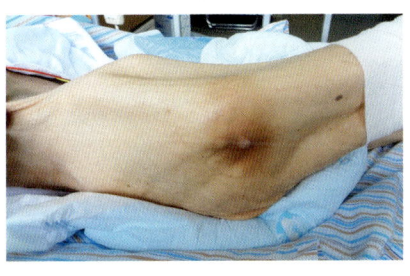	るい痩が著明で筋肉が衰え、骨突出が強いため、骨突出部に圧が集中している。
下半身が不安定な状態で、両膝が接触している。 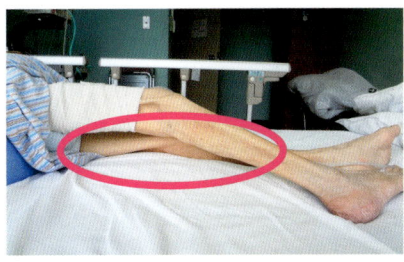	下腿にポジショニングピローを使用しておらず、下肢の支持がない。踵部と臀部で下半身の体重を支えている。
踵部の圧が高くなっており、褥瘡が発生するリスクがある。 左踵部：50mmHg（左側臥位） 右踵部：28mmHg（左側臥位） 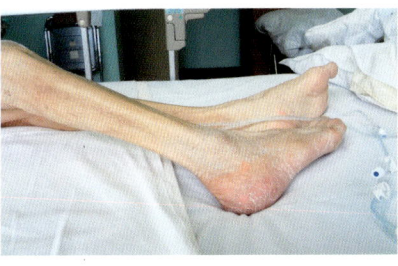	下腿にポジショニングピローを使用しておらず、下肢の支持がない。踵部と臀部で下半身の体重を支えている。 また、下肢の支持がないため、踵部に圧迫とずれ力が生じている。

望ましいケアと留意点

　るい痩が著明で骨突出が強く、30度側臥位にすると仙骨部・大転子部の体圧が高くなるため、背部に挿入するポジショニングピローの角度により体位を調整する。また高機能エアマットレスを使用するなど、体位の調整だけではなく体圧分散寝具で圧環境を整えることも重要である。

Chapter 01 やせ

CASE 1 ターミナル期でやせが著明、自力体位変換不能なケース

ポジショニングの検討

背部

これまでのポジショニング

三角形のポジショニングピローを深く挿入しているため、骨突出のある大転子部に部分圧迫が生じている。

左大転子部：65mmHg（左側臥位）

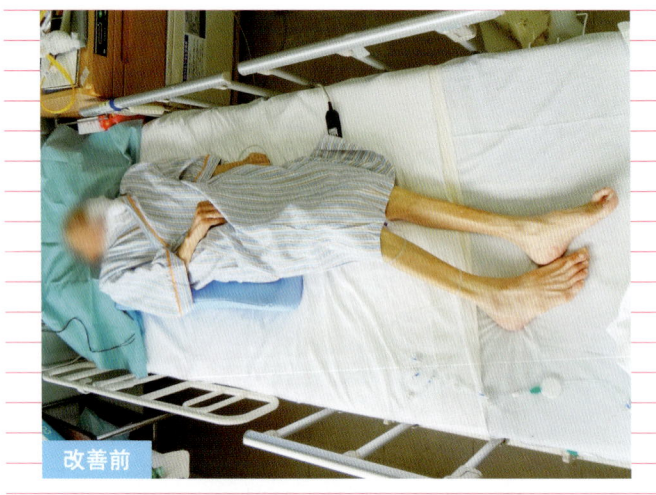

改善前

改善後のポジショニング

背部から腰部にピロー（Ⓐ）を押し込み過ぎないように注意し、浅く挿入する。

左大転子部：35 mm Hg（左側臥位）

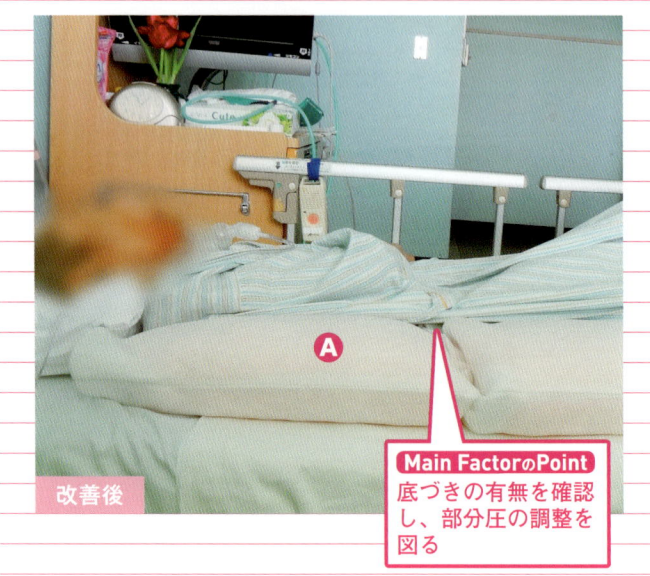

改善後

Main FactorのPoint
底づきの有無を確認し、部分圧の調整を図る

下肢

これまでのポジショニング

下肢の支持がないため、踵部と臀部で下半身の体重を支えている。下肢の支持がないため、踵部に圧迫とずれ力が生じている。また、下になっている左の腓骨小頭や外踝部、踵部が圧迫を受けている。

改善後のポジショニング

点ではなく面で支えるように隙間なくポジショニングピロー（Ⓐ Ⓑ）を挿入する。骨突出部の部分圧迫を防ぐために下になる下肢の腓骨小頭や外踝部、踵部にピローを挿入し調整する。
体軸の自然な流れに沿うようにピローを挿入し、ねじれを防ぐ。自然な伸展位で下肢を安定して支え、臀部・踵部への部分圧迫を防ぐ。

まとめ

　るい痩が著明な場合、30度側臥位が必ずしも褥瘡予防として適切でない場合もある。そのようなケースでは、体位の調整だけではなく体圧分散寝具で圧環境を整えることを考える。ピローを使い、隙間が少なくなるようピローに身体をうずめ、安楽な体位をつくることが褥瘡予防につながる。

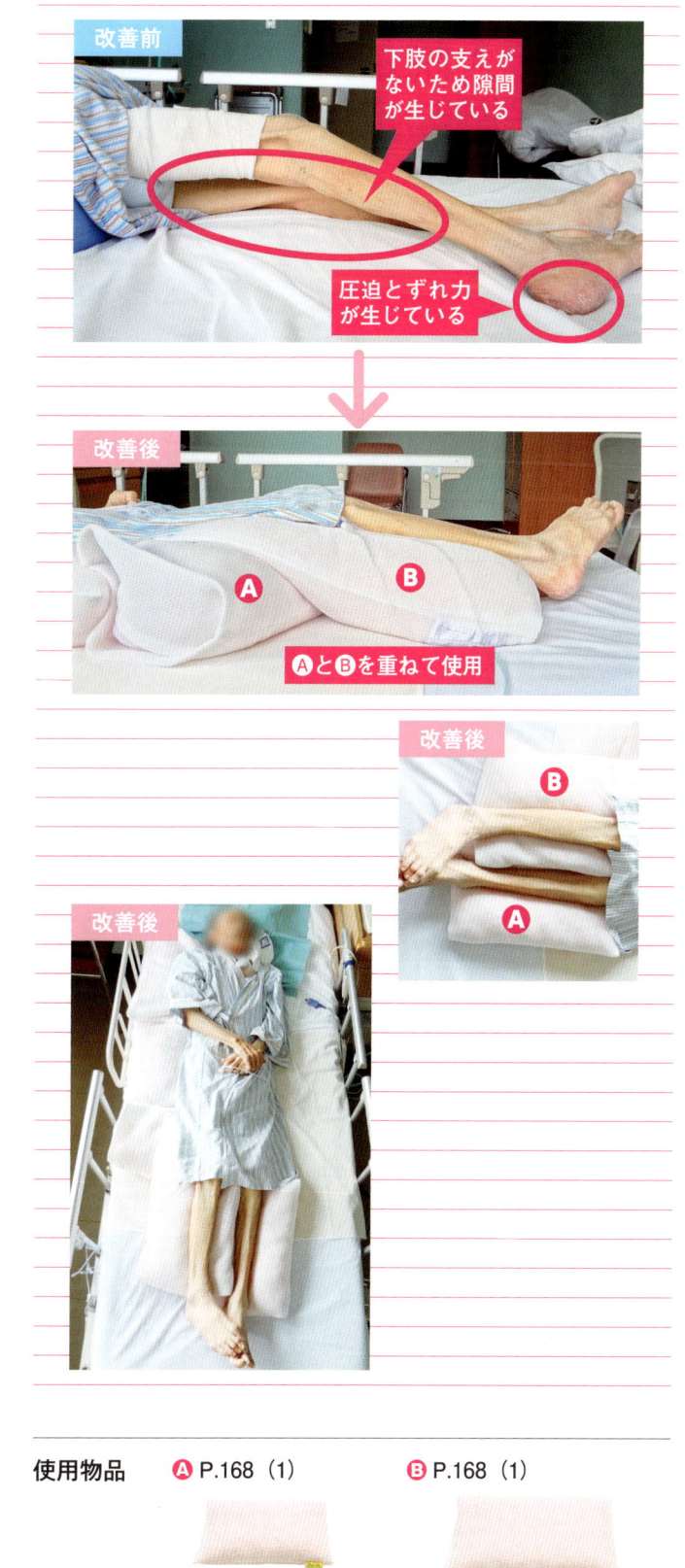

使用物品　Ⓐ P.168（1）　Ⓑ P.168（1）

Chapter 01 CASE 2

気管切開とPEG造設で入院した、やせと関節拘縮のあるケース

Main Factor
やせ

Sub Factor
関節拘縮
➡ P.102 参照

ケース紹介

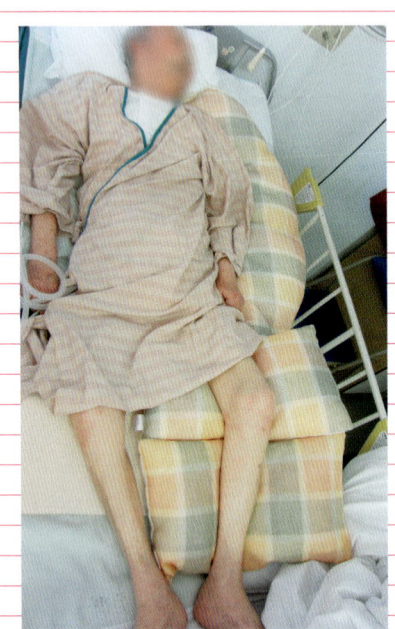

患者情報

　76歳、男性。身長157cm、体重45.3kg（BMI 18.4）。

　主疾患は脊髄小脳変性症、糖尿病。日常生活自立度C-2。病的骨突出は軽度で、関節拘縮がある。軽度のやせ、栄養状態の低下、皮膚の湿潤がみられる。浮腫はない。

　気管切開とPEG造設の目的にて入院。右腸骨稜部と仙骨部に褥瘡があり、右腸骨稜部はポケットを有していた。体圧分散寝具は高機能エアマットレスを使用し、頭側挙上後や体位変換後は圧抜きグローブを使用し、圧抜きをしていた。しかし、腸骨稜部のポケットは拡大した。

　その原因について、マットレスのハンモック現象により、体幹にかかる応力が創を引っ張り、ポケットを悪化させているのではないかと推測した。そこで、全身の体圧を体圧測定器（アルテスタ®）で可視化し、リハ専門職と協働して使用する体圧分散寝具とポジショニング方法を検討した。

アセスメントのポイント

問題点とコメント

問題点	コメント
褥瘡周囲皮膚にかかるずれ力。	褥瘡ポケットの拡大方向が身体の傾いている方向と一致した。右臀部方向へ褥瘡部周囲皮膚が引っ張られ、創とポケットサイズが拡大したと考えられる。
腓骨部や外踝に消退する発赤。	外旋のため、左下肢は外踝と腓骨小頭、右下肢は外踝で圧が上昇していた。
ポジショニングピローが若干高くなっただけで仙骨部圧が上昇する。	ピローの高さで骨盤が後傾し、仙骨部周囲の体圧が上昇する。骨盤のねじれがあるため、少し高くなるだけでも圧が上昇したと考えられる。
頸部から肩甲骨部の緊張が高まる。	頭が少し高くなるだけで頸部から肩甲骨部の緊張が高まり肩が上がった。それに伴い、仙骨部圧も上昇した。右上肢を若干高くすると頸部から肩甲骨部の緊張が高まり、肩が上がる。上肢の振戦も強くなる。また、拘縮をきたす原因となる。
高機能エアマットレスの圧切替の弊害。	マットレスの圧切替により、後頭部と肩甲骨部の体圧が上昇した。エアマットレスの不安定感が筋緊張をまねき、体圧が上昇すると考えられる。

望ましいケアと留意点

　腸骨稜部の潰瘍とポケットのサイズが拡大したため、体圧測定器（アルテスタ®）を用いて体圧を可視化しながらポジショニング法を検討した。

　姿勢や体圧データより、右臀部から股関節部周囲に重心があり、骨盤が傾いていることがわかった。そのため、重心を補正する必要があった。

　また、わずかな肢位の違いで筋緊張が高まり部分圧も上昇した。そこで、高機能エアマットレスによる不安定な環境を改善し、さらにポジショニングで安全・安楽に支持した。

　下肢外旋位を無理に補正しようとすると筋緊張が高まる。本来、下肢を中間位で支持することが理想である。しかし、筋緊張を誘発する体位を回避するため、無理な下肢の支持は避けた。腓骨部、外踝では圧抜きをこまめに実施することで圧迫を回避した。

　骨盤の後傾を防ぐようポジショニングピローの高さを微調整し、ピローの端はしっかり臀部下に敷き込んだ。

ポジショニングの検討

これまでのポジショニング

右腸骨稜部に褥瘡があるにもかかわらず、左右ともに側臥位を実施していた。

重心の傾きなどで寝具が張り、テント状になることで体圧分散の効果が減るハンモック現象による部分圧上昇があり、褥瘡周囲皮膚へ張力がかかっていたと推測した。

頭部や下肢のポジショニングピローが高すぎて、仙骨部圧が上昇していた。

頸部から肩甲骨部の筋緊張が高まる要因として、頭部や上肢の微妙な高さの変化や高機能エアマットレスの圧切り替えが関連していた。

下肢外旋を中間位に保持しようとピローを重ねて使用していたが、腓骨部や外踝に消退発赤の発生を繰り返していた。

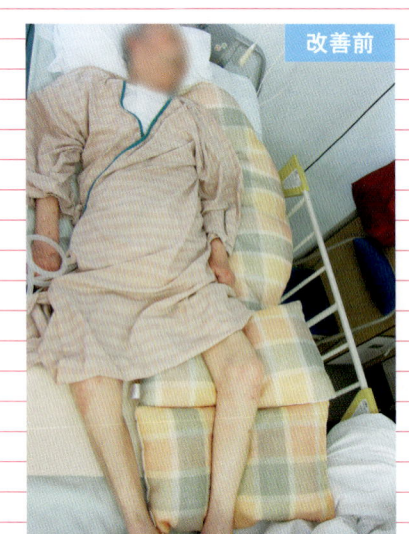

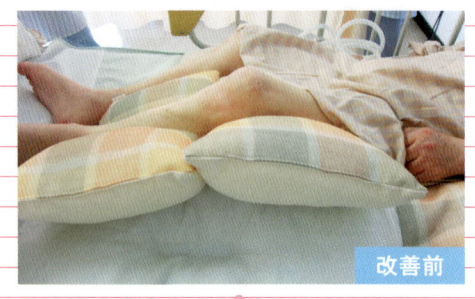

改善後のポジショニング

頭部と上肢は、筋緊張が高まらない位置をみながらポジショニングを検討した。そのことで筋緊張が緩み、見た目も安楽にみえる。骨盤の傾きを補正するとともに安楽な肢位を検討した。結果、傾きを補正した仰臥位が一番妥当だった（使用したピロー🅐🅑🅒🅓）。

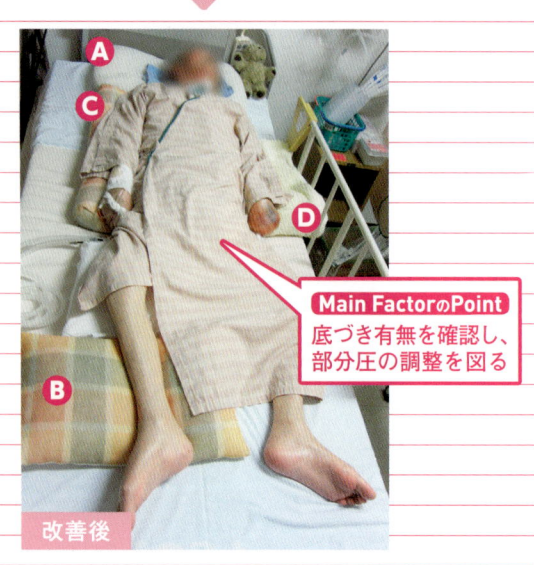

Main FactorのPoint
底づき有無を確認し、部分圧の調整を図る

側臥位は、下肢外旋位を補正しながら緊張が緩む肢位を理学療法士が訓練のなかで把握していた。その体位は90度側臥位に近い肢位であった（使用したピロー等 Ⓐ Ⓑ Ⓔ、①ソフトナース®〔イエローピンク〕）。下肢のポジショニングも微妙な位置で緊張が高まるため、この肢位を看護師間で統一して実施していくことが困難と判断した。そのため、側臥位は1日1回、リハビリテーション終了後に理学療法士が実施することにした。

仰臥位で保持し、2時間ごとにピローを短時間抜くことを繰り返した。そのほか圧抜きグローブで圧抜きを実施した。結果、下腿の消退発赤はみられなくなった。2週間後、褥瘡ポケット面積は546mm² から390mm² へ縮小した。

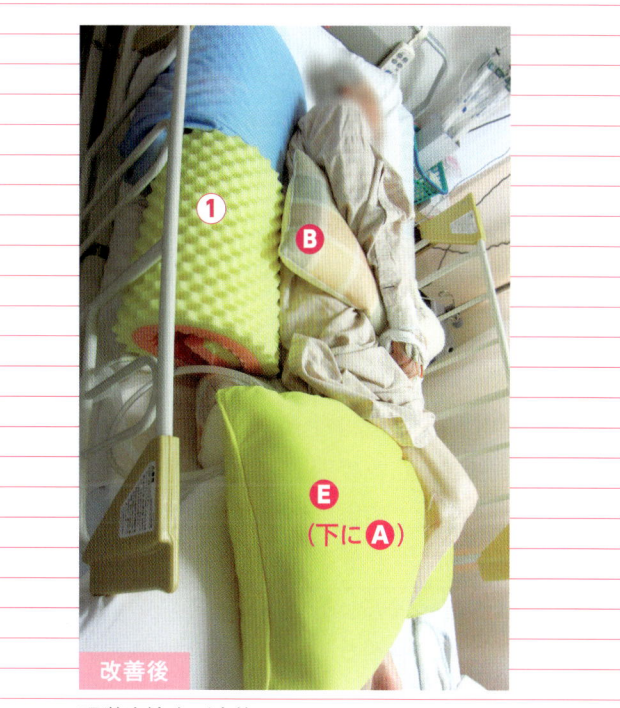

改善後

理学療法士が実施

まとめ

筋緊張が高まった状態が継続するとさまざまな器官に悪影響を及ぼすため、安全・安楽な体位を保持することが必要である。

寝たきり患者すべてに高機能マットレスが効果的に使用できるわけではなく、適応を考慮する必要がある。今回は、アルテスタ®（体圧測定器）で体圧を可視化しながら使用する体圧分散寝具とポジショニング方法を検討し、複数の理学療法士と看護師が体圧の変化や筋緊張した部位を確認した。その結果、ポケットを改善できるポジショニングが提供できた。

決定した方法を、ケアにかかわるスタッフ全員が統一して提供することが必要である。

使用物品　Ⓐ 市販の枕　　Ⓑ P.171（18）　　Ⓒ P.170（15）　　Ⓓ バスタオル　　Ⓔ 院内備品

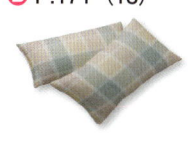
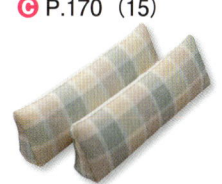

Chapter 02 浮腫

浮腫とは

　浮腫とは、『日本褥瘡学会用語集』において「皮膚、粘膜、皮下組織、内臓などの間質に組織間液が過剰に貯留した状態。皮膚では圧迫すると指圧痕が残る。炎症、低蛋白血症により血漿が血管外へ移行して組織間液が増加することや、リンパ管の閉塞や心不全などによる循環不全などにより組織間液の還流が抑制されて生じる。褥瘡発生危険因子の一つである」と定義される[1]。

　浮腫は、細胞外液のうち組織間液の増加している状態をいうが、通常は組織間液は、毛細血管における水分の濾過と吸収、リンパ管系における水分還流によって一定に維持される。組織間液が2L以上増加すると、皮下や目周囲、下腿、足背部、手指などに浮腫を生じる[2]。浮腫には、全身性浮腫と局所性浮腫があり、原因はぞれぞれ異なるので、浮腫の原因を理解したうえで対応することが重要になる（**表1**）。

　浮腫の有無を鑑別するには、頸骨前面に右手拇指を当て、3秒間程度（3.1秒間）、3kg程度（2.8kg）の力を加え、拇指を離しても圧痕（圧窩ともいう）が生じたか否かで評価する（**図1**）。

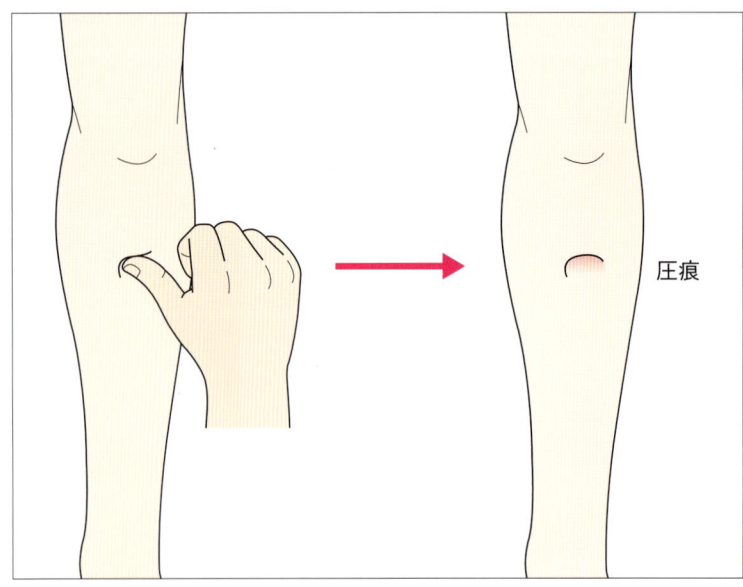

図1　浮腫のみかた

表1　浮腫の分類と原因

種類			原因
全身性浮腫	心因性浮腫	うっ血性心不全	心拍出量の減少により静脈うっ血が生じ、静脈圧が上昇、毛細血管圧の上昇が起こり、濾過量が増大し、吸収を抑制
	肝性浮腫	肝硬変非代償期	アルブミン合成能の低下による血漿膠質浸透圧の低下により、水分が血管外に出て組織に貯留
	腎性浮腫	急性糸球体腎炎、ネフローゼ症候群、慢性腎不全	血漿タンパクの尿中喪失による血漿膠質浸透圧の低下により、水分が血管外に出て組織に貯留
	内分泌性浮腫	内分泌疾患（粘液水腫、月経前浮腫、インスリン浮腫など）	ホルモン異常による腎臓へのナトリウムの貯留
	特発性浮腫	基礎疾患はなく、原因不明の浮腫	女性に多くみられ、月経とは無関係
	栄養障害性浮腫	脚気、毛細血管透過性亢進、心不全、低タンパク血漿	血漿膠質浸透圧の低下により、血漿タンパクの水分維持力が組織中のタンパクに比べて低下し、水分が血管外に出て組織に貯留
	医原性浮腫	薬物（非ステロイド系消炎鎮痛薬、カルシウム拮抗薬など）	腎臓へのナトリウムの貯留
局所性浮腫	静脈性浮腫	静脈血栓症ならびにその後遺症	静脈の炎症や閉塞による静脈うっ血による。毛細血管圧の上昇が起こり、濾過量が増大し、吸収を抑制
	リンパ性浮腫	原発性、続発性（がん、外傷、静脈血栓症）	手術や放射線治療法によって生じるリンパ還流の障害による、水分の吸収障害
	遺伝性血管神経性浮腫	補体C1の阻止因子の欠損による血管透過性亢進	毛細血管壁透過性の増加により、濾過量が増大

（内藤亜由美ほか編：病態・処置別スキントラブルケアガイド．学研；2008．p.30．）

Chapter 02

浮腫

浮腫とその影響

　浮腫のある皮膚は、循環障害のために酸素不足、栄養不足となり、皮膚温も低下する。免疫力の低下もあり、感染を受けやすい状態となる。さらに、浮腫のある皮膚は弾力性に乏しく乾燥するため、皮膚は菲薄化し外的刺激で損傷を起こしやすい。いったん損傷した皮膚は、組織間液が多く治癒しにくい状態を呈する。したがって、外的刺激による損傷を起こさないようする。また同一体位が続くと、重力の関係から下側に浮腫をまねくため、注意が必要である。

浮腫がある場合のポジショニング

　浮腫がある場合のポジショニングとして、まず体圧分散をどのように図るかを考慮することが重要となる。部分圧迫は皮膚の破綻を起こす原因となる。そのため、浮腫の程度に応じてかかる体圧を調整することが必要で、エアマットレスによる圧調整が必須となる。このときにエアセルの内圧が高いと、セルの頂点で身体を支えることとなり、接触部位に強い圧迫を生じるため、低圧保持エアマットレスを使用する。低圧保持エアマットレスでも圧痕が残るような場合では、2層・3層式エアマットレスで上層エアセルが細いものを選択する。
　側臥位をとる場合には、傾斜角が大きいと、低い側で浮腫が増強するため、傾斜角を小さめにするなどの工夫が重要である。また、ポジショニングの際に皮膚どうしが重なり合うような体位とすると、皮膚がこすれて損傷の原因になるため、ポジショニングピロー等を用い、皮膚の重なりがないようにする。
　浮腫がある場合には、皮膚へずれ力がかからないよう、滑る素材の寝衣や寝具を使用することが望ましい。バスタオル等の使用は、浮腫のある皮膚への直接的なダメージが大きいうえに、摩擦係数が高いことから容易に皮膚の損傷をまねく危険性が高い。
　頭側挙上・降下の際には、圧抜き（背抜き）等を行う必要があるが、その手技として背部へ手を挿入する方法はやめ、身体全体を抱き起こす方法をとる。手を挿入する方法は、背部面をこすり損傷させる危険性が高い。

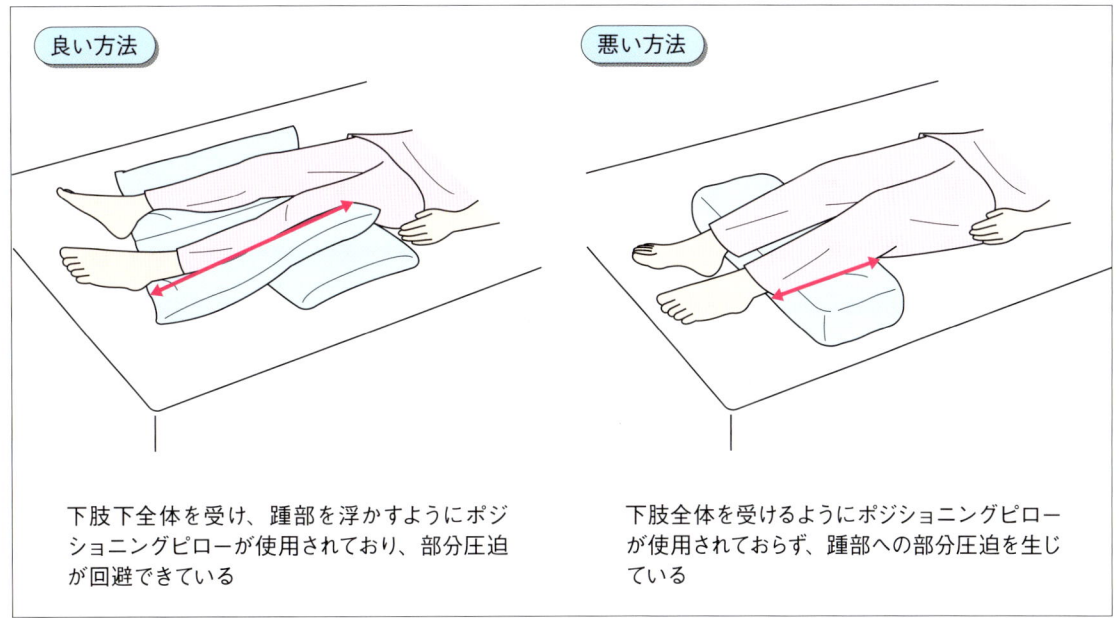

図2　踵部を浮かす方法

　下肢の浮腫では、浮腫のため重くなった荷重が踵部にかかり、踵部の褥瘡発生リスクが高まる。踵部への部分圧迫を回避するため、ピローは下肢下全体を支持し、踵部が浮く高さがあり、浮腫のために脆弱となっている下肢（腓腹部）を損傷しないよう、柔らかく、なめらかな素材と形状をもつものを選択する（**図2**）。ピローカバーのよれが原因となって皮膚を損傷する場合もあるので、ピローカバーのしわを伸ばす、むれず通気性のよい素材の選択をするなどピローカバーの材質等も考慮しなくてはならない。

腹水の場合のポジショニング

　浮腫の一例として、腹水の場合のポジショニングについて考えてみよう。腹水が出現する場合には、仰臥位よりも30度頭側挙上体位が有効とされる。軽度の挙上が胸腔内臓器を下方へ押し下げると同時に横隔膜も下げ、呼吸面積の拡大にもつながり安楽を増す。一方、過度な挙上角の増大は、腹水が下大静脈を圧迫し、下肢の浮腫を起こしたり、増強させることになる。
　そこで、呼吸や下肢への影響、さらには安楽性の観点から、30度挙上を基本とした仰臥位、左右の側臥位が多くとられる[3]。

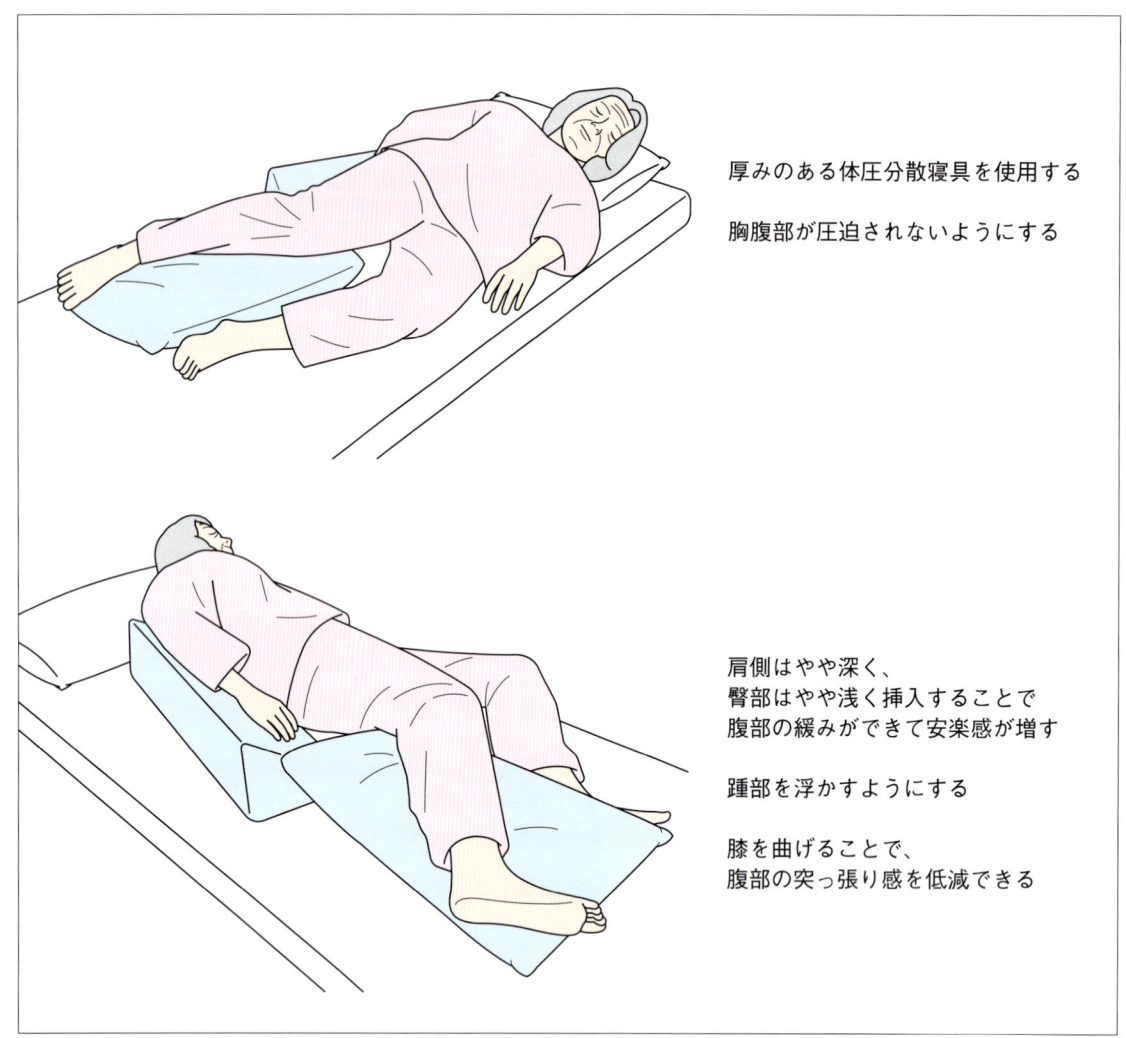

図3　腹水時の30度側臥位における留意点

　30度側臥位では、肩・大転子部・外踝部への圧迫が回避されるよう、厚みのある体圧分散寝具を使用する。エアマットレスでは、圧切替時に一部が低圧（あるいは高圧）となり（いわゆるフワフワ感の消失あるいは増大）、体位としての安定感を障害する可能性がある。腹水の患者の場合、腹水による重みをいっそう増強させる可能性があるため、包まれ感が得られ表面の形状が変化しない、静止型でウレタン系素材の体圧分散寝具が適する。

　体位の工夫としては、胸腹部への圧迫感がないようにするため、30度角度を多少調整するほか、膝を曲げることで腹部の突っ張り感を低減させることがあげられる（**図3**）。

　状況に応じて完全側臥位も必要になる。完全側臥位では、30度側臥位の留意点に加え下肢を開いて体位を安定させたり、厚みのあるピローを使用して腹部への突っ張り感を増強させないことが重要である（**図4**）。

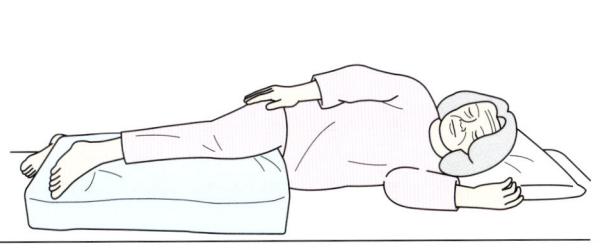
厚みのあるポジショニングピローを使用することで、腹部の安楽感が得られる

腹部に圧迫がかからないようにする

体圧分散性能がよく、やや高反発のものが安定感を上げる

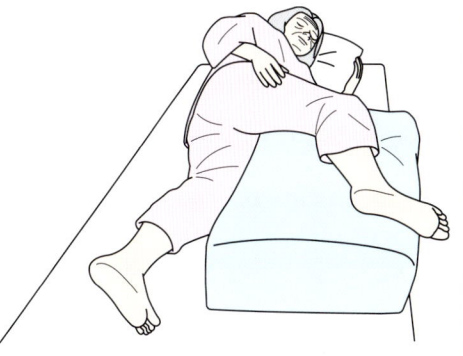
臀部を中心に高い圧がかかるので、厚みのある体圧分散寝具を使用する

下肢を開くことで体位の安定が得られる

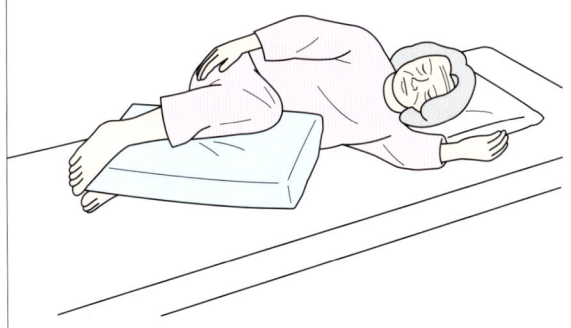
下肢を開きたがらない場合は、ピローを挟む

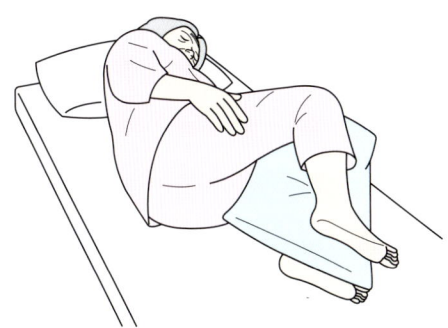
可能なかぎり上下の下肢をずらすよう指導する

図4　腹水時の完全側臥位における留意点

Point
- 皮膚への部分圧迫を回避する
- 皮膚どうしの重なりを避ける
- 皮膚へのずれ力を回避する

文献
1) 日本褥瘡学会用語集　http://www.jspu.org/
2) 内藤亜由美ほか編：病態・処置別スキントラブルケアガイド．学研；2008．p.30.
3) 田中マキ子ほか：腹水がある患者で有効な体位変換ができない場合はどうする？　祖父江正代ほか編：がん患者の褥瘡ケア．日本看護協会出版会；2009．p.260-262.

Chapter 02　浮腫

Chapter 02 CASE 1 人工呼吸器管理で栄養状態不良、浮腫のあるケース

Main Factor 浮腫
Sub Factor 呼吸器管理、拘縮
→ P.058、102 参照

ケース紹介

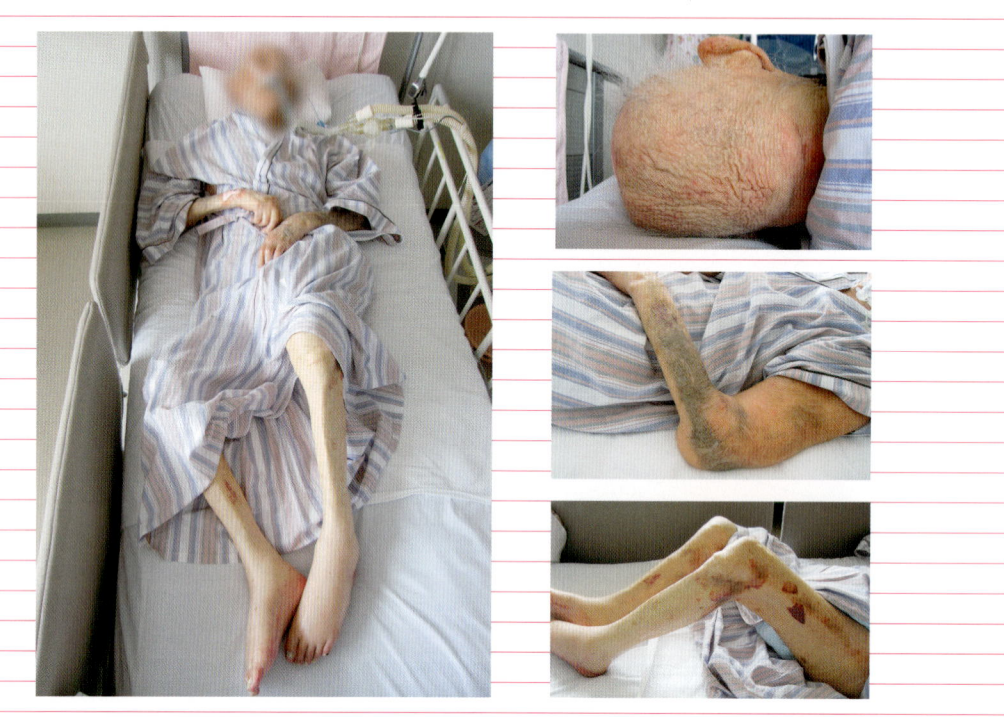

患者情報

　90歳代、男性。身長167cm、体重50.1kg（BMI 18.0）。Alb1.8g/dL、TP4.8g/dL、Hb9.4g/dL。急性呼吸不全のため、人工呼吸器を装着し、呼吸管理を行っている。経鼻経管栄養を1日3回、頭側挙上30度で施行している。しかし、栄養状態は不良であり、全身（主に頭部、頸部から肩、上腕、足背）に浮腫を認める。全身の皮膚は脆弱であり、体位変換や更衣、頭側挙上等の刺激で容易に皮下出血や創傷を形成し、これまでにも創傷形成の既往がある。
　頸部は後屈し、肘関節・股関節・膝関節は屈曲拘縮を認める。体圧分散寝具は良好な体圧分散をめざして厚型のアドバン®を使用、2時間ごとの体位変換を行っている。

アセスメントのポイント

問題点とコメント

問題点	コメント
頭部全体に浮腫を認める。 頸部が後屈し、頭部を点で支持している。 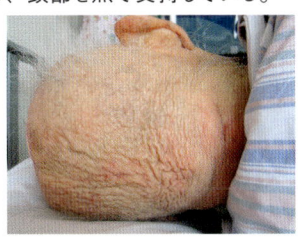 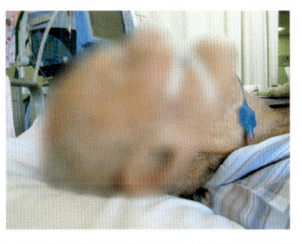	浮腫のある頭部を点で支持することにより、その部分に圧が集中する。浮腫のある脆弱な皮膚を点で支持することにより、容易に皮膚トラブルを起こす可能性がある。
上腕に浮腫を認め、上肢の皮膚は外部からの刺激で容易に皮下出血するほど菲薄化している。 肘関節は屈曲拘縮し、上肢を肘部で支持している。 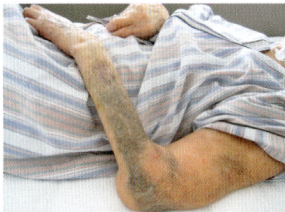	浮腫を認め脆弱な皮膚である上肢は、体位変換や頭側挙上の際に摩擦・ずれが加わることで容易に皮膚トラブルを起こす可能性がある。 上肢を肘部の一点で支持することにより、圧が集中し、容易に皮膚トラブルを起こす可能性がある。
股関節・膝関節は屈曲拘縮し、右下肢が外旋することで右下肢を外踝部で支持している。また、左下肢は踵部で支持している。両足背の浮腫は著明である。 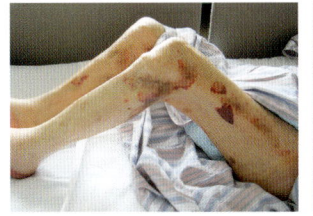 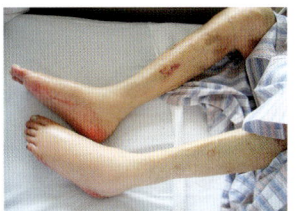	下肢の拘縮により右下肢を外踝部の一点で支持することで、外踝部に皮膚トラブルを起こす可能性がある。また、左下肢を踵部で支持することにより、踵部も容易に皮膚トラブルを起こす可能性がある。
臀筋の萎縮により病的骨突出を認める。	病的骨突出のため、仰臥位時や頭側挙上時には仙骨部に圧が集中する。

望ましいケアと留意点

　浮腫のある皮膚は、同一体位で下になる部分の浮腫が強くなる。全身を点ではなく面で支持するポジショニングが必要である。また、皮膚は菲薄化し、外的刺激で容易に皮膚トラブルを起こす。使用するポジショニングピローは、素材にも注意して選択する必要がある。

　皮膚が重なり合う部分は浸軟しやすいため、皮膚の密着を避けるポジショニングとともにスキンケアも行い、皮膚を保護する必要がある。

　本ケースでは経鼻経管栄養を行っており、頭側挙上時のポジショニングも検討していく必要があった。

ポジショニングの検討

頭部

ポジショニング前

頸部は後屈し、後頭部の一点に圧が集中していることが予測される。

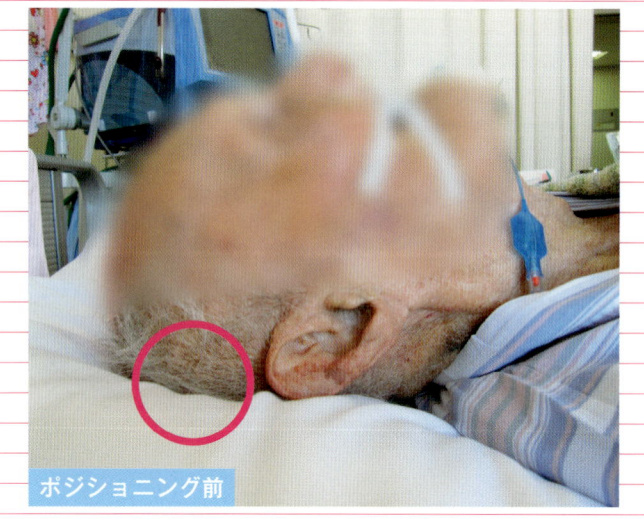

ポジショニング前

ポジショニング後

頸部がポジショニング前と比較してやや前屈位となり後頭部全体で頭部を支持している。
患者の頭部の肢位を調整し、その肢位が支持できる素材のクッションビーズ製のもの、（Ⓐ）を使用することで、頭部を点ではなく面で支持できている。

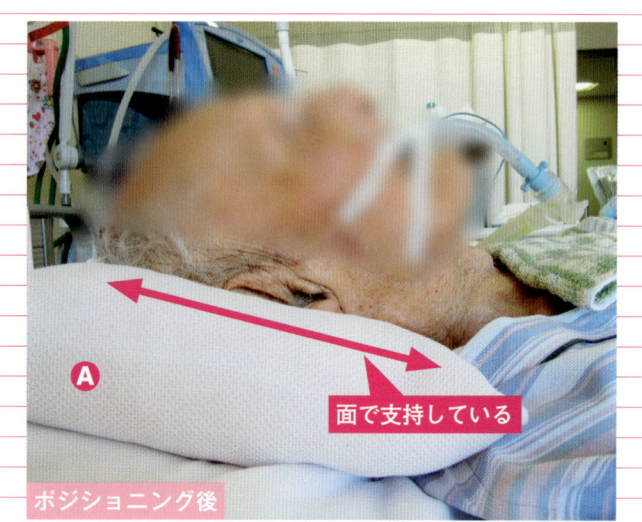

面で支持している

ポジショニング後

側臥位

ポジショニング前

浮腫のある上肢を肘部の一点で支持しており、部分圧迫が加わっている。

下肢の拘縮により右下肢は倒れ、外踝部に部分圧迫が加わっている。また、左下肢は踵部で支持しているため、踵部にも部分圧迫が加わっていることが予測される。浮腫のある両足部が重なり合うことで皮膚の密着、圧迫による皮膚トラブルを起こす可能性もある。

ポジショニング後

背部にピロー（B）を脊柱部まで挿入し仙骨部にかかる圧を分散させる。

上肢に厚みの変えられるクッションビーズ製のピロー（A）を挿入した。上腕から前腕全体を支持することができ、肘部の一点にかかる圧を分散させる。右大転子部下から右下肢下にピロー（C）を挿入することで、下肢全体を支持し右外踝部にかかる圧を分散させる。下肢の間にピロー（C）を挿入することで、両下肢の皮膚の密着に伴う浸軟による皮膚トラブルを回避することができる。また、踵部を浮かせることができ、踵部にかかっていた圧も分散される。

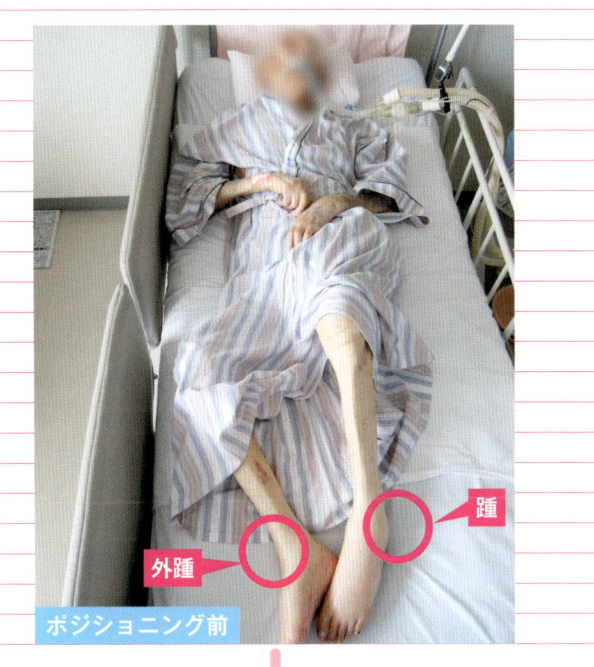

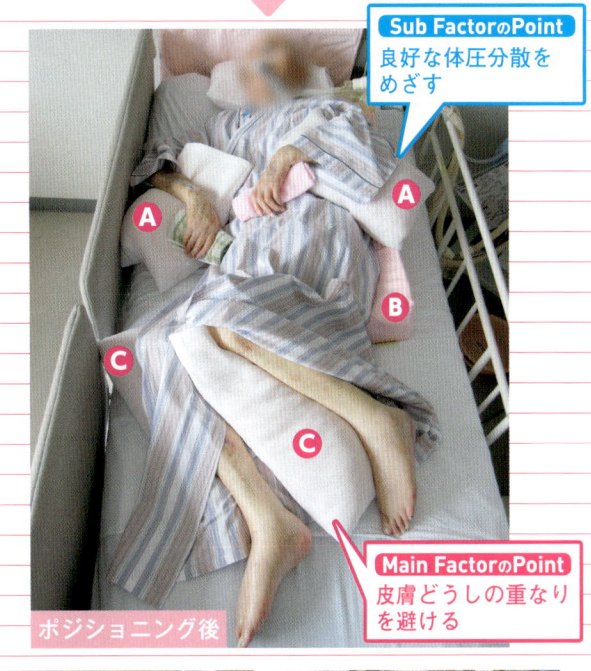

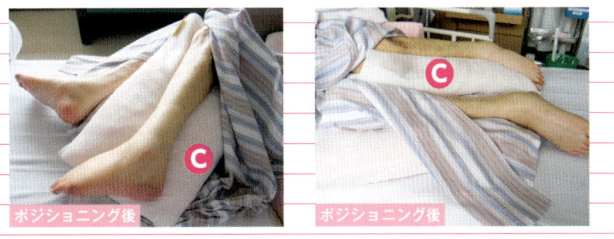

頭側挙上

ポジショニング前

臀筋の萎縮により仙骨部に骨突出を認め、仙骨部に圧が集中している状況である。

頭側挙上により、仙骨部から尾骨部にかけて圧が集中することが予測される。

右下肢は倒れ、外踝部に部分圧迫が加わっており、左下肢は膝窩部に隙間があり、下肢全体を踵部で支持し、踵部に部分圧迫が加わっている。

頭側挙上の際には、外踝部・踵部に圧迫とずれが加わることが予測され、容易に皮膚トラブルを起こす可能性がある。

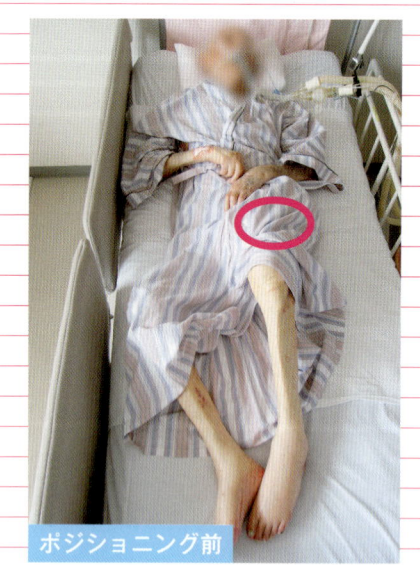
ポジショニング前

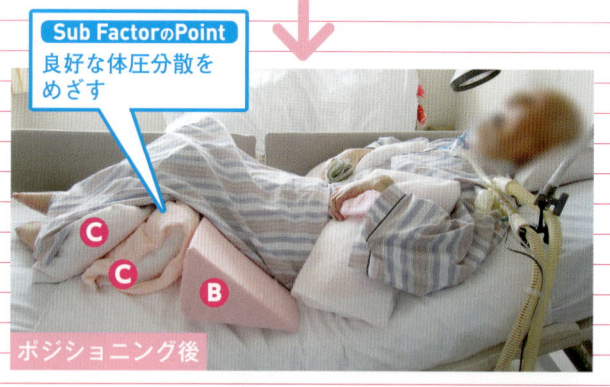
Sub FactorのPoint
良好な体圧分散をめざす
ポジショニング後

ポジショニング後

臀筋に代わる厚みのあるピロー（B）を臀部に敷き込むように使用することで仙骨部から尾骨部にかかる体圧の分散を図る。

大腿から下腿全体にピロー（C）を重ねて使用することで、膝窩部の隙間が埋められ大腿から下腿をしっかりと支持でき、外踝部や踵部にかかる圧が分散される。

全身の皮膚が脆弱であり、体位変換や更衣、頭側挙上等の刺激で容易に皮下出血や創傷を形成しやすいため、アームカバー、レッグカバーを着用した。

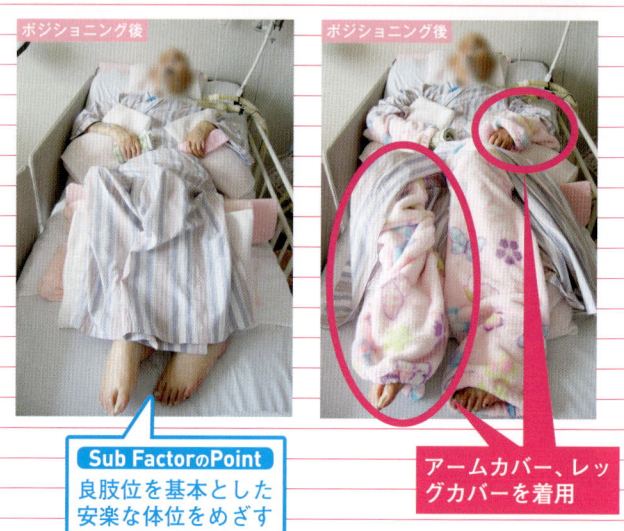
ポジショニング後
Sub FactorのPoint
良肢位を基本とした安楽な体位をめざす
アームカバー、レッグカバーを着用

まとめ

今回使用したクッションビーズ製のピロー（🅐🅒）は厚さを変えられ、対象の身体に沿って支持するため、全身を点ではなく面で支えることができる。また蒸れにくく、通気性にも優れているため、浮腫のある脆弱な皮膚への使用にも効果的である。

使用物品　🅐 P.168（1）　🅑 P.169（7）　🅒 P.168（1）

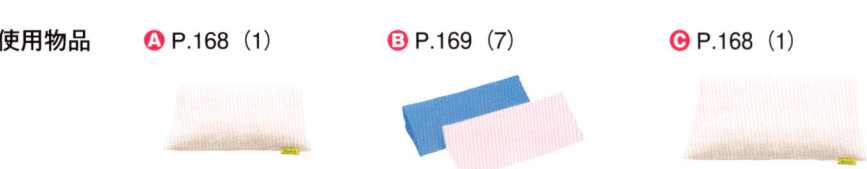

Chapter 02 浮腫

CASE 1　人工呼吸器管理で栄養状態不良、浮腫のあるケース

Chapter 02 CASE 2

寝たきり、呼吸困難で栄養状態不良、浮腫のあるケース

Main Factor: 浮腫
Sub Factor: ───

ケース紹介

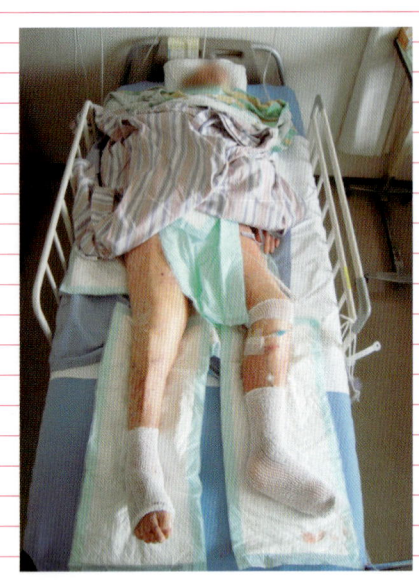
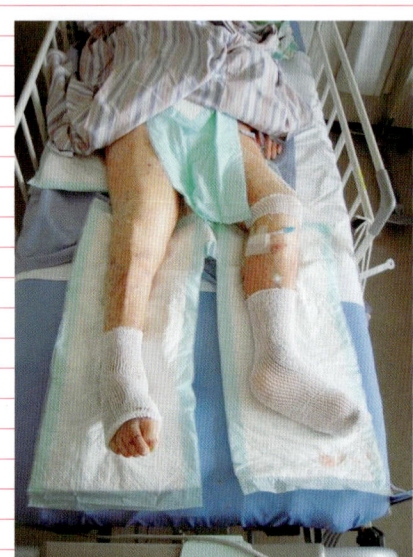

患者情報

70歳代、男性。身長168cm、体重70kg（BMI 24.8）。

肺炎、ARDS、前立腺がん。日常生活自立度C-2、基本的動作はベッド上・椅子上ともにできない。病的骨突出・関節拘縮はない。栄養状態の低下、皮膚の湿潤、浮腫がみられる。

約1年前より寝たきり生活。以前は介助にてポータブルトイレを使用していたが、下肢の浮腫と呼吸困難の増強により、起座位も困難となった。在宅酸素を用いて家族の在宅介護で生活していたが、食事摂取量の低下と浮腫の増強により入院。促せば、かろうじて身体の向きを変えようとはするが、下肢は重く挙上や屈伸は不可能な状態である。他動的に下肢を屈曲すると、痛みを伴う。下肢の浮腫部は、長期ステロイド投与による皮膚の脆弱化が著明であり、皮膚に触れるといった軽度の機械的刺激でも容易に表皮剥離を起こす。また、筋力低下に伴い、下肢は外旋位で保持されていることが多く、外顆部と、左下腿側面に表皮剥離を伴う褥瘡が発生している。浮腫の影響もあり、滲出液が多量で、頻回なガーゼ交換を行う必要がある。使用している体圧分散寝具は高機能タイプのアドバン®である。

アセスメントのポイント

問題点とコメント

問題点	コメント
浮腫による皮膚の脆弱。	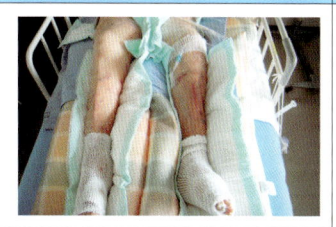 圧迫や摩擦等の機械的刺激で容易に表皮剥離を起こすため、移動やポジショニングの際には細心の注意が必要である。組織の耐久性も低下しており、深達度の高い褥瘡が発生するリスクが高い。
筋力低下による外旋位。	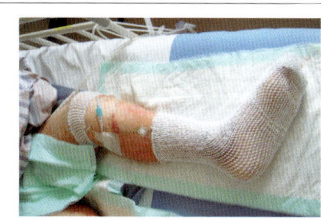 同一部位への圧迫が長時間かかるおそれがあり、皮膚の密着による浸軟の可能性もある。特に創傷が発生している部位では、ガーゼ等により皮膚の浸軟を増悪させ、スキントラブルを深刻化させる可能性がある。
呼吸困難に伴う可動性の低下。	浮腫のため自力での体動ができないうえに、呼吸困難により安楽なポジションから動かない可能性もある。同一部位の長時間の圧迫の可能性。
長期ステロイド投与による過度の皮膚の菲薄化。	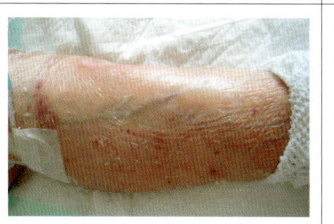 ポジショニングや移動・清拭など身体に触れるだけでも表皮剥離を起こすほど皮膚が菲薄化しているため、ポジショニング時のピローの挿入や体位変換時の機械的刺激による表皮剥離などのスキントラブル発生の可能性がある。

望ましいケアと留意点

　患者の安全と安楽が最優先である。そこで、ケア時の摩擦の影響を少なくするため、シーツは摩擦抵抗の少ないハイパー除湿シーツ®を用い、直接皮膚に触れる頻度を少なくした。また、ポジショニングピローの表面の材質も考慮し、身体へのフィット感があり、摩擦抵抗の少ないものを選択した。

　外旋位に対しては、下肢の部分を支えるのではなく、骨盤部分から下肢を含む下半身全体を傾斜するように支え、部分圧を少なくするように留意した。

　適切なポジショニングに加え、本ケースは皮膚の脆弱さへの対応が重要な課題となる。保湿ケアとしてローションやクリームを塗布する際も摩擦が機械的刺激になるため、スプレータイプの保湿ローションを用いて皮膚の乾燥を防ぐようにした。

ポジショニングの検討

下肢

ポジショニング前

下肢は支えがないと外旋位となる。浮腫による皮膚の菲薄化と筋力低下のため、自力では動かすことができない。
ベッドの床面に皮膚が密着しており、浸軟傾向にある。

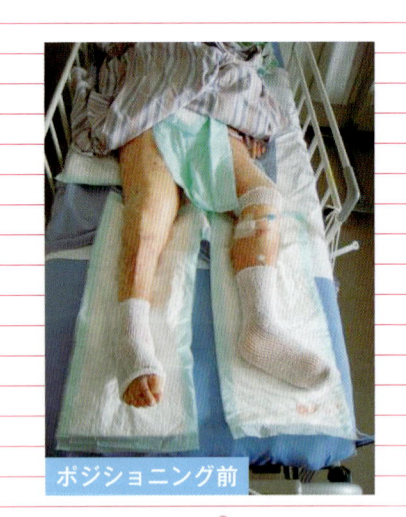

ポジショニング後

下肢を挙上し、浮腫の軽減を図るとともに、完全な伸展位ではなく軽度の屈曲位にすることで安楽な体位を考慮した。
摩擦抵抗をなくすために、シーツを除湿タイプで滑りのよいもの（ハイパー除湿シーツ®）とし、移動の際の機械的刺激に対応した。外旋位に対しては、下肢のみの支持にせず、骨盤部分から傾斜をかけ、下肢全体を中間位で支持するようにした。下肢に部分圧迫が生じないよう、下肢を包み込むように保持するポジショニングピロー（ⒶⒷⒸ、図1）を選択した。

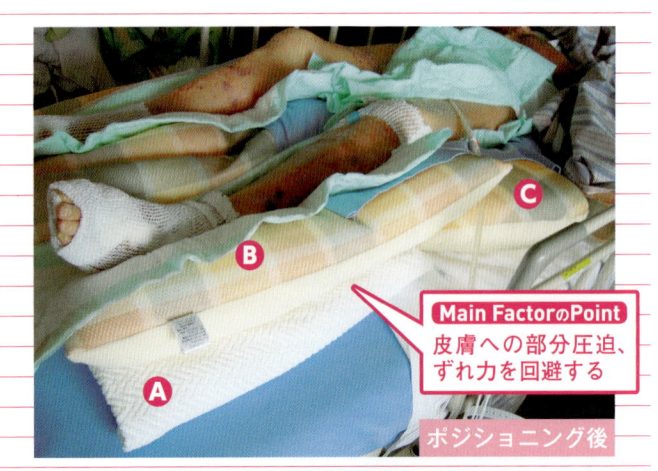

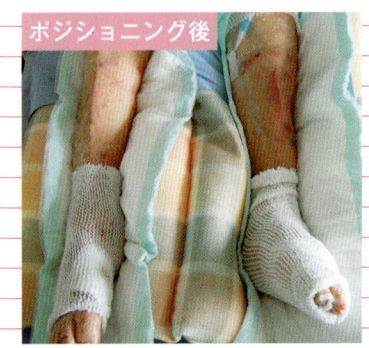

Main FactorのPoint
皮膚への部分圧迫、ずれ力を回避する

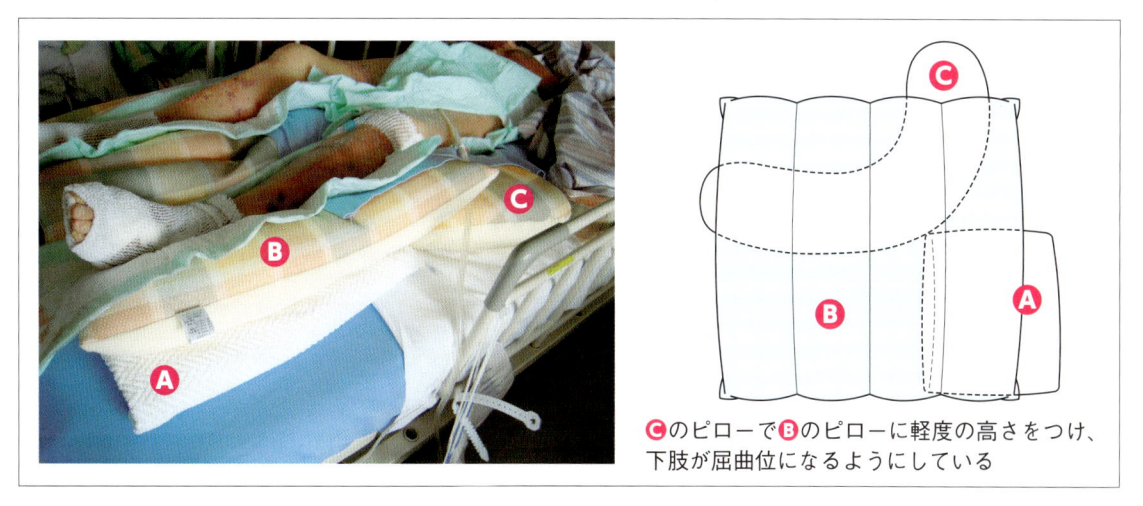

Cのピローで Bのピローに軽度の高さをつけ、下肢が屈曲位になるようにしている

図1　本ケースでのポジショニングピローの使用方法

まとめ

　浮腫の皮膚は菲薄化と乾燥を伴うことが多く、機械的刺激で容易に創傷をつくる。また、圧迫に対しても組織耐久性が低下しており、深部までその影響を受けやすく、褥瘡が発生した場合、重症化しやすく治りにくい。

　そこで考慮すべき点として、①十分な除圧（接触面積を広くし、部分ではなく全体で支えるようにする）、②機械的刺激を避ける物品の選択、③スキンケアがあげられる。

　本ケースでは、浮腫の下肢にもフィットする波型のピローを使用し、患者の身体の下には柔らかく摩擦係数も少ないハイパー除湿シーツ®を用いて身体に直接触れる機会を少なくするように心がけた。本来、浮腫がある部位の下におむつ等を置くことは、圧分散効果を妨げるため避けたいが、本ケースはすでに褥瘡を発生していたため、多量の滲出液に対し、おむつで滲出液を吸収していた。そのため、ピローのフィット感がやや妨げられていることは否めない。

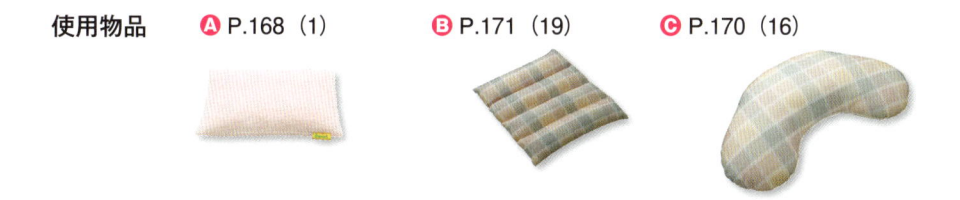

使用物品　A P.168（1）　B P.171（19）　C P.170（16）

Chapter 02　浮腫

CASE 2　寝たきり、呼吸困難で栄養状態不良、浮腫のあるケース

037

Column

弾性ストッキング使用時の医療関連機器圧迫創傷の発生予防

弾性ストッキング使用中の褥瘡の好発部位

　弾性ストッキングは深部静脈血栓症を予防するため、整形外科手術後などの患者に必要だが、不適切な使い方をすると医療関連機器圧迫創傷を発生させてしまうことがある。弾性ストッキングの褥瘡の好発部位は、足部の骨突出部位やストッキング上端のゴムが接触するところであるが、ストッキングのしわが寄った部分にも注意が必要となる。

　弾性ストッキングを無理に引っ張り上げて履くと、ストッキングにもとに戻ろうとする力が大きく働くため、そのときにストッキングと一緒に皮膚も下方へ引っ張られてしまう。

　このような皮膚にかかるずれやストッキングにしわが寄ることによる圧迫を防ぐため、ストッキングの踵部分をつかみ、ひっくり返して履く「折り返し履き」（ 1 ）をする必要がある。

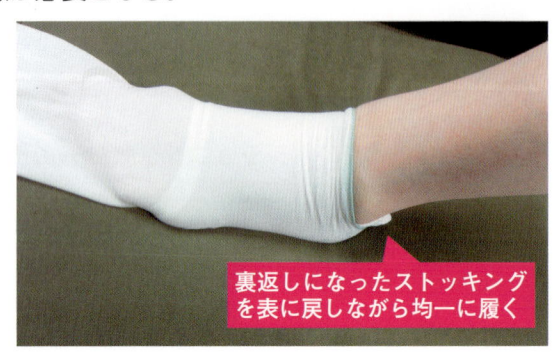

裏返しになったストッキングを表に戻しながら均一に履く

1 折り返し履き

材質の選択

　日本で入手可能な医療器具として認可されている弾性ストッキングのメーカーは約10社あり、メーカーごとに材質が異なる。

　著者の施設でも弾性ストッキングによる医療関連機器圧迫創傷が年間約10件発生した時期があった。そこで各社の製品を比較検討してスキントラブルが起こりにくかったものを選んだ。その結果、医療関連機器圧迫創傷の発生数が年間1、2例程度まで減少した。

　ストッキングの圧も製品により若干異なるため、医師に相談しながら適切に選択する必要がある。

ずれ、圧迫を防ぐ

　皮膚にかかるずれ力は骨突出部や上端のゴムが皮膚に接触するところにポリウレタンフィルムを貼り付けたり、ナイロン製のストッキングの上に弾性ストッキングを重ね履きすると防ぐことができる。

　一方、圧迫はポリウレタンフィルムを貼り付けるだけでは回避できない。

　踵骨棘、外反母趾、リウマチ、ハンマートゥなどの

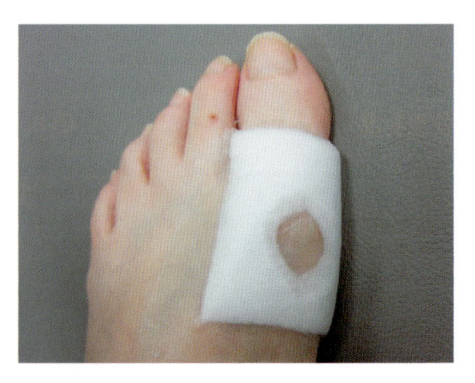

2 綿包帯の上にポリウレタンフィルムを貼り付ける

足部の骨変形では、皮下組織が薄いと皮膚が骨と弾性ストッキングに挟まれて圧迫され、褥瘡が容易に形成される。しかし、厚みのあるものを下に履くと弾性ストッキングの圧が有効にかからなくなるため、厚みのあるものを履くことは推奨できない。観察をこまめに行い、消退発赤が出現した時点で早期に対処することも重要である。著者の施設では、ギプスの下に巻く綿包帯を **2** のようにくりぬいて発赤を繰り返す部分に当て、その上にポリウレタンフィルムを貼り付けて対応している。

ただし綿包帯を当てて弾性ストッキングを履いた部分の局所圧を測定すると、当ててない部分に比べ倍以上の圧がかかっていたため、当てるときは注意が必要である。

フットポンプ、弾性包帯の活用

正確に足のサイズを測定してストッキングを選択しても、手術や外傷により腫脹が起こると褥瘡発生のリスクは高くなる。腫脹の強い時期は医師に相談し、フットポンプや弾性包帯の使用に一時的に変更することも予防の一つの方法である。しかし、弾性包帯を段階圧で効果的に巻く技術は容易には習得できない。また、包帯のゆるみやずれが起こることもあるため、弾性包帯を使用しない医師もいる。

弾性包帯を使用するときは、可能であればリンパ浮腫指導技能者に相談して指導を受けるのもよい。また、弾性包帯の巻き方を習得する場合、機器を用いて必要な圧（深部静脈血栓症の予防ではアキレス腱移行部下腿周囲径 20mmHg）を可視化すると参考になる。欧米では圧迫療法測定機器が発売されている（PicoPress®：Microlab Elettronica 社。圧迫療法測定機器がない場合、パーム Q®（ケープ社、**3**））等で代用をしている施設もある。

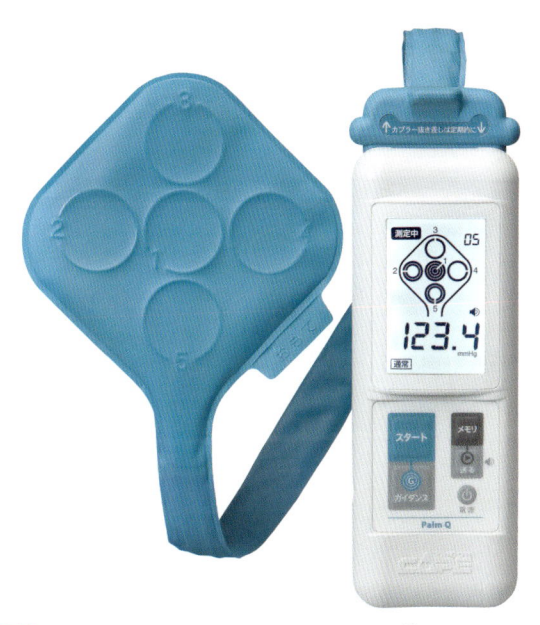

3 携帯型接触圧力測定器パーム Q®（ケープ社）

Chapter 03 円背

円背とは

　円背とは脊柱の彎曲異常のうち、矢状面における胸椎部での背側の凸型が強いものの総称である。脊柱彎曲の原因には先天性、老年性、外傷性、結核性などがあり、形状としてほかに平背、凹背などがある[1]。骨粗鬆症、脊柱圧迫骨折、脊椎カリエス時によくみられる。

円背とその影響

　高齢者では、骨粗鬆症による胸椎圧迫骨折や、椎間板の変性によって、円背が起こることが多い。これらはいずれも加齢による身体的変化としてあげられる（図1）。
　円背は腰痛や背部痛の原因となるため、高齢者の運動量低下を引き起こしやすい。また、脊柱が強く後彎しているため、椅子や車椅子に座った場合、飛び出している円背部に圧がかかりやすい状態となる。さらに、円背により骨盤が後傾し、座位時には坐骨部で臀部面を支えることになる。特に高齢者はやせの状態にある場合が多く、坐骨部をカバーする臀筋が薄くなり、臀部にも褥瘡を引き起こす危険がある。

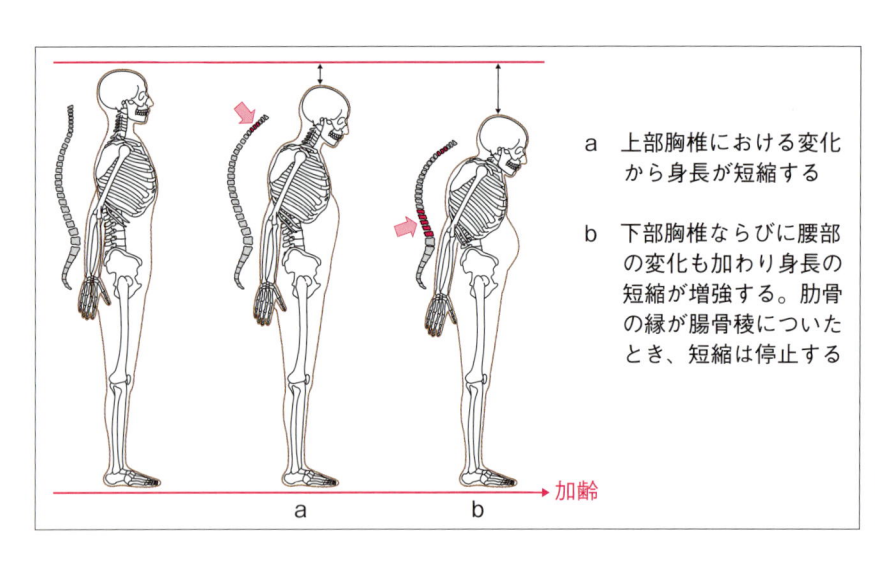

a 上部胸椎における変化から身長が短縮する

b 下部胸椎ならびに腰部の変化も加わり身長の短縮が増強する。肋骨の縁が腸骨稜についたとき、短縮は停止する

図1 加齢による身体的変化

円背のある患者のポジショニング

　仰臥位の場合、飛び出している背を安定させると同時に、突出部への部分圧迫を軽減するための工夫が必要になる。円背により、もとから上体は軽度屈曲がみられるため、過度の伸展位をめざさないほうがリラックスできる（体幹軽度屈曲位）。

　また、肩の可動域制限をまねかないよう、肩の可動性が得られやすいポジショニングピローの使用が重要になる。加えて、円背の状態に応じた、自然な凹カーブを支えるために頸部の角度を中間位から軽度屈曲位に保つことが重要となる（**図2**）。

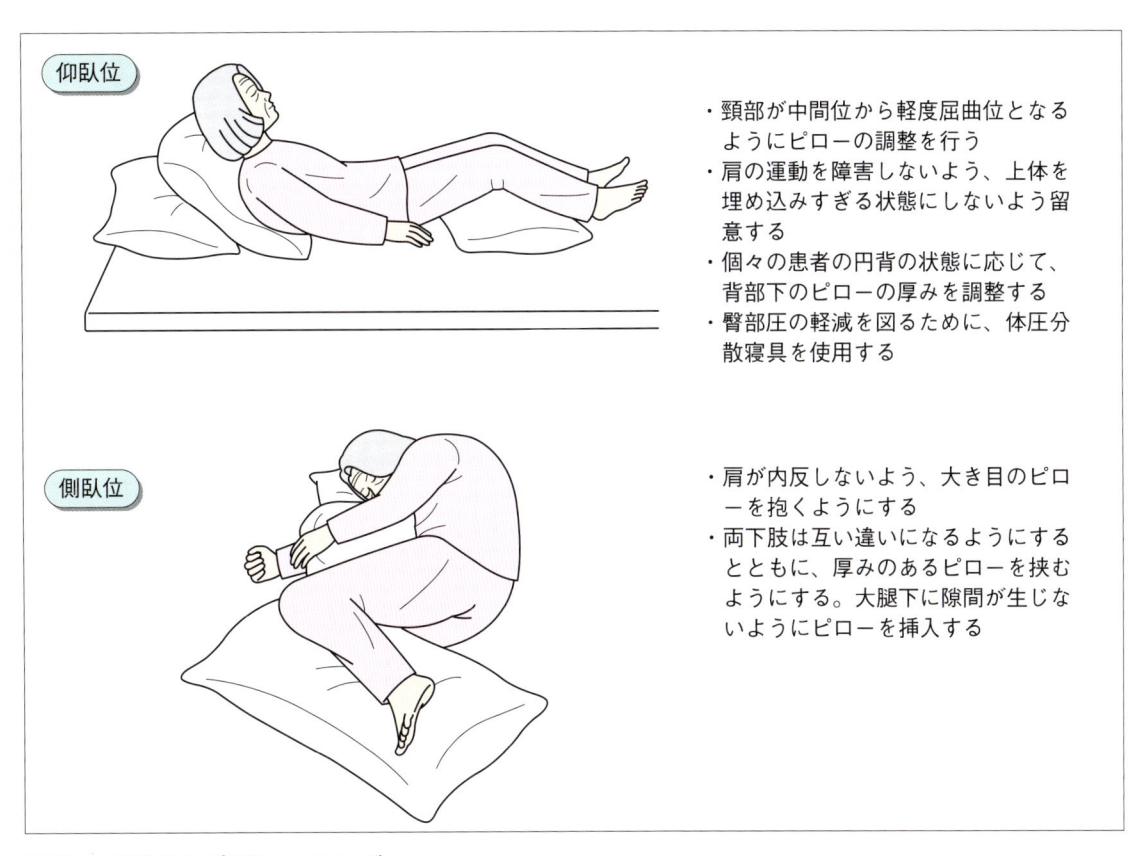

仰臥位
- 頸部が中間位から軽度屈曲位となるようにピローの調整を行う
- 肩の運動を障害しないよう、上体を埋め込みすぎる状態にしないよう留意する
- 個々の患者の円背の状態に応じて、背部下のピローの厚みを調整する
- 臀部圧の軽減を図るために、体圧分散寝具を使用する

側臥位
- 肩が内反しないよう、大き目のピローを抱くようにする
- 両下肢は互い違いになるようにするとともに、厚みのあるピローを挟むようにする。大腿下に隙間が生じないようにピローを挿入する

図2　円背時のポジショニング

骨盤中間位　　　　　骨盤後傾位　　　　　仙骨座り

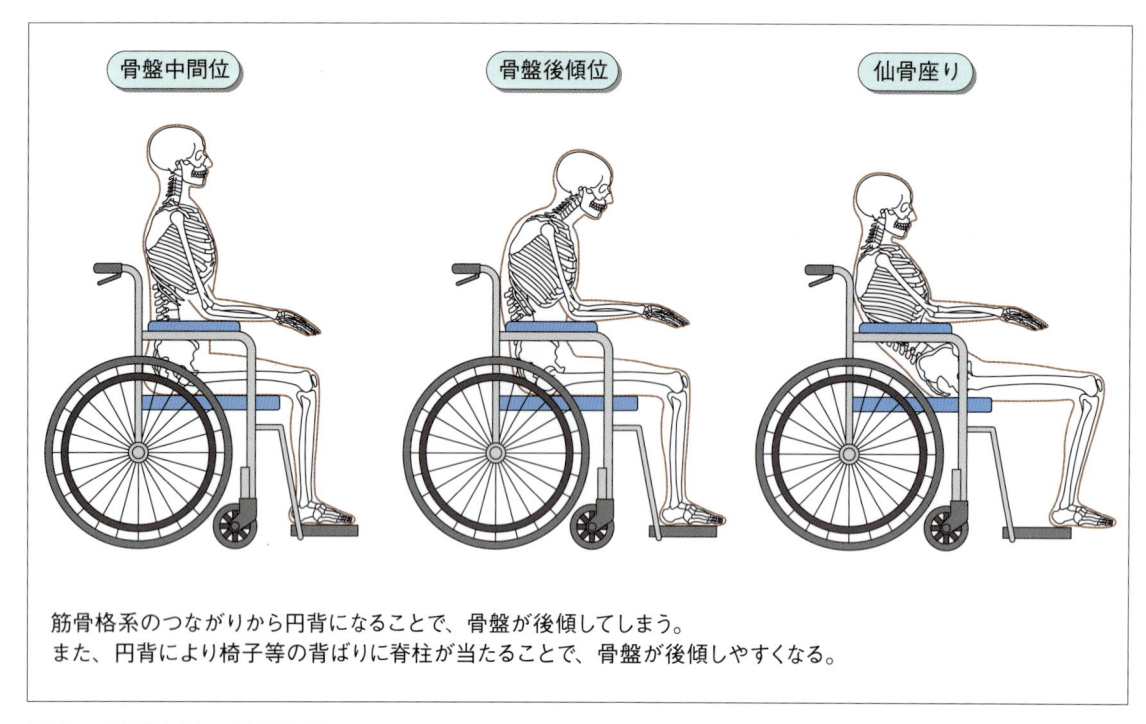

筋骨格系のつながりから円背になることで、骨盤が後傾してしまう。
また、円背により椅子等の背ばりに脊柱が当たることで、骨盤が後傾しやすくなる。

図3　円背姿勢と骨盤後傾

　座位の場合、円背により骨盤が後傾しやすくなるため（**図3**）、座面シートの使用・背ばりの調整等を行い、骨盤後傾から生じる仙骨座りを改善するようにする。

Point
- 円背部への部分圧迫を回避する
- 骨盤後傾から生じる、仙骨座りの改善を図る

文献
1）奈良勲監，内山靖編：理学療法学事典．医学書院；2009．p.94．

Column

背部を支える大きなポジショニングピローの使い方

　円背や呼吸困難のある患者の背部を支えるために大きなポジショニングピローを使うことがあるが、そのときに気をつけたいことを紹介する。

　1のように、本来背部を支えるためのピローが枕として使われてしまっている場面によく出合う。これでは肝心の骨突出部の圧分散を行うことができない。なぜこのような使い方になってしまうのか。

　ポジショニングを行う際、患者の身体をベッドの頭側に持ち上げてピローの位置をセッティングする。しかし、ベッド柵の位置を見てもわかるように、患者はベッドサイドで座位をとるためにベッドの中央部で生活することが多くなる。そのため、ピローをベッドの頭側に残したままで、患者の身体は足側に移動してしまい、背部に挿入していたピローが枕としてちょうどよい位置になってしまうのである。

　また、ベッドの中央部でポジショニングを行っても、ピローとベッドの頭側との間に隙間ができるため（**2**）、今度はピローがずれてしまう場合がある。その場合は**3**のようにピローとベッド頭側の隙間に別の枕を入れて、ピローがずれないようにするとよい。

　ピローを重ねて使用する際は、大きなピローの下に小枕をいくつか重ねるようにして挿入する。そうすることで、身体とピローの接触面積を広く保つことができ、枕の重なりによる部分圧の影響を避けることができる。

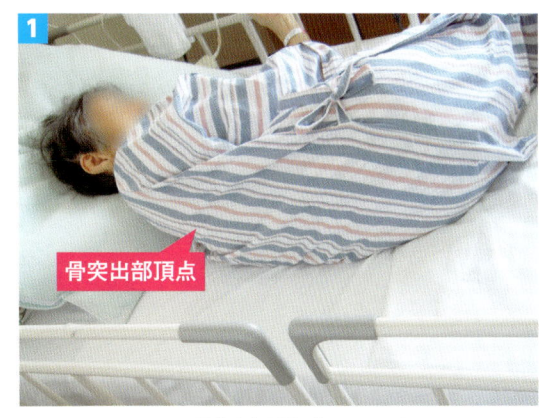

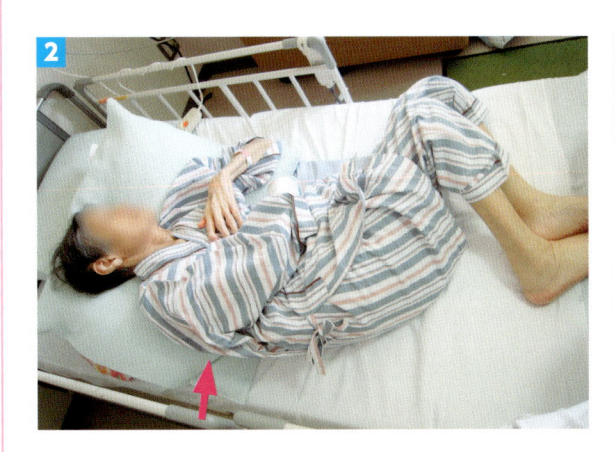

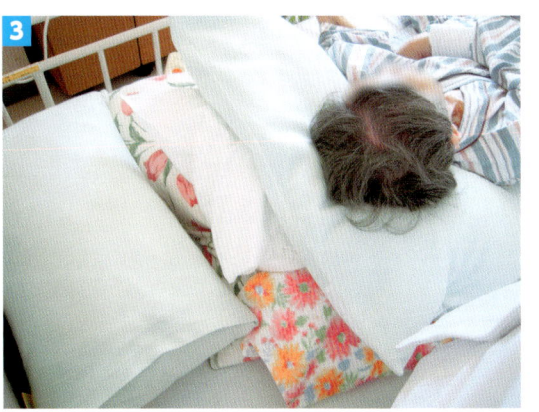

骨突出部頂点

骨突出部頂点がピローで支えられていない

Chapter 03 CASE 1 円背でやせがある、リハビリテーションを開始したケース

Main Factor: 円背

Sub Factor: やせ
→ P.010 参照

ケース紹介

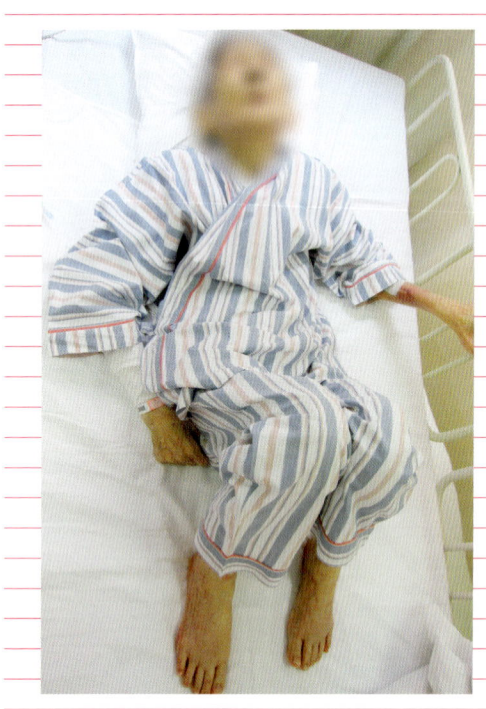

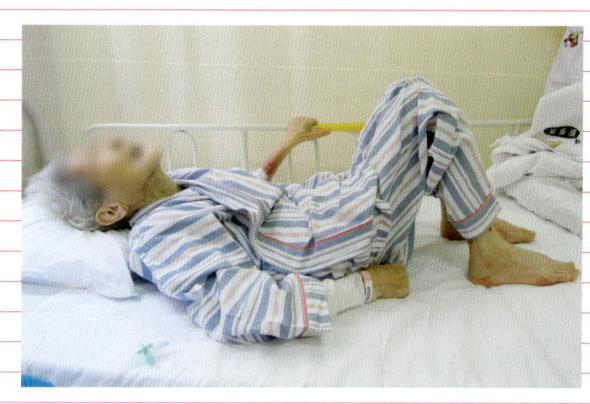

患者情報

92歳、女性。身長137cm、体重24.9kg（BMI 13.3）、Alb2.7g/dL、TP6.2g/dL、Hb9.6g/dL。肺炎（誤嚥性肺炎の疑い）で入院。輸液・抗生物質投与後、摂食嚥下訓練開始となる。栄養状態は不良でやせており、肩峰、肋骨弓、腸骨、大転子部、脊柱、仙骨部の骨突出が著明である。

円背があり、頸部は後屈し、仰臥位時は後頭部と脊柱突出部で体幹を支持している。

排泄時は、ベッドからポータブルトイレに全介助で移乗している。現在、車椅子移乗を進めている段階である。徐々にリハビリテーションも開始しているが、ベッド上での生活がほとんどである。体圧分散寝具は良好な体圧分散をめざしてマキシーフロート®を使用し、2時間ごとの体位変換を行っている。

アセスメントのポイント

問題点とコメント

問題点	コメント
円背があり、脊柱の骨突出は著明である。 仰臥位時、頸部は後屈し後頭部と脊柱突出部で体幹を支持している。 足底で下肢全体を支持している。 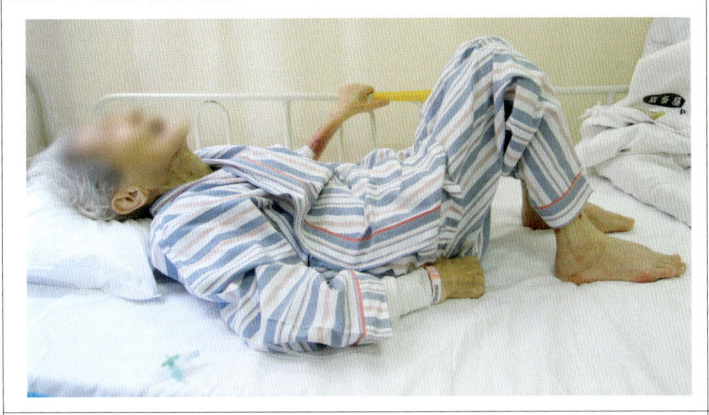	後頭部と脊柱突出部で体幹を支持することにより、その2点に部分圧迫が加わり皮膚トラブルを起こす可能性がある。 また、身体とベッドの間に隙間ができ、頸部が後屈し過緊張となることで、より拘縮を進行させる可能性がある。 下肢を屈曲させ足底のみで下肢全体を支持することで、圧分散が不十分なことにより脊柱突出部にかかる圧が高くなる。 また、下肢に隙間ができていることで大腿部に筋緊張が加わる。
肋骨弓、腸骨、大転子部の骨突出が著明である。 側臥位時、患者は90度側臥位を好む。 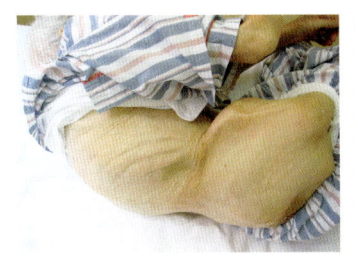 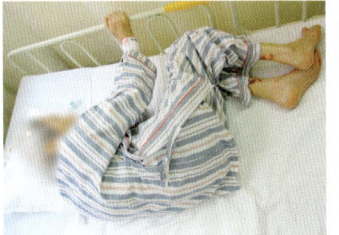	患者の好む90度側臥位の継続により、肩峰、肋骨弓、腸骨、大転子部に部分圧迫が加わり、皮膚トラブルを起こす可能性がある。

望ましいケアと留意点

　仰臥位時には円背により後頭部と脊柱突出部に部分圧迫が加わらないように、ポジショニングピローを挿入する。また、身体とベッドの間の隙間を埋め、頸部が中間位からやや前屈するようにピローを挿入する。

　側臥位時には肩峰、肋骨弓、腸骨、大転子部に部分圧迫が加わらないようにピローを挿入する。

Chapter 03 円背

CASE 1 円背でやせがある、リハビリテーションを開始したケース

ポジショニングの検討

仰臥位

頭頸部・背部

ポジショニング前

頭部に挿入した枕が低く小さいため、後頭部と脊柱突出部で体幹を支持している。

ポジショニング後

円背により後頭部・脊柱突出部に部分圧迫が加わらないように、ポジショニングピロー（Ⓐ）を挿入する。身体とベッドの隙間を埋め、頸部が中間位からやや前屈するように大きめのピローを挿入する。

ポジショニング前

Main FactorのPoint
円背部への部分圧迫を回避する

ポジショニング後

下肢

ポジショニング前

下肢に隙間ができ、大腿部に筋緊張が加わる。
また、下肢を屈曲させ足底で下肢全体を保持していることで脊柱突出部がより圧迫される。

ポジショニング後

大腿部の過緊張の緩和、脊柱突出部にかかる部分圧迫を回避できるように下肢の下に大きめのピロー（Ⓑ）を挿入し、隙間を埋める。

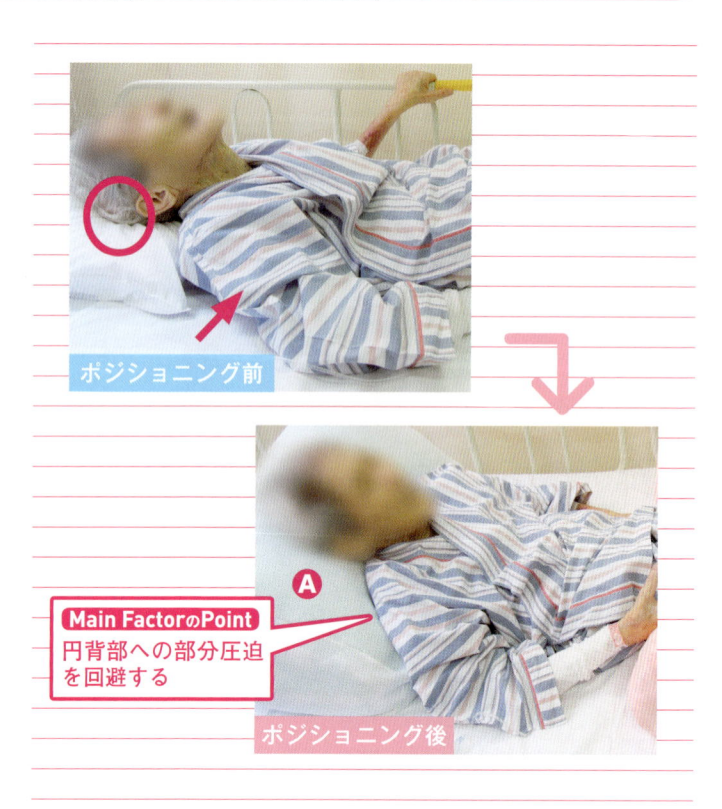

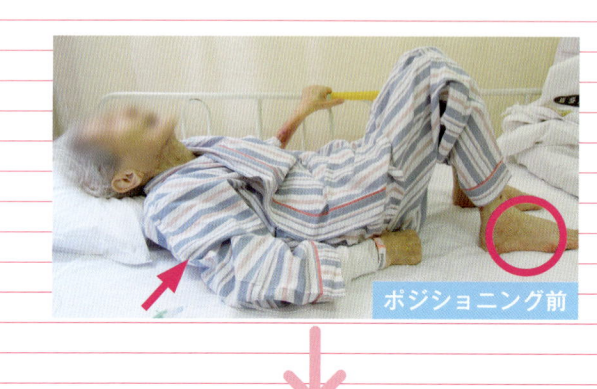

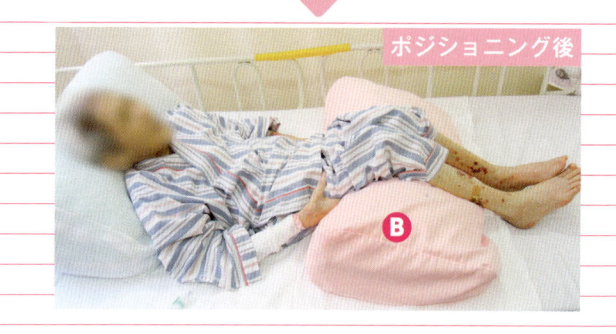

ポジショニング前

ポジショニング後

側臥位

体幹

ポジショニング前

90度側臥位により、肩峰、肋骨弓、腸骨、大転子部に部分圧迫が加わっている。

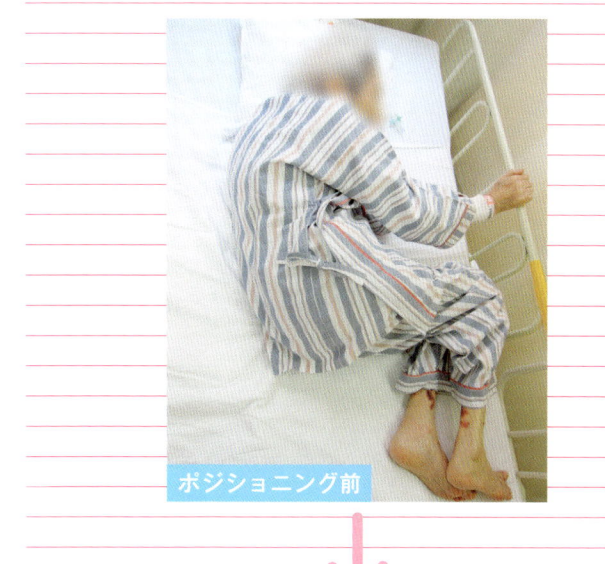

ポジショニング後

背部に、円背に沿ってピロー（C）を敷き込むように挿入し、肩峰、肋骨弓、大転子部にかかる部分圧迫を分散させる。また、大きめのピロー（B）を抱きかかえ、寄りかかれるように挿入し、やや腹臥位ぎみにすることで、骨突出部にかかる部分圧迫を分散させる。

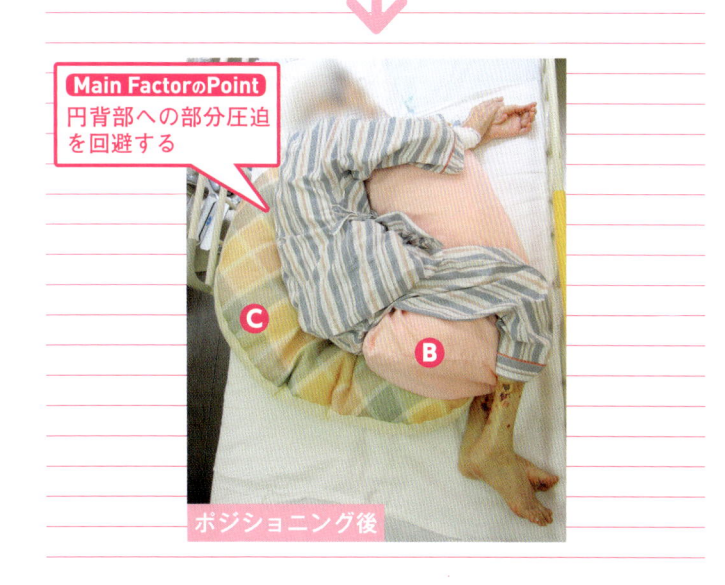

Main FactorのPoint
円背部への部分圧迫を回避する

まとめ

　大きめのピローに身体をうずめることや、ピローを抱きかかえ、寄りかかれるように挿入することで、良好な体圧分散をめざす。また、ピローに寄りかかることは安心感にもつながる。
　ただし、この体位は体圧分散寝具を併用しないと十分な除圧は困難である。

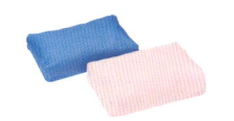

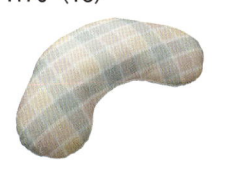

使用物品　　A P.168（3）　　B P.169（10）　　C P.170（16）

Chapter 03 円背

CASE 1　円背でやせがある、リハビリテーションを開始したケース

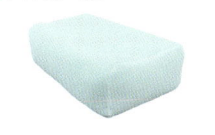

Chapter 03
CASE 2 寝たきりで円背、栄養状態不良があり、褥瘡を有するケース

Main Factor: 円背

Sub Factor: やせ
→ P.010 参照

ケース紹介

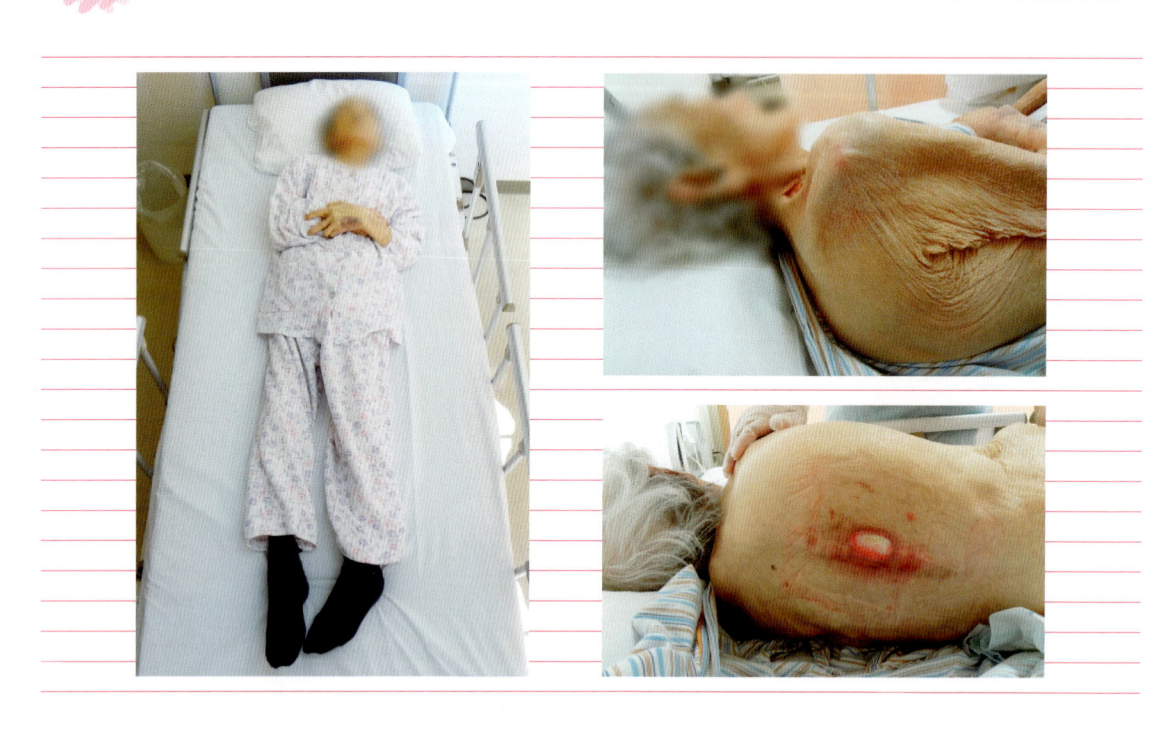

患者情報

90歳代、女性。身長140cm、体重30kg（BMI 15.3）。Alb 1.7g/dL、TP 6.2g/dL。肺がん、十二指腸潰瘍。日常生活自立度C-2。自力体位変換ができない。尿便失禁がみられる。

2年前より肺がんを指摘されていたが、無治療で自宅で過ごしていた。徐々に衰弱傾向がみられ、1か月前より寝たきりの状態で、家族が日常生活の世話をしていたが、黒色便、吐血があり緊急入院となる。入院時より脊柱突出部に白色壊死組織を伴う5cm×3cmの褥瘡がある。食形態はミキサー食であるが、嚥下力の低下がみられ、十分な栄養がとれていない。使用している体圧分散寝具はマキシーフロート®である。

円背が著明で仰臥位がとりにくい。体幹のねじれがあり、右肩が上がり左右のバランスが悪い。後頭部と脊柱突出部で体幹を支持している。脊柱突出部の部分圧迫が強い。両膝関節に軽度の拘縮があり、左股関節は内転している。意欲的に四肢を動かすことはない。

アセスメントのポイント

問題点とコメント

問題点	コメント
脊柱突出部に沿って白色壊死組織を伴う褥瘡がある。 褥瘡部体圧：158mmHg（仰臥位）	円背が強く、脊柱突出部が特に圧迫されている。さらに身体のゆがみ（右側の骨突出が強い）も加わり、脊柱の右側に褥瘡が発生。
頸部が後屈している。過緊張となり拘縮が起こる可能性がある。	頭部に挿入した枕が低いため、後頭部と脊柱突出部で体幹を支持している状態になっている。身体とベッドの間に隙間ができ、頸部が過緊張となっているため、拘縮が起こるリスクがある。（隙間が生じている）
両膝関節に軽度の拘縮があり、左股関節は内転している。両踵部が接地しており、褥瘡が発生するリスクがある。	今後、拘縮は強くなる可能性がある。 下肢にポジショニングピローを使用しておらず、踵部が接地しており、圧迫によって褥瘡が発生する可能性がある。

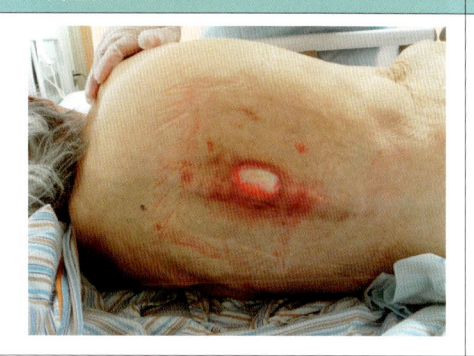

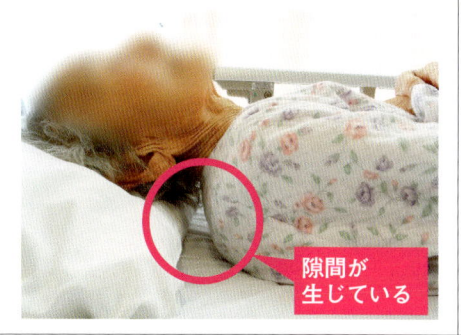

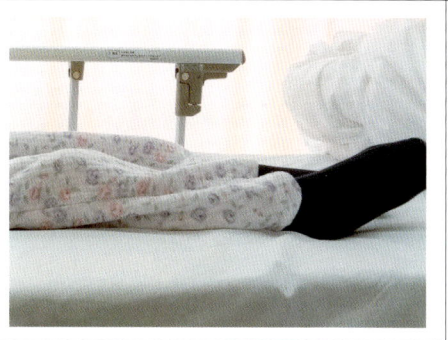

望ましいケアと留意点

　上半身のポジショニングを決めてから下半身を決めていく。上半身・下半身の広い範囲で体重を支えるようにする。頭部だけではなく、円背に合わせて頸部や肩の後ろにもピローを入れ、上半身を安定化させて安楽な状態にする。下半身は自然な伸展位・中間位となるようポジショニングを実施する。仙骨部の褥瘡予防のため、臀筋の代わりとして、両臀部の下までピローを挿入する。

Chapter 03　円背

CASE 2　寝たきりで円背、栄養状態不良があり、褥瘡を有するケース

ポジショニングの検討

背部

ポジショニング前

頭部に挿入した枕が低く、後頭部と脊柱突出部で体幹を支持している。そのため、脊柱突出部の圧が高くなっている（158mmHg：プレディア®）。身体とベッドの間に隙間ができ、頸部が後屈気味になっている。

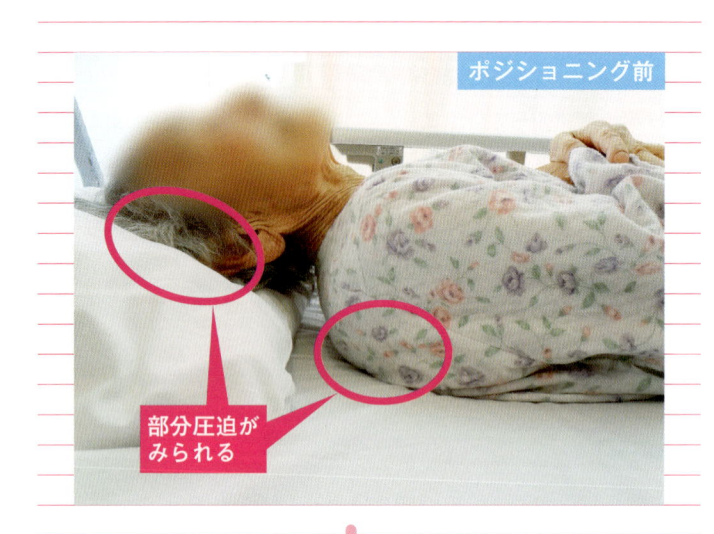

ポジショニング前
部分圧迫がみられる

ポジショニング後

円背による脊柱突出部と後頭部に部分圧迫が加わらないようにピロー（Ⓐ Ⓑ）を挿入する。身体とベッドの間の隙間を埋め、頸部が中間位からやや前屈するように大きめのピローを挿入する。これにより脊柱突出部の体圧は 158mmHg から 60mmHg となった（仰臥位）。

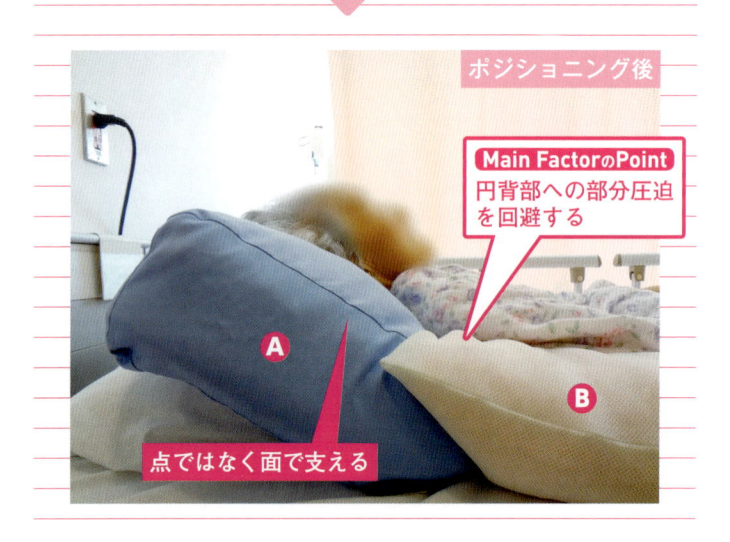

ポジショニング後
Main FactorのPoint 円背部への部分圧迫を回避する
点ではなく面で支える

残された課題

ポジショニングにより脊柱突出部の圧は減少したが、依然として高値を示した（60mmHg）。これは円背による骨突出が顕著であるため、使用している体圧分散寝具では限界があるためと考えらえる。体圧分散寝具に高機能エアマットレスなどの使用を検討する必要がある。

下肢

ポジショニング前

下肢にピローを使用しておらず、踵部が接地しており、踵部に褥瘡が発生する可能性がある。また、両膝関節に軽度の拘縮があり、左股関節は内転しているため、拘縮が強くなる可能性がある。

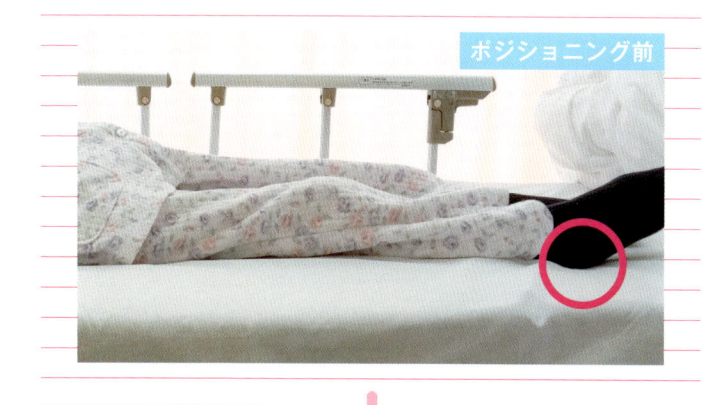

ポジショニング後

股関節が中間位になるように、臀部から大腿部下にピロー（B）を挿入する。また、下肢にピロー（BC）を挿入し、下肢の緊張が解けるような安楽なポジショニングを行う。膝下に挿入するピローが高すぎると、膝の屈曲拘縮を増悪させるおそれがあるため注意する。

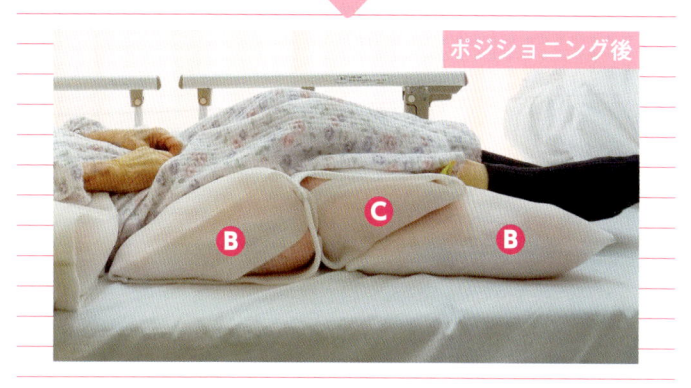

まとめ

　円背の程度に合わせて、身体とベッドの間に隙間ができないようにピローを使用する。ピローに身体をうずめるようにし、良好な体圧分散をめざすことは身体の安楽にもつながる。

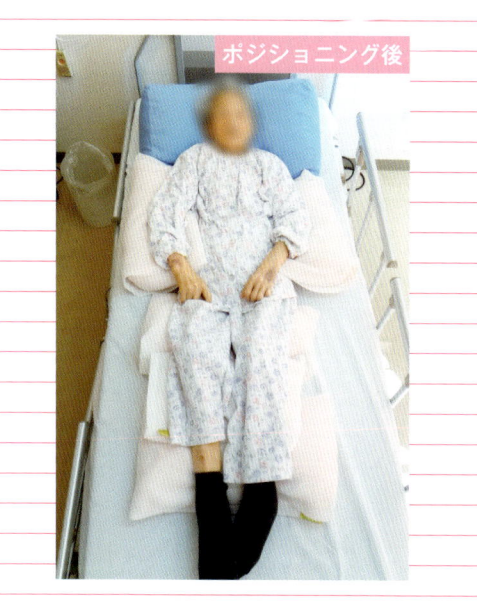

使用物品　A P.169（9）　　　B P.168（1）　　　C P.168（1）

Chapter 03 円背

CASE 2　寝たきりで円背、栄養状態不良があり、褥瘡を有するケース

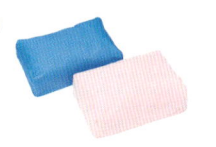

Chapter 03
CASE 3　強い円背があり、頭側挙上をするケース

Main Factor　円背

Sub Factor　_____

ケース紹介

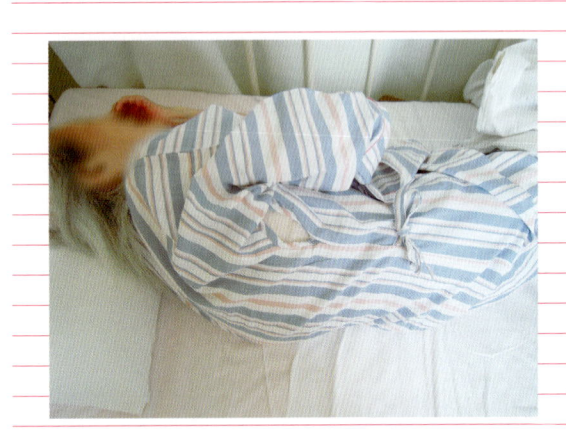

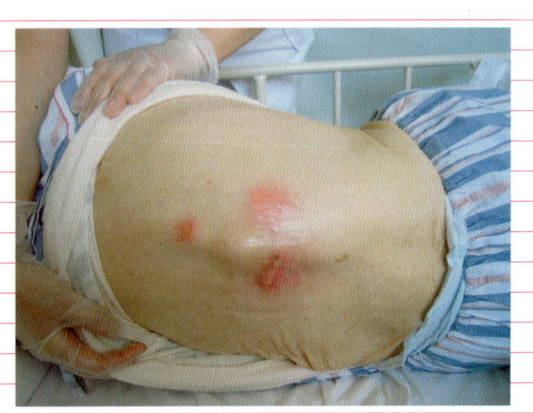

患者情報

　90歳代、女性。身長148cm、体重38kg（BMI 17.3）。

　主疾患は肺炎。日常生活自立度B-2。基本的動作は、ベッド・椅子上ともにできない。病的骨突出がある。関節拘縮はない。栄養状態は低下しており、皮膚の湿潤と浮腫がみられる。

　肺炎で入院。日常生活は自立していた。肺炎による呼吸障害のため、一時期寝たきりとなるが、現在は症状が落ち着き、介助すればポータブルトイレが使用できるようになっている。ただし、臥床時間は長く、促さないかぎりベッド上で過ごしている。食事はベッド上で頭側挙上で摂取している。背もたれつきポータブルトイレが使用できることから、日常生活自立度がB-2と判定されたため、移動時に転倒しないよう体圧分散寝具は薄いウレタンタイプのソフトナース®を使用していたが、褥瘡が発生した。

アセスメントのポイント

問題点とコメント

問題点	コメント
円背による骨突出。	かなり強い骨突出のため、突出部に体圧が集中する。また、仰臥位がとりづらく、ベッド上での自力体位変換ができない。
完全側臥位による腸骨・大転子部の圧迫。	円背により仰臥位がとりづらい。そのため、完全側臥位で過ごすことが多い。るい痩もあり、腸骨や大転子部に高い圧がかかるが自力で体位変換ができない。
頭側挙上による食事摂取。	食事摂取時にベッド上で頭側挙上している。ベッドの背面に背部全体を接触させることができず、骨突出部のみが接触するため、そこに圧が集中してしまう。
褥瘡の形。	褥瘡は、脊柱に対して直角に発生している。これは、頭側挙上の際のずれによる衣服のしわが影響したものと思われる。
使用中の体圧分散寝具では圧分散が不十分である。	褥瘡が発生していることを考慮すると、使用中の体圧分散寝具の圧分散効果は不十分であったといえる。離床を進めるためには、ある程度安定性のある体圧分散寝具の導入が適している。褥瘡を治すか、離床を進めるか、どちらを優先させるかにより、用いる体圧分散寝具は異なるため検討を要する。

望ましいケアと留意点

　まずは、体圧分散寝具を再検討した。臥位時には十分な圧分散効果が必要であり、リハビリテーション期には安定性が求められるため、ハイブリッドタイプの体圧分散寝具に変更した。
　円背の場合、体圧が骨突出部に集中してしまうため、脊柱の彎曲になじみ、背部全体で身体を支えるようにポジショニングピローを挿入して体圧分散を行う必要がある。

ポジショニングの検討

臥位時

ポジショニング前

円背により仰臥位がとりづらい。そのため、完全側臥位となり、腸骨・大転子部の圧迫が避けられなくなっている。臀筋で支える30度側臥位をとろうとすると、頭や肩部が浮き上がってしまう。

ポジショニング後

大きなピロー（ＡＢ）を用いて、頭部から腰部までを支える。頭部は、大きなピローの下に小さなピローを挿入して高さを調節する。この大きなピローは柔らかく円背部が沈み込むため、ピローと背部の接触面積が増えて体圧分散効果が高い。また、身体全体を包み込むように支えるため、筋緊張がほぐれる効果も得られることがある。

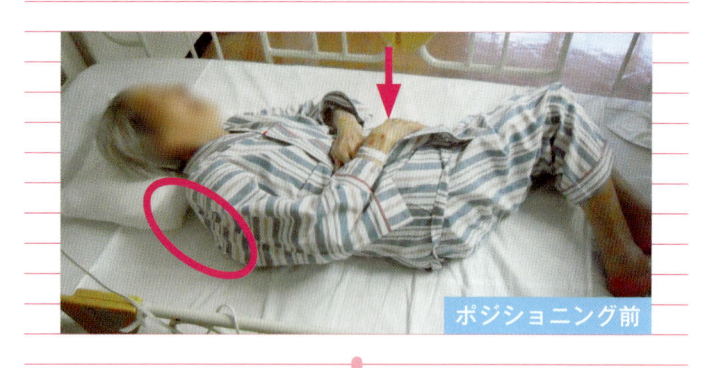

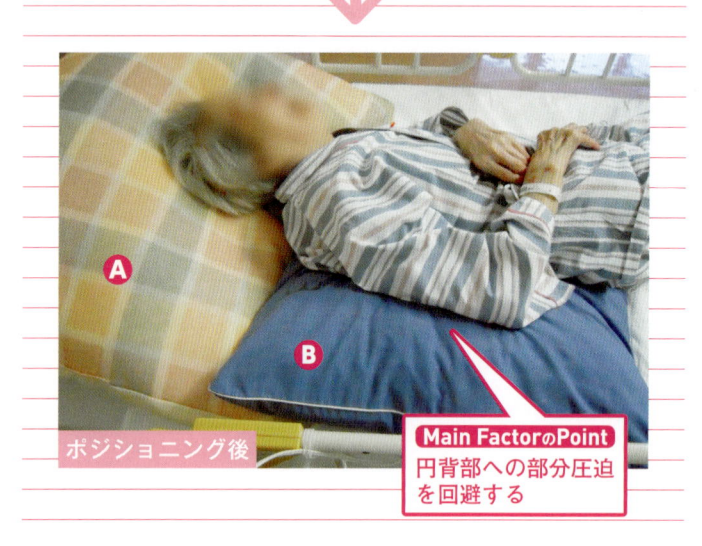

Main FactorのPoint
円背部への部分圧迫を回避する

頭側挙上時

ポジショニング前

背面が円背の骨突出部のみで支えられているため、体圧が集中している。側面の支えがないため、身体が左に傾いている。このときの円背部（骨突出部）の体圧は、48mmHg であった。本来、頭側挙上したときは尾骨部に圧が集中し、背部には体圧がそれほどかからない。そのことを考慮すると、これは高い体圧であることがわかる。

ポジショニング後

座位は可能であったが、食事などの長時間の座位は困難であった。そこで、座位の背面を支えることで座位姿勢が安定し、長時間の座位も可能になった。柔らかいピローを用いて接触面積を広げたことで体圧分散を効果的に行うことができた。また、左側への傾きも軽度ではあるが補正することができた。

頭部は大きなピロー（A）を1つ入れただけでは浮いてしまうので、その下に基準寝具の枕（C）を入れて高さを調節した。さらに大きなピローの上に軽い枕（D）を1つ置いて微調整を行った。ただし、この方法を用いるときは、頭側挙上の角度が低い状態で行わないと背挙げ角度が付きすぎ、腹部を圧迫してしまうので注意が必要である。

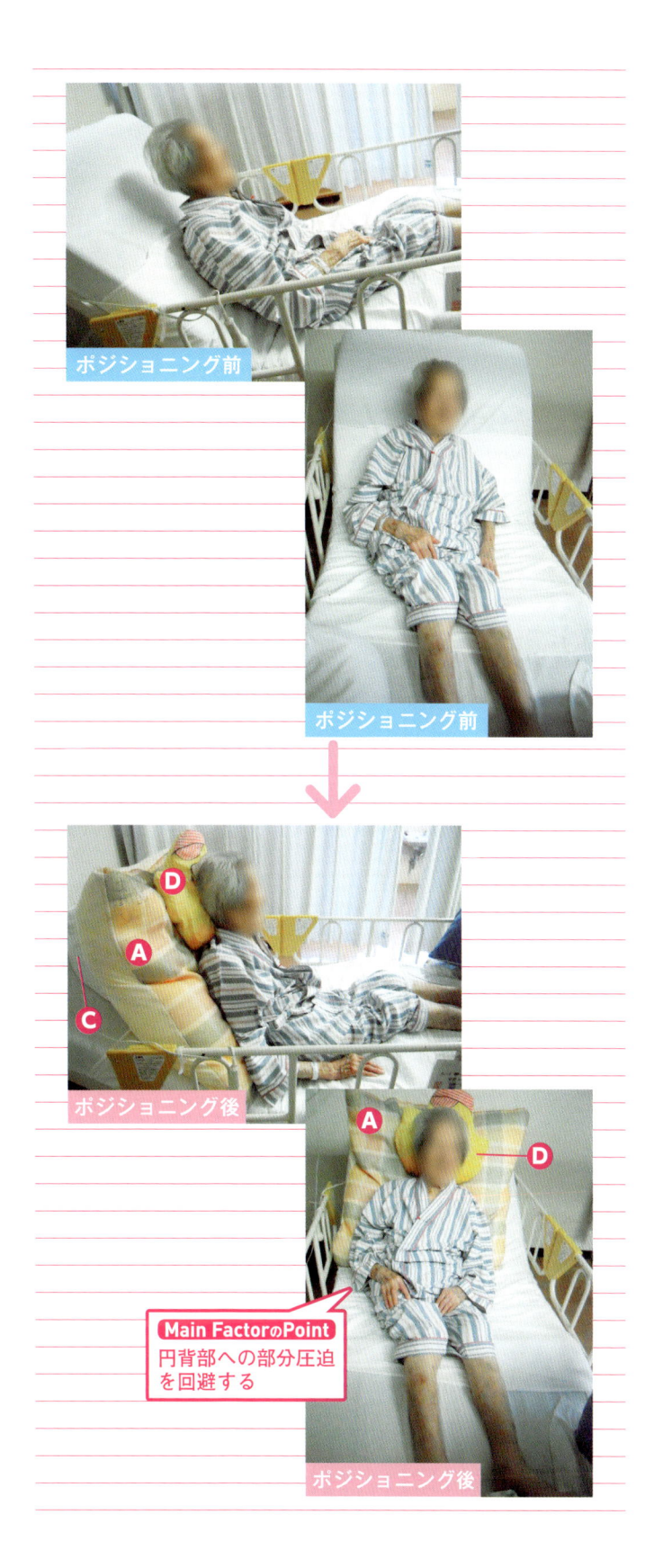

Main FactorのPoint
円背部への部分圧迫を回避する

Chapter 03 円背

CASE 3 強い円背があり、頭側挙上をするケース

まとめ

　円背では臥位時も座位時も骨突出部に圧が集中する。本ケースのようにベッドから離れることができても、臥位時の体圧は高いことを意識する必要がある。そこで、ピローや体圧分散効果の高いマットレスを使用し、背部との接触面積を増やすことで体圧分散を図る必要がある。ただし、圧分散効果の高いマットレスは患者の活動性を妨げる場合もあるので、ハイブリッドタイプの使用などを考慮する。また、患者の体型に応じて、ピローの厚さや大きさ、重ね具合を工夫する必要がある。

　なお、骨突出部の圧は、実際に体圧測定器で体圧を測定して確認する。体圧測定器がない場合は、実際に患者の骨突出部とマットレスの間に手を入れ、どの程度の体圧がかかっているのかを自分の手で実際に確かめるとよい。

使用物品　　Ⓐ P.171（20）　　Ⓑ 市販の羽毛クッション　　Ⓒ 基準寝具の枕　　Ⓓ 市販の枕

Column

筋力低下により、身体の移動の際にずれが発生してしまう症例に対して

　臀部や仙骨部に創傷をもつケースでは、頭側挙上や患者の移動のときに、摩擦・ずれに配慮することが重要である。しかし、可動性があり、ベッド上でなら自分で体位を変えられる患者の場合、ベッド上での移動のときに臀部を引きずりながら向きを変えてしまうことがある。自分で身体の向きを変えたり、ベッドの頭側に移動したりする際に、創傷を含む体幹（特に臀部・仙骨部周辺）を引きずりながら移動しているのをみていると、創傷に対する摩擦の影響を考えて中止したくなるが、患者の可動性を活かすことを尊重すると、むやみにとめることもできない。このようなとき、下記の方法を用いるとうまくいくことがある。

　患者の移動の際、患者の身体を滑らせることで皮膚に対する摩擦を少なくしたり、少ない介護力でも移動を可能にすることを目的に作られたシート（滑るシート）を患者の摩擦を避けたい部位に敷きこんだ状態で過ごしてもらう方法である。そうすることにより、患者は楽に身体の向きを変えたり、移動することができ、皮膚自体にも摩擦・ずれがかからなくなる。

　しかしここで注意したいのは、これらの製品は通気性が悪く、むれる可能性があること、滑りがよすぎて患者の筋力低下や転落などに配慮が必要なことである。したがって、安全対策をしっかり行ってから使用しなくてはならない。

　「滑るシート」は現在数社から販売されているが、縦横両方に滑る機能がついているもの、一方向にしか滑らないもの、身体全体を乗せられるもの、半身のみのものなどそれぞれに特徴がある。大きさもさまざまである。各製品の特徴を把握して使用することが大切である。

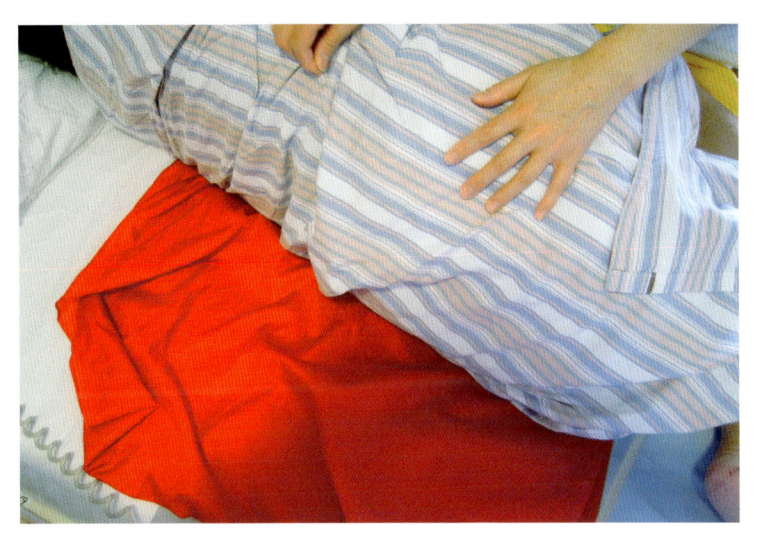

滑るシート（トランスファーシート）の使用例

Chapter 04 呼吸困難

呼吸のしくみと機能的残気量

　私たちは肺を拡張・収縮させることによって呼吸を行っている。正常な呼吸は主に3段階のプロセスから構成され（**図1**）、安定した呼吸を行うためには、胸郭の広がりが十分に確保されることが必要で、機能的残気量（functional residual capacity；FRC）がかかわりをもつ。

　FRCとは、肺の収縮する力と胸郭の広がる力がつり合った状態のことで、呼気時の肺胞と気道に残っている空気の量で表される。適切なFRCの維持には、呼気時における肺胞のつぶれ過ぎを防ぐことが重要となる。肺胞のつぶれ過ぎは吸気時の肺拡張をまねくため、FRCが多いほうが深い呼吸ができ、ガス交換に有効である。よって、FRCの増加が呼吸の安定につながるといえる。

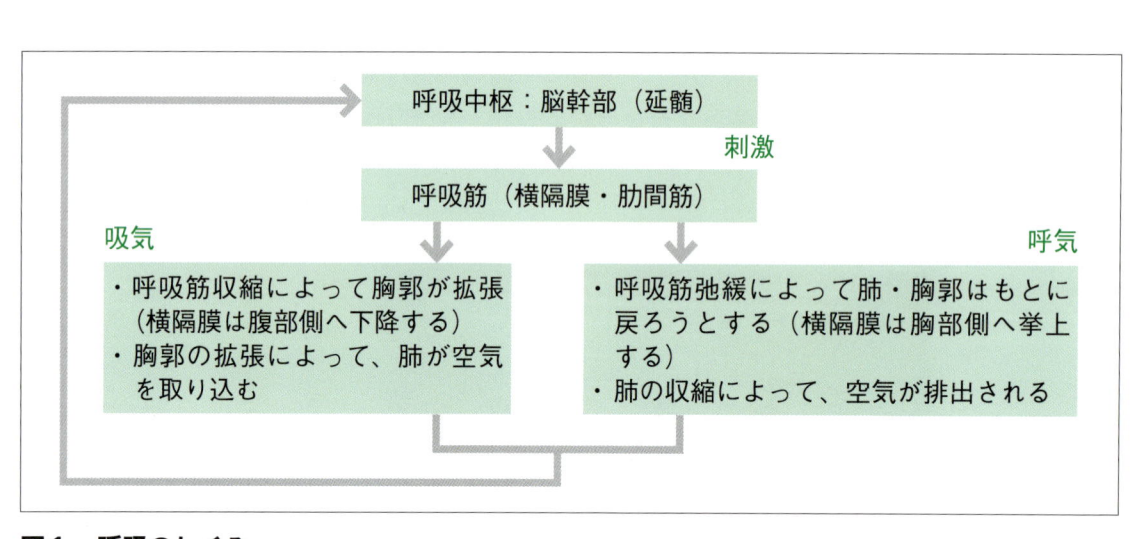

```
                    呼吸中枢：脳幹部（延髄）
                              ↓        刺激
                    呼吸筋（横隔膜・肋間筋）
   吸気              ↓                ↓              呼気
・呼吸筋収縮によって胸郭が拡張        ・呼吸筋弛緩によって肺・胸郭はもとに
 （横隔膜は腹部側へ下降する）          戻ろうとする（横隔膜は胸部側へ挙上
・胸郭の拡張によって、肺が空気          する）
 を取り込む                          ・肺の収縮によって、空気が排出される
```

図1　呼吸のしくみ

呼吸困難とその影響

「呼吸困難」とは、意識的に努力呼吸を行わなければならない状態、または"息苦しい""呼吸がしにくい"等の症状がある場合をいう。呼吸困難を緩和するためには、FRCの低下を防ぐことが重要である。立位や座位に比べて、仰臥位のFRCは20％程度低下することから（**図2**）、呼吸困難を訴える患者にはできるだけ座位を取らせることが有効である。しかし一方で、座位保持は背中や臀部にずれや圧迫を生じるため、褥瘡発生のリスクが高くなることに注意を払う必要がある。

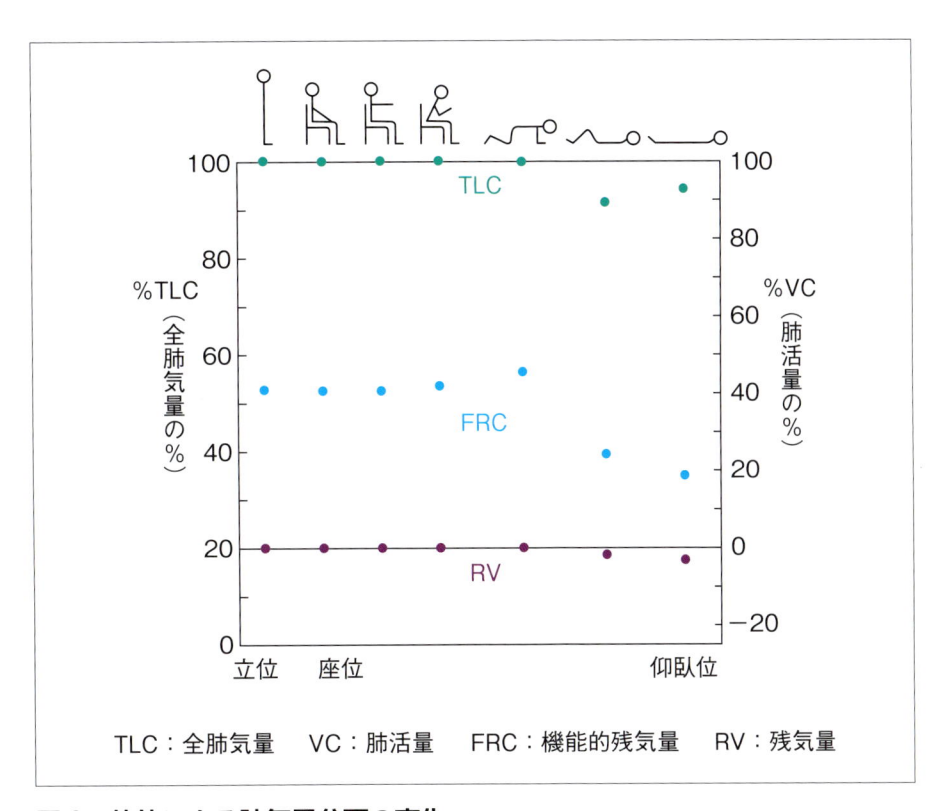

図2 体位による肺気量分画の変化

（Agostini E. et al.：Static of the respiratory system, In Fenn WO. Rahn H. eds.：Handbook of physiology, Section3 Respiration, Am Physiol Soc；1964. p.387-409.）

呼吸困難時のポジショニング

　呼吸困難時には、呼吸量を上げながら疲労しない体位として、呼吸筋の弛緩が得られ身体の安楽をめざす頭側挙上の体位がとられる。この際、留意しなくてはならないのは、同一部位への持続する圧迫とずれ力への対応、ならびに体圧分散に関係する接触面積の確保である。

　呼吸困難時によくとられる体位（ポジショニング法）を**図3**に示す。また、ポジショニング法の実際と根拠について**表1**に示す。

　呼吸困難の患者では、呼吸困難の程度、個々の体型および個々の条件（麻痺の有無や医療処置から派生する制限事項）など、いくつもの制約がかかる。そのため、意識のある患者の場合には、患者の意見や要望を取り入れながら、高さや角度、使用するポジショニングピローの素材や形状等を吟味していく必要がある。

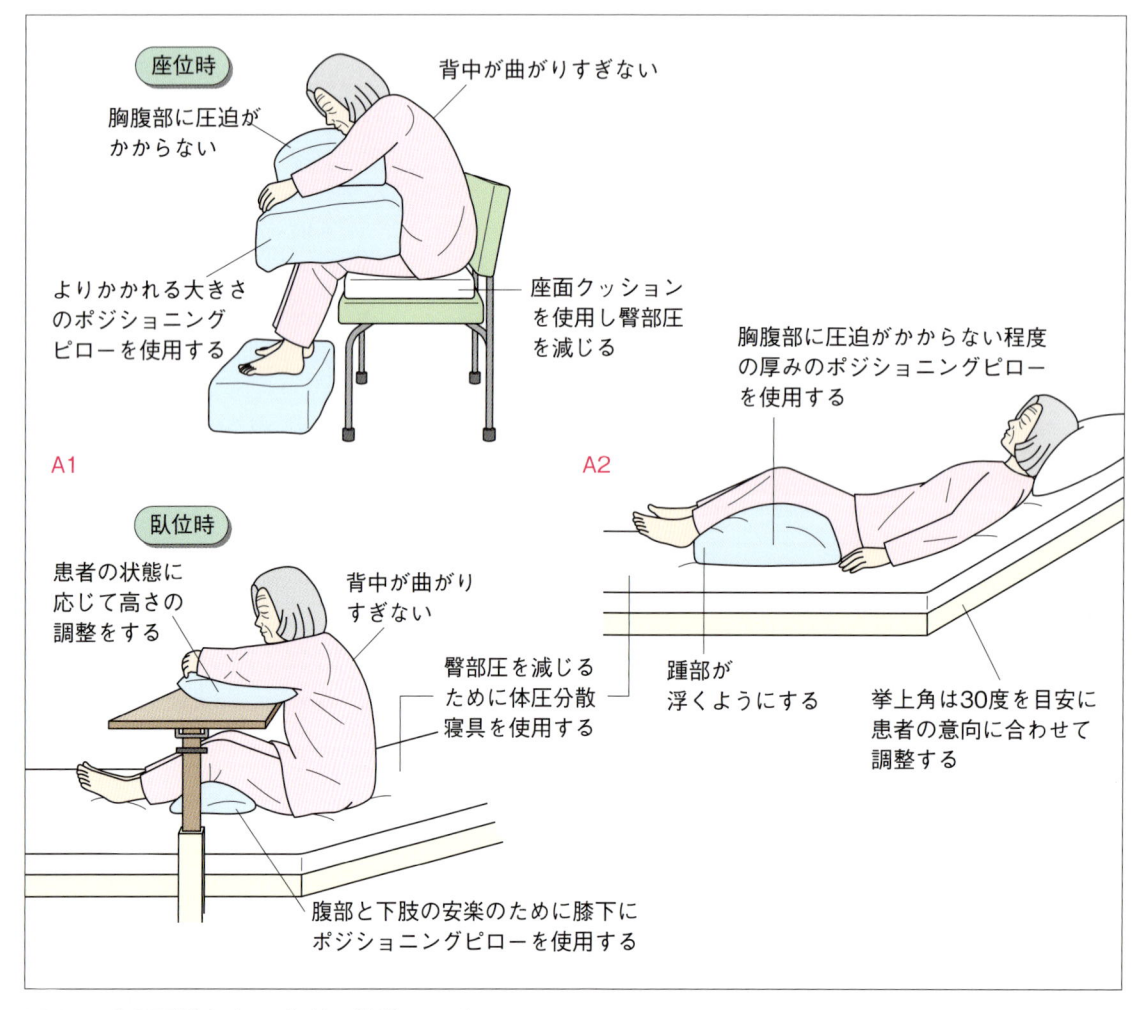

図3　呼吸困難のある患者の体位の工夫

表1 呼吸困難（感）のある患者へのポジショニングの具体的介入と根拠

体位		具体的介入	根拠
座位		・座面にクッションを使用する	・座面圧が上昇し、褥瘡発生の可能性を高めるため ・前方へ傾くことから、坐骨が突出し、部分圧の上昇をまねくため ＊やせが著明な患者では、上記2つの要因が増強するので、さらに留意する
		・背中が曲がらないよう胸に大きなポジショニングピローを抱えるように挿入する	・大きいポジショニングピローは、背中が曲がることを予防し、胸腔・腹腔内臓器を下方へ下げることに寄与できるため ・大きめのポジショニングピローは安定感があり身体が支えられ、疲労の低下になるため ・大きいポジショニングピローは、腹部への圧迫を回避することができるため
臥位	A-1	・体圧分散寝具を使用する	・臥床面の圧迫回避のため ・やせが著明な場合には、臀部を中心に圧が高くなるため
		・抱え込むための大きめのポジショニングピローを使用する（腹部が圧迫されないように挿入する位置や高さに留意する）	・大きいポジショニングピローは、背中が曲がることを予防し、胸腔・腹腔内臓器を下方へ下げることに寄与できるため ・大きめのポジショニングピローは安定感があり、身体が楽に支えられ、疲労の低下になるため
	A-2	・体圧分散寝具を使用する	・臥床面の圧迫回避のため
		・頭側挙上は30度を基準にする	・臀部から大腿後面の接触面積が増し、体圧が分散されやすいため
		・踵部が浮くように下肢下へポジショニングピローを使用する	・下肢下へのポジショニングピロー挿入は、腹部の緊張を緩め、腹腔内臓器を下方へ下げることに寄与する。また、下肢の緊張を緩め安楽感をもたらすため ・踵の骨突出部への部分圧迫を回避できるため

Point
● 臀部圧の上昇をおさえる

Chapter 04
CASE 1 呼吸困難のため酸素吸入している四肢拘縮のあるケース

Main Factor: 呼吸困難
Sub Factor: 関節拘縮
➡ P.102 参照

ケース紹介

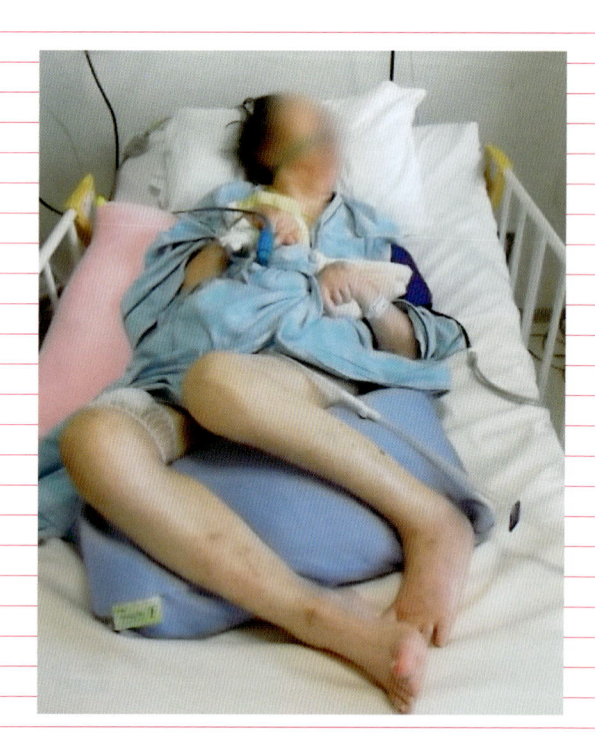

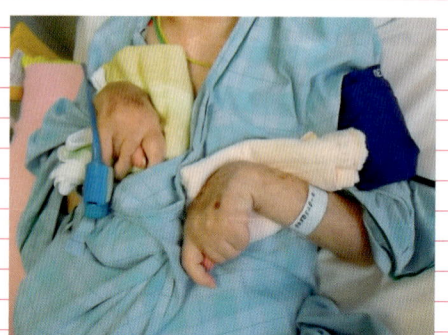

患者情報

90歳代、女性。身長155cm、体重45kg（BMI 18.7）。

肺炎後、呼吸不全。80歳で脳梗塞を発症し、右片麻痺となる。徐々にADLが低下し、数年前より寝たきりの状態である。施設に入所中であったが、肺炎の治療のため入院となった。日常生活自立度C-2で、自力体位変換はできない。病的骨突出と関節拘縮があり、栄養状態の低下、皮膚湿潤がみられる（OHスケール7点）。体圧分散寝具は高機能エアマットレスのグランデ®を使用している。

両上下肢に屈曲拘縮があり、頸部は後屈した状態で拘縮している。栄養は胃ろうにより注入。排泄にはおむつを使用し、尿道留置カテーテルで管理中である。

酸素マスクで呼吸し、2LでSpO₂ 95～96％。ベッドは常時約30度頭側挙上させている。喀痰の貯留があり、2時間おきに吸引を実施している。

アセスメントのポイント

問題点とコメント

問題点	コメント
体軸のねじれにより、骨突出部への圧が増強する。 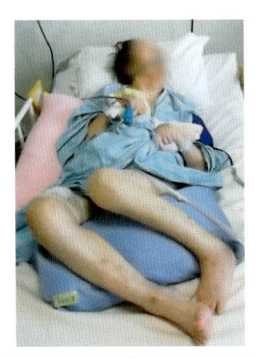	頸部が後屈、左側を向いた状態で拘縮している。四肢の屈曲拘縮により、骨盤を境に下半身は右へ傾いた状態でバランスがとれず、骨盤部分に沈み込みが生じている。この状態では効果的な体圧分散をすることができない。
ベッドの頭側挙上により、仙骨部に持続的な圧迫とずれが生じる。	酸素吸入をしているため、呼吸筋の弛緩が得られるように常時約30度の頭側挙上が必要。そのため、仰臥位に比べて仙骨部への部分圧が高まるほか、30度の頭側挙上のためずれが生じてしまう。
前胸部に上肢の圧迫による発赤がある。 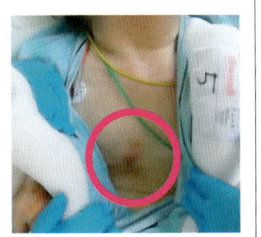	両上肢に屈曲拘縮があり、それが前胸部を圧迫している。拘縮が強く、ポジショニングピローを挿入しようとすると、その刺激により筋緊張が起きるため、挿入が困難。そのため前胸部の圧迫が回避できていない。

望ましいケアと留意点

　呼吸状態を観察しながら、頭側挙上をした状態で体軸の流れを整えるようなポジショニングを行う。併せて、屈曲拘縮部位の骨突出や圧迫、関節の動きを考慮したポジショニングピローの挿入位置や挿入角度の検討をしなければならない。筋緊張により呼吸機能が妨げられないように配慮することも必要である。

　そこで、高機能エアマットレスを使用し、体軸のねじれによって生じている右骨盤部分の沈み込みがなくなるようにピローを挿入し、バランスを調整する。臀部にピローを挿入して接触面積を広くし、頭側挙上による仙骨部へ部分圧迫とずれが生じないようにする。上肢の屈曲拘縮した部分は、上肢をゆっくりと動かしながら筋緊張が生じない位置を確認し、重力を利用して前胸部から上肢が離れるようにピローを挿入する。

ポジショニングの検討

全体

これまでのポジショニング

背部に挿入されたポジショニングピローの形状や挿入位置、角度が適切でなかったため、左肩、右骨盤部が沈み込み、バランスがとれていなかった。
頭側挙上をしているため、仙骨部や大転子部の部分圧が高い。下肢は隙間にピローを挿入しているだけの状態で、下肢へのポジショニングが配慮されていなかった。

改善前

右骨盤部に沈み込んでいる

改善前

改善後のポジショニング

背部には、接触面積が広く、角度が調整できるビーズ素材のピロー（Ⓐ）を選択する。
頸部の後屈を改善するために肩まで挿入されている頭部の枕を少し頭側に移動させ、背部のピロー（Ⓐ）は肩から挿入する。
右骨盤部の沈み込みを改善し、仙骨部への部分圧を軽減するために背部のピローと同じタイプのもの（Ⓐ）を臀部まで挿入する。
踵部が浮き、かつ胸腹部が圧迫されない高さになるように下肢の下にピロー（ⒷⒸ）を挿入する。

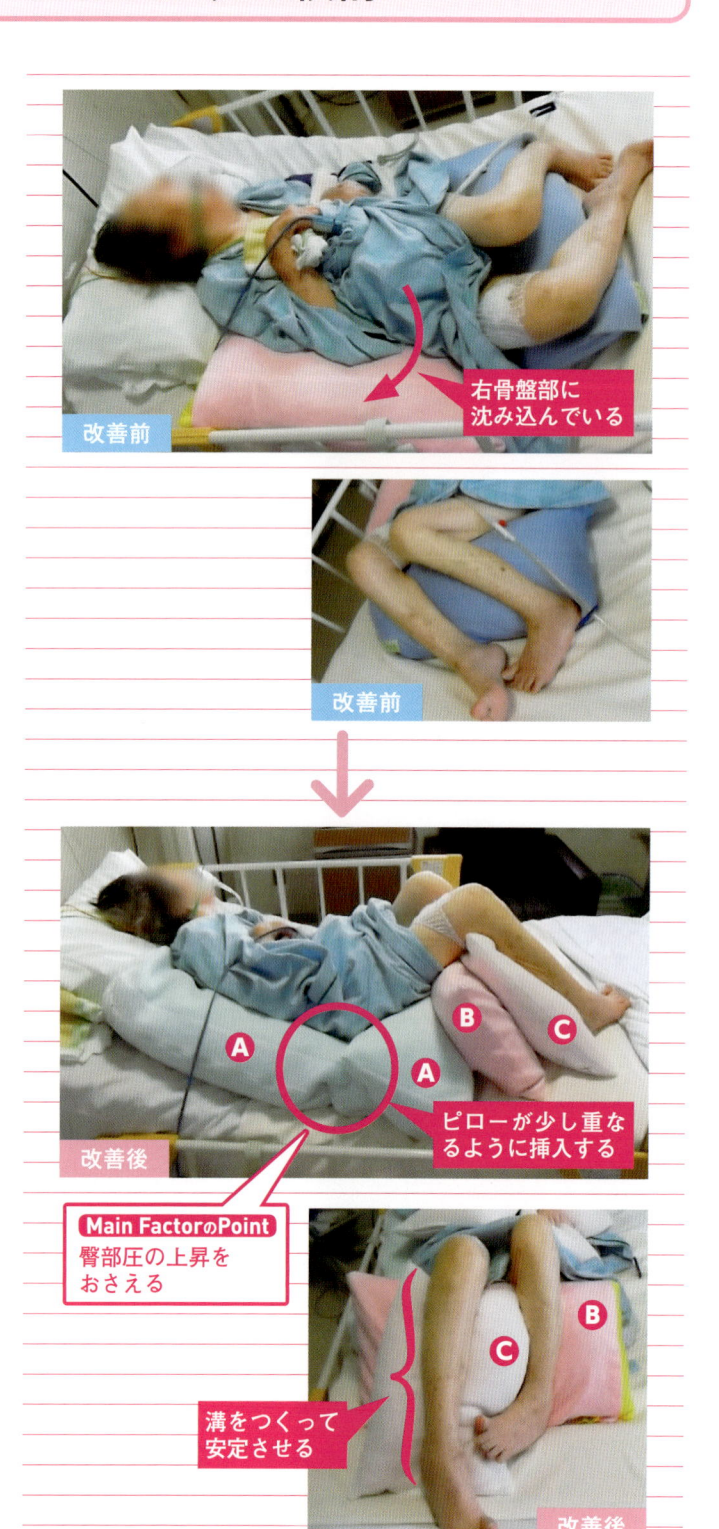

改善後

ピローが少し重なるように挿入する

Main FactorのPoint
臀部圧の上昇をおさえる

溝をつくって安定させる

改善後

上肢

これまでのポジショニング

無理に体幹から上肢を離そうとすると筋緊張が高まり、わずかにできた隙間にタオルを挟みこむしかできない状況であった。これでは拘縮が進行し、胸部への圧迫が回避できない。皮膚障害が悪化するリスクもあり、呼吸機能にも影響をおよぼす。

改善後のポジショニング

重力によって上肢が無理なく前胸部から離れるように、上肢をゆっくりと動かしながら上肢が体幹から少しでも離れる位置となるよう挿入角度を検討し、少し重めのビーズ素材のピロー（Ｄ）を挿入した。前胸部の発赤部分への圧迫が回避されている。

まとめ

胸郭の拡張と呼吸筋の弛緩を妨げない、つまりリラックスして呼吸が行いやすいポジショニングとする。体軸の流れを整え、安楽で安定したポジショニングのためには、使用物品の素材や特徴を理解したうえで、適切なピローの選択が大切である。

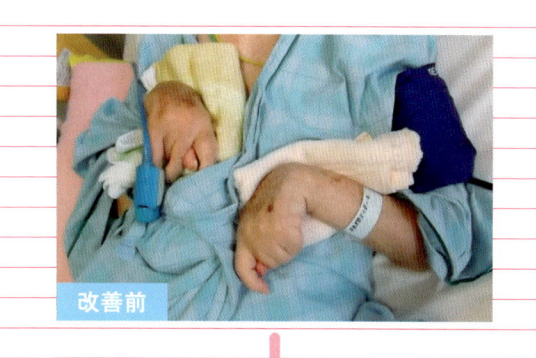

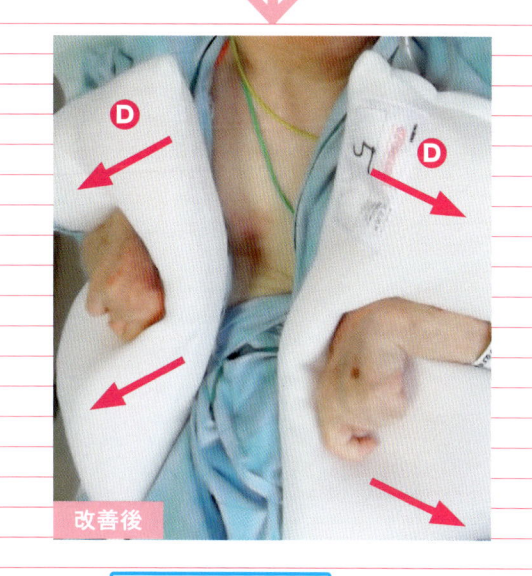

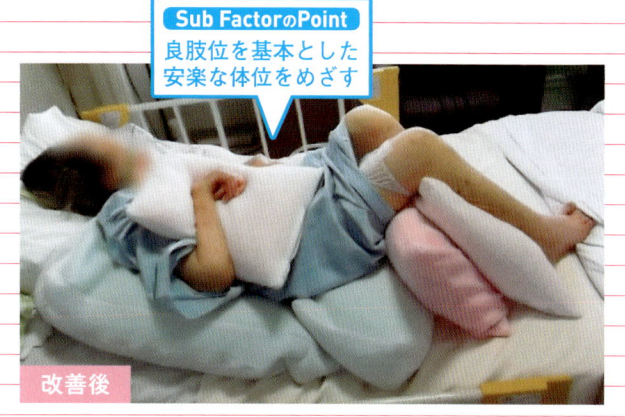

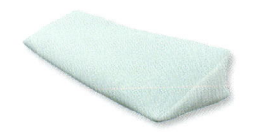

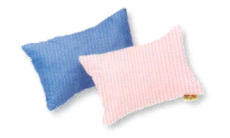

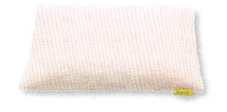

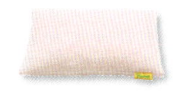

改善前

改善後

Sub FactorのPoint
良肢位を基本とした安楽な体位をめざす

改善後

使用物品　Ⓐ P.168（2）　Ⓑ P.169（12）　Ⓒ P.168（1）　Ⓓ P.168（1）

Chapter 04　呼吸困難

CASE 1　呼吸困難のため酸素吸入している四肢拘縮のあるケース

065

Chapter 04
CASE 2

呼吸困難で頭側挙上を
必要とする、
右下肢麻痺のあるケース

Main Factor
呼吸困難

Sub Factor
麻痺・肥満
➡ P.090、101 参照

ケース紹介

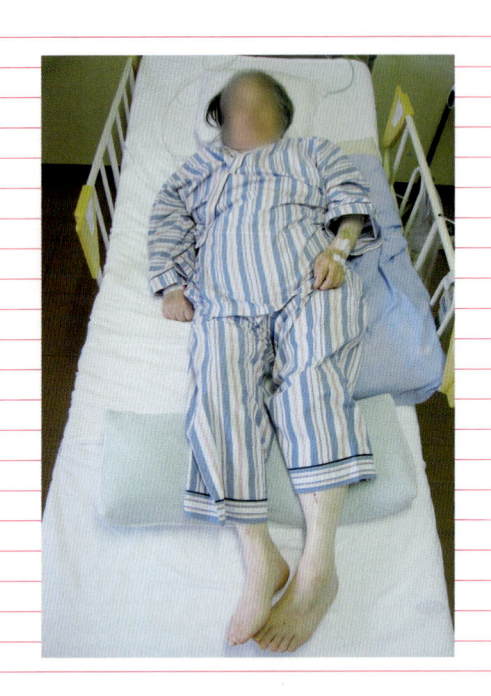

患者情報

　81歳、女性。身長145cm、体重64.0kg（BMI 30.4）。

　胃がんのため、手術目的で入院。脳梗塞の既往があり、右下肢麻痺がある。入院前、食事時は車椅子、排泄時はトイレに移乗していたが、それ以外はベッド上臥床であった。自力体位変換はできない。意思疎通は可能である。

　術前の肺機能検査の結果、呼吸機能は低下していた。術中の全身麻酔の影響、術後の創痛に伴う痰の喀出困難、肥満等により無気肺、肺炎となり、胸水が貯留した。全身に負荷がかかっているために心房細動となり心不全の状況であった。心不全治療の後、現在は酸素投与、排痰促進のための吸入・内服治療を行っている。

　術前のADLの状況に戻すため、積極的にリハビリテーションを実施している。臥床時の良好な圧分散と起き上がりや端座位の安定性を考慮して体圧分散寝具はアルファプラすくっと®を使用し、2時間ごとに体位変換を行っている。

アセスメントのポイント

問題点とコメント

問題点	コメント
頭側挙上時、身体がベッドの足側に下がり、ベッドのリクライニングポイントと身体の屈曲点の位置が合っていない状態になっている。 ベッドの下肢側を挙上せずに頭側を挙上しているため、身体がずり下がっている。 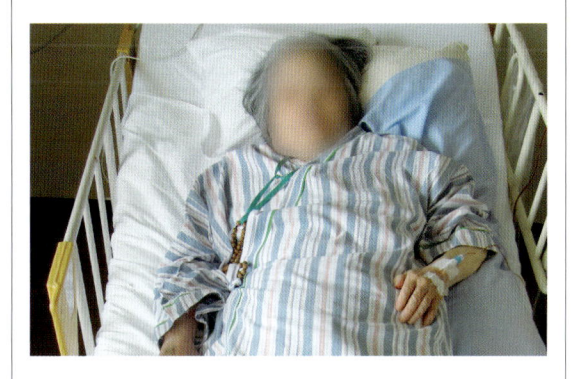	頭側挙上30度の体位としているが、身体がベッドの足側にずり下がり、胸部が屈曲する姿勢となっている。そのため、胸郭の広がりは妨げられ、呼吸困難の増悪につながっている。 頭側挙上によって仙骨部への圧迫とずれ力が加わりやすくなり、褥瘡発生のリスクが高まる。 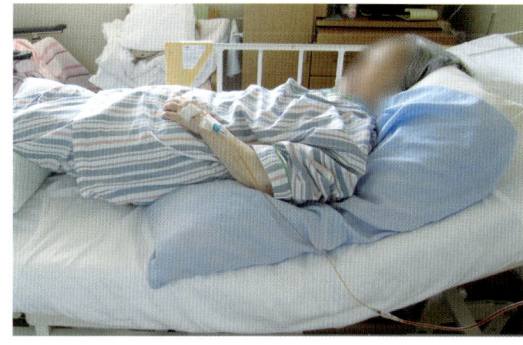
下肢下に挿入しているポジショニングピローが小さいため大腿後面に隙間ができ、下肢全体を支持できていない。 下肢の部分的な支持によって仙骨部に圧が集中する。 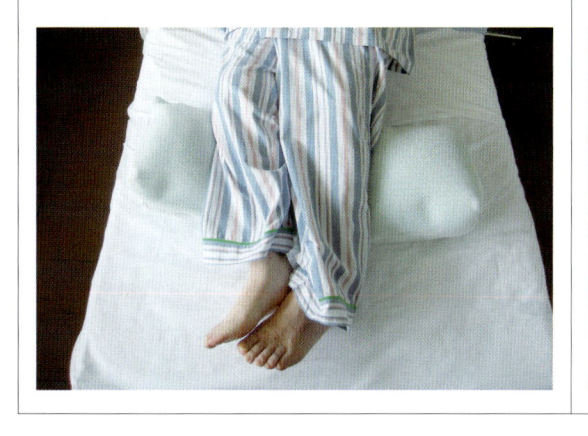	下肢の部分的な支持によって大腿後面に隙間ができ、腹部・下肢の筋緊張が強くなる。 さらに、仙骨部の部分圧は上昇し、褥瘡発生のリスクが高くなる。 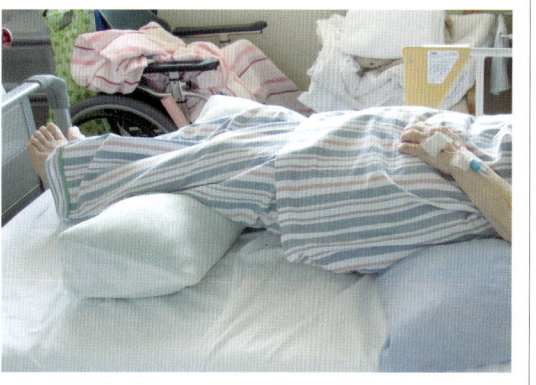

望ましいケアと留意点

　呼吸困難を増悪させないため、安楽な体位の保持が重要となる。胸部の十分な広がりを確保するため頭側挙上体位にするが、同時に仙骨部への部分圧迫とずれ力への対応を考慮したケアが必要となる。呼吸状態を評価しながら患者の意見を取り入れたポジショニングを施行する。

Chapter 04 呼吸困難

CASE 2 呼吸困難で頭側挙上を必要とする、右下肢麻痺のあるケース

ポジショニングの検討

体幹

これまでのポジショニング

身体がベッドの足側に下がっており、ベッドのリクライニングポイントと身体の屈曲点の位置が合っていない状態で頭側挙上（30度）を行っている。そのため、胸郭の広がりが妨げられている。

背部に挿入しているポジショニングピローの挿入角度が浅いため接触面積が狭く、仙骨部にかかる体圧が分散できていない。

改善後のポジショニング

ベッドのリクライニングポイントと身体の屈曲点の位置を合わせて頭側挙上（30度）を行う。それにより、胸郭の広がりを確保できる姿勢となる。さらに臀部から大腿後面の接触面積が増すので仙骨部にかかる体圧が分散される。

背部のピロー（Ⓐ）を深く挿入することでも仙骨部にかかる体圧が分散される。

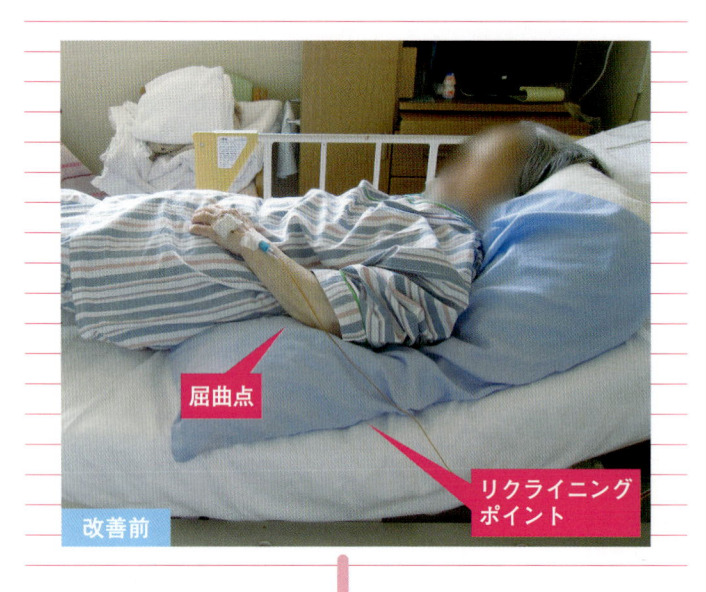

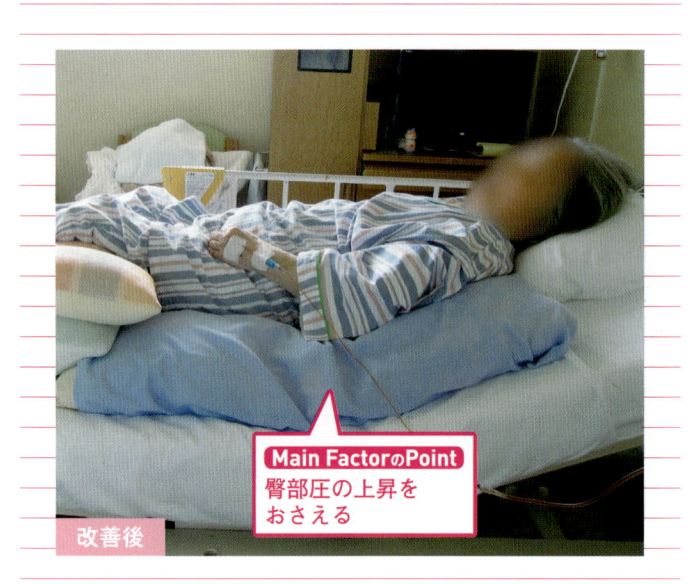

改善前：屈曲点／リクライニングポイント

改善後：Main FactorのPoint 臀部圧の上昇をおさえる

下肢

これまでのポジショニング

ピローが小さいために大腿後面に隙間ができ、下肢全体を支持できていない。そのため、腹部と下肢の筋緊張が強くなっている。下肢の部分的な支持により、仙骨部に体圧が集中している。

改善後のポジショニング

小さなピロー（**B**）に加えて、下肢全体を支持できる大きなピロー（**C**）を挿入。
下肢全体を支持することで下肢の緊張が緩み、さらに仙骨部にかかる体圧分散ができた。

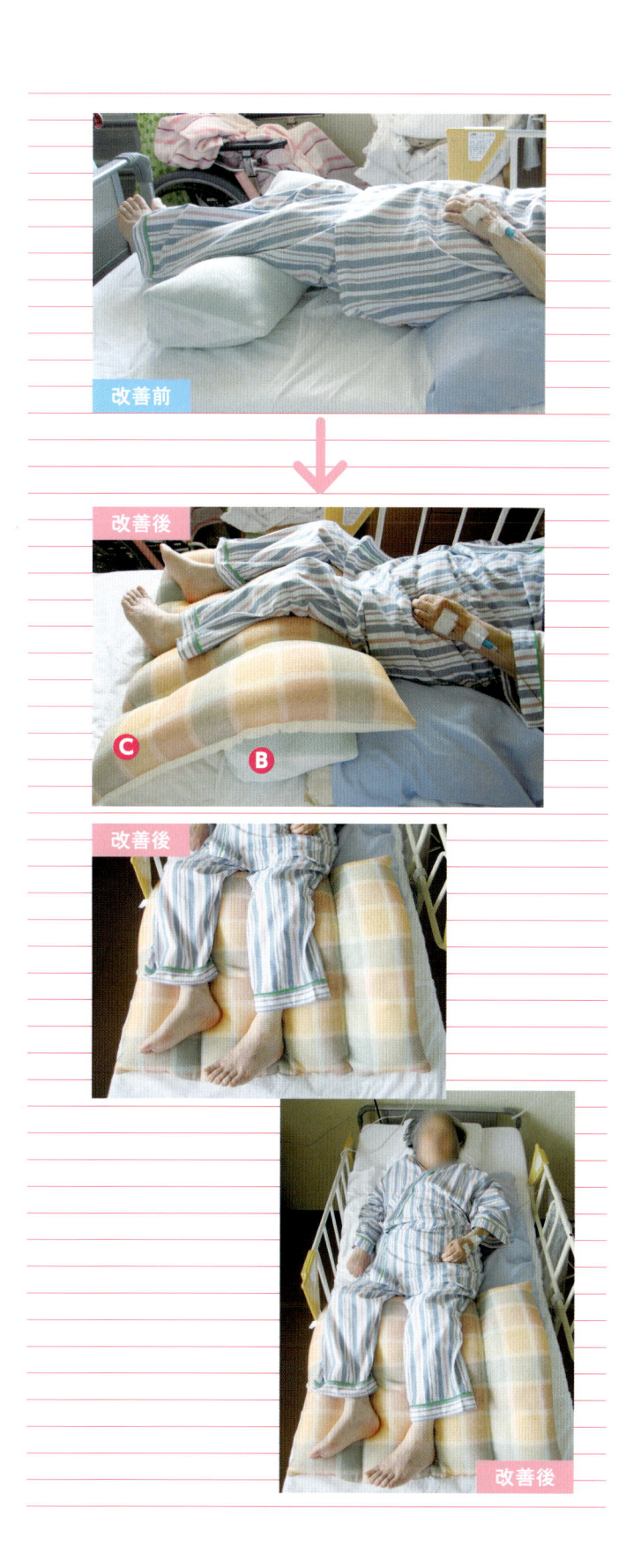

Chapter 04 呼吸困難

CASE 2 呼吸困難で頭側挙上を必要とする、右下肢麻痺のあるケース

まとめ

　ベッドのリクライニングポイントと身体の屈曲点の位置を合わせて頭側挙上を行う。それによって、胸郭の広がりが確保でき、安楽な体位をとることができるようになる。ピローを背部に深く挿入することで接触面積が増し、臀部の体圧分散が効果的に行うことができる。
　点ではなく面で支えるポジショニングをとることで体圧が分散され、褥瘡予防につながる。また、面で支えるポジショニングは筋緊張を緩め、患者に安楽感をもたらす。

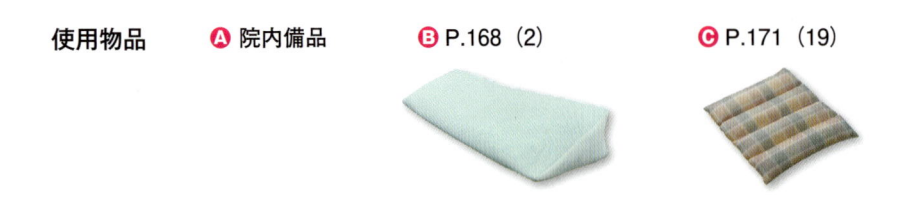

使用物品　　Ⓐ 院内備品　　Ⓑ P.168（2）　　Ⓒ P.171（19）

Column

認知症と褥瘡予防

施設内で発生した褥瘡の発生原因および関連要因を調査すると、リスクアセスメントにあがる危険因子項目のほかに「認知症」というキーワードがあがってくる。認知症の特徴的な症状と褥瘡はどのように関連するか。それについて考えてみる。

BPSD*

BPSDの症状の一つである昼夜逆転・徘徊は、夜間に歩行するためリスクアセスメントでは活動性が高いという評価となる。一方で、昼間は自力体位変換もできないほど活動性が低下するため、十分な除圧対策が必要になる。しかし除圧効果の高い柔らかい体圧分散寝具の使用は夜間の徘徊時に転倒する危険性があり、「除圧」と「転倒防止」のどちらにフォーカスをあてるべきか迷うことも多い。

⇒ 基本的には、昼間の活動性が低下した状態に適した体圧分散寝具を準備するが、夜間活動性が上がった際の転倒転落予防のためにもハイブリッドタイプの体圧分散寝具(特に、ベッドサイド座位の安定性を確保しつつ、臥位時の除圧効果が高いもの)を導入することが望ましい。

身体抑制による医療関連機器圧迫創傷の予防

徘徊などのため、治療環境において患者は治療の名のもとに薬剤による抑制(ドラッグロック)で活動性を落とす場合もある。また、治療の優先や安全確保名目での身体抑制(フィジカルロック)は医療関連機器圧迫創傷の原因となる。

⇒ 専門家による適切な薬剤管理が必要。身体抑制は原則、違法行為であり、してはならないが、安全上やむをえない場合は、その旨を患者・家族に説明した上で予防的スキンケア(フィルム材や圧迫・摩擦のリスクを減らす下巻き等)と併せてポジショニングを行う。

得手体位に戻ってしまう

認知症患者の場合、ポジショニングを行っても自分の得手体位に戻ってしまい、除圧が十分できないことがある。

⇒ 骨突出部に予防的スキンケア(フィルム材の貼付や保湿ケア)を行うと同時に適切な体圧分散寝具を導入する。また、30度側臥位が患者にとって安楽な体位とならないケースもあるため、患者一人ひとりに合った安楽なポジションを見つけることが大切である(大きなポジショニングピローを使って身体を広く支持したり、柔らかい素材のピローを用いて触感を心地よくするなど)。

---

*BPSD(認知症の行動・心理症状)
認知症では記憶障害や見当識障害などの中核症状に加えて、幻覚・妄想や徘徊などの周辺症状が出現することが多い。その周辺症状がBPSDといわれる。

Chapter 05 がん性疼痛

痛みを感じるしくみとがん性疼痛

痛みの多くは侵害受容性疼痛であり、痛みの発生機序は主に以下の3段階のプロセスによる。

| 1 組織に侵害刺激（組織を実質的に侵害する、あるいは傷つける可能性がある刺激）が加わる、または組織に損傷や炎症が生じる | → | 2 侵害受容器が興奮し、刺激のエネルギーが電気信号に変換される | → | 3 末梢神経（Aδ線維、C線維）に痛みの情報が伝わり、痛みを感じる |

これらのプロセスによって起こる痛みとは、つらく耐え難いというマイナス面だけではない。身体の痛みを感じることによって、私たちは身体の損傷や異常に気づくことができるという利点もある。

しかし、がん性疼痛にはこのような利点はなく、つらく苦しいだけの痛みである。

がん性疼痛の原因とその影響

がん性疼痛の原因として、以下の4つがあげられている[1]。

1. がん自体が原因となった痛み

がん組織の増大による浸潤や転移によって起こる痛みである。消化器がんでは腫瘍が消化管を塞ぐために腹痛等が生じる。また、骨膜にはAδ線維、骨髄にはC線維が多く存在しているため、骨転移によって骨膜や骨髄にがん組織が浸潤すると、強い痛みが引き起こされる。加えて、骨溶解による病的骨折等が生じた場合には、さらなる疼痛の増大をまねくことになる。

2. がんに関連した痛み

食事摂取不良等によるやせやるい痩は、褥瘡を引き起こし、これが痛みの原因となることが

ある。また、倦怠感による長時間の臥床は、関節拘縮の誘因となるため、体動時に痛みを感じることがある。

3. がん治療に関連した痛み

化学療法の副作用で起こる口内炎、放射線療法による有害事象などがある。放射線療法では、皮膚炎や粘膜炎に加え、消化管の穿孔などが生じることもある。

4. がん以外の疾患による痛み

関節リウマチや膝関節痛、帯状疱疹など、がんとは直接、関連のない疾患、あるいはがんのときにかかりやすい疾患に起因する痛みがあげられる。

がん性疼痛は、慢性的に続く強い痛みである。骨転移など体動によって痛みが増強する場合は、活動量の低下や長時間の同一体位をまねく原因となる。特に安楽な体位の維持は、仙骨等の一定部位を圧迫し続ける可能性がある。また、やせによる栄養不良や、化学療法・放射線療法等による皮膚の炎症はさまざまな皮膚機能の低下をまねく要因となる。

このようにがん性疼痛によって起こるさまざまな二次的な問題は、褥瘡発生のハイリスクとなりやすい。

がん性疼痛のある場合のポジショニング

がん性疼痛の症状は、患者個々によって大きく異なる。持続的な痛みもあれば、突発的あるいは間欠的など、痛みの出現の仕方はさまざまである。また、痛みが出現することを嫌い、あるいは痛みを抑えるために同一体位をとり続けざるを得ないこともある。したがって、痛みの種類、痛みと体位との関係等をしっかりアセスメントし、適切なポジショニングを行うことが重要になる。

痛みの種類に応じたポジショニングの実施

腫瘍がある場合、内臓痛が増強する場合がある。腫瘍部位の反対側に向くときなど、ねじれるような痛みが生じ、痛みの緩和のために体位が固定するときがある。このような場合には、仰臥位から側臥位などの大きな体位の変換を行わず、エアマットレスの圧切り替え機能により部分圧迫の回避を図る。エアマットレスにも単独セルから2層・3層構造まで種類があるので、状況に応じて使い分ける（**図1**）。

骨転移がある場合は、ちょっとした身体の動きから痛みが増強するとともに、体位変換を行っ

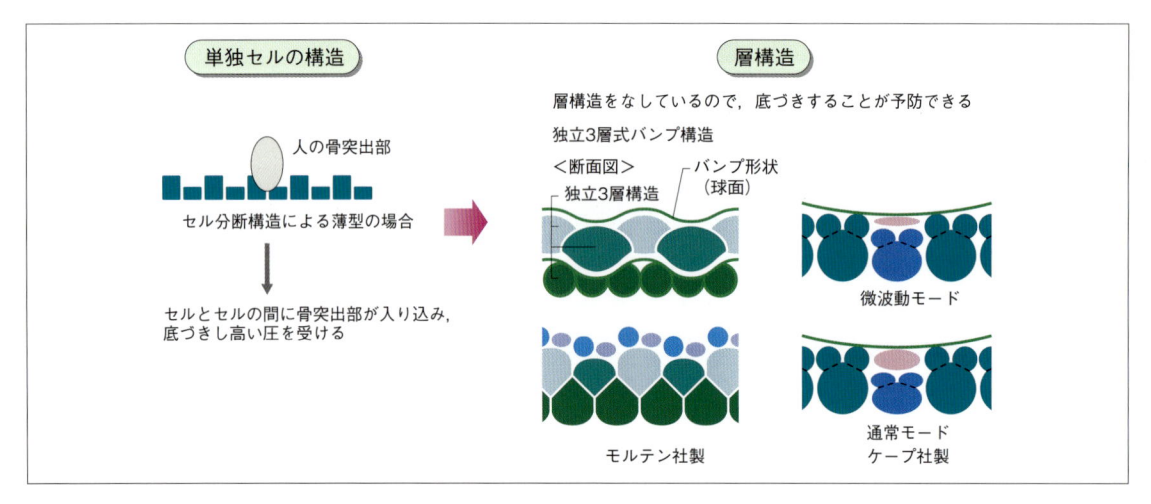

図1 エアマットレスにおけるセル構造の比較
（祖父江正代ほか編：がん患者の褥瘡ケア．日本看護協会出版会；2009．p.265．）

たことで骨折等の合併症をまねく可能性がある。そこで、患者の身体を強く持ったり、勢いよく体位変換を行わないなどの細かな配慮が重要になる。また、体軸のねじれを起こさないよう、体位変換を行う際は2人以上で行う。

　同一部位への部分圧迫を回避する目的からエアマットレスが選択されるが、沈み込みが大きいマットレスは、体軸のゆがみ、あるいは自力体位変換の妨げなどを引き起こすため、2層・3層構造のマットレスを選択するのがよい。

　神経障害性疼痛がある場合、身体に少し触れただけでも激痛が生じるため、エアマットレスのセルの交換構造を考慮した選択が重要になる。エアマットレスの波動により痛みを感じる場合もあるので、2層・3層式で上層セルが細い構造のものの選択や、上層セルの圧調整の検討が必要になる。場合によっては、体位変換機能をもたせつつ、直接身体には波動が伝わらない方法として、エアマットレスの上に薄型の静止型マットレスを乗せる方法も検討する。

　痛みは、主観的なものであるため、個々の患者の痛みが軽減でき、かつ部分圧迫の回避をめざしたポジショニングを行う。

身体への刺激を少なくするポジショニング

　エアマットレス以外に、身体への刺激が少なく、同一体位が続くことによる弊害を改善するためには、昨今開発された「体位変換付きエアマットレス（オスカー®、モルテン）」（**図2**）が有効であると考える。このマットレスは、身体4か所に背上げ・背下げ機能（ポジショニングセル）が分かれており、それぞれが連動して動く。それにより、従来の無理に身体を動かされている感覚や、滑ることにより生じる恐怖感などが大きく改善された。

　がん性疼痛のある患者は、身の置きどころのない痛みにさいなまれる。さらに倦怠感なども

加わり、なかなか患者自身が思う、願う、体位変換を行えない状況にある。このマットレスでは、このような状況を改善する効果が期待できる。

さらに、がん患者の場合には、悪液質などで栄養状態が悪化し、脆弱化した皮膚への刺激も避けたい。このマットレスでは、ずれ力による弊害も最小に抑えることができる（**図3**）。

マットレスの使用以外には、ポジショニンググローブを使用して、定期的に圧がかかる部位へ介入を図ることも有効と考える。人による介入といった精神的安堵感や癒され感がもたらされるほか、臥床による蒸れや圧迫、ずれ力の解消も期待できる。

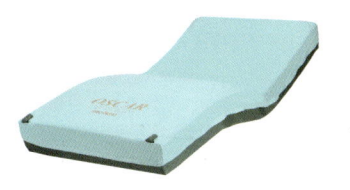

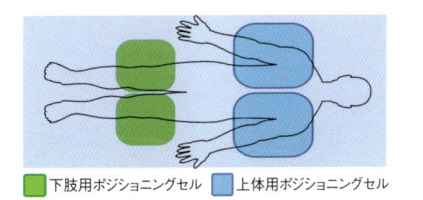

図2　体位変換付きエアマットレス（オスカー®）
4つのポジショニングセルで体位変換を行う。下肢用ポジショニングセルがひざを曲げながらひざ部から大腿部を傾け、上体用ポジショニングセルが腰部から肩部を傾ける。

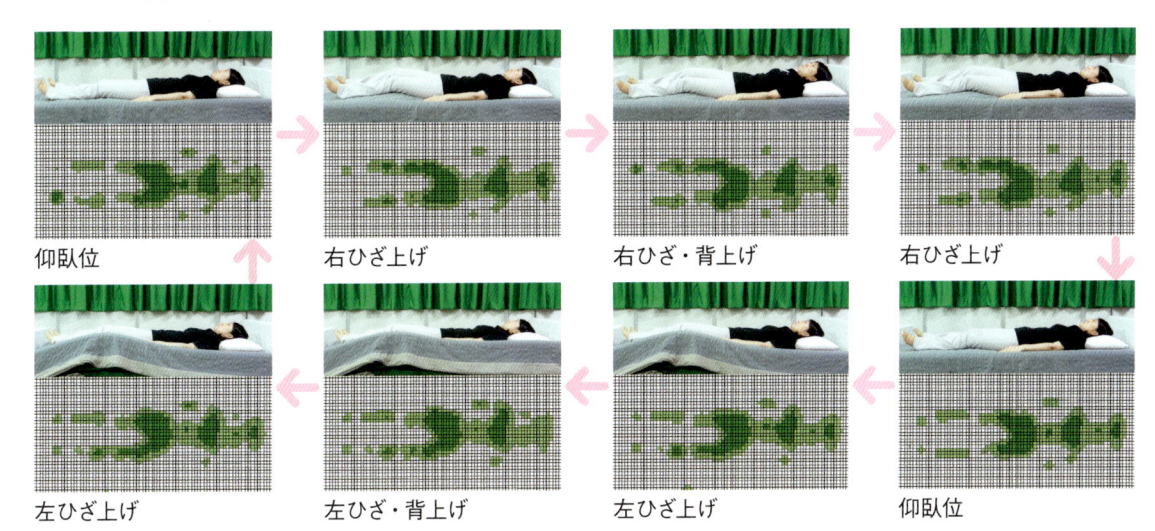

仰臥位 → 右ひざ上げ → 右ひざ・背上げ → 右ひざ上げ
左ひざ上げ ← 左ひざ・背上げ ← 左ひざ上げ ← 仰臥位

図3　体位変換付きエアマットレス（オスカー®）の稼動と体圧変化の状態
測定器：ABW社製エルゴチェック、被験者データ 49kg、156cm、BMI値20.1。4つの部位が稼動した際に生じる体圧の変化を測定。各部位で大きな変化が生じていないことから、ずれ力も発生していないことが判断できる。

> **Point**
> ● 体軸のねじれを生じさせず、優しい体位変換を行う
> ● 身体への刺激が少ないポジショニングを行う

文献
1) 世界保健機構編, 武田文和訳：がんの痛みからの解放 WHO方式がん疼痛治療法, 第2版. 金原出版；1996. p.6.

Chapter 05
CASE 1 認知症があり、がん性疼痛に配慮したケース

Main Factor がん性疼痛
Sub Factor 浮腫
➡ P.022 参照

ケース紹介

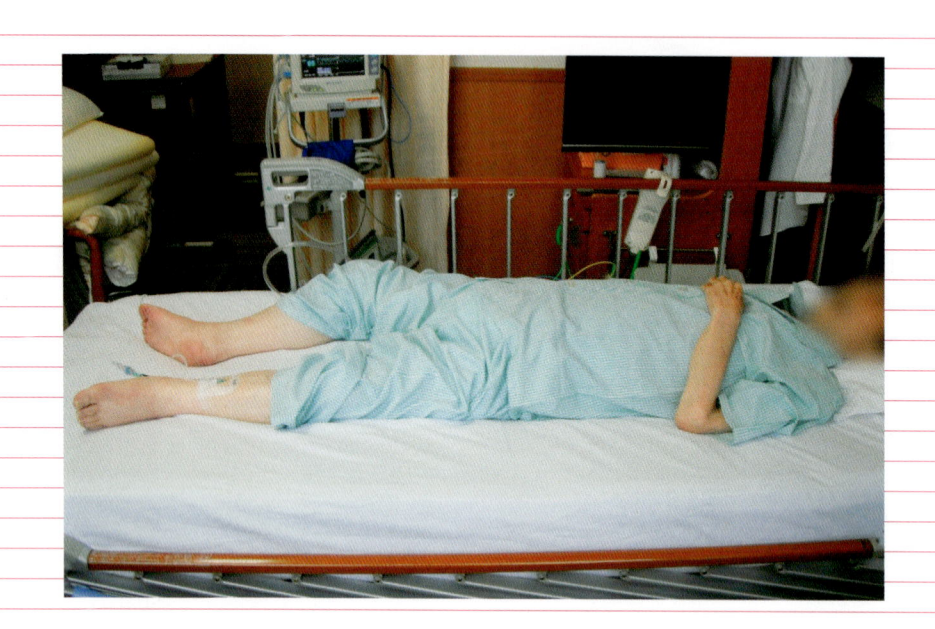

患者情報

70歳代、男性。157cm、54.5kg（BMI 22.1）。Alb 2.0g/dL、Hb 11.2g/dL、CRP 4.5mg/dL。胆管がん、アルツハイマー病で意思疎通困難。意識レベルJCS Ⅲ-100。病状は終末期で腹膜播腫による腹水貯留があり、体幹から両下肢にかけての浮腫が著明で、貧血、低栄養状態が持続している。がん性疼痛はロピオン®により苦痛様顔貌もなくコントロールできていた。ただし、意思疎通困難なため、注意深いポジショニングを要した。ADLは筋力低下もあり自力体動困難、排泄機能低下による尿便失禁があり、膀胱留置カテーテルと紙おむつを使用していた。

入院6日目に上部消化管出血を起こし、絶食、補液管理となった。徐々に腎不全傾向となり、入院後18日目にBUN 89.8mg/dLで利尿剤を使用するが効果はなく、浮腫が継続していた。入院後25日目、全身状態悪化により死亡。褥瘡発生はなかった。体圧分散寝具は入院時より高機能エアマットのアドバン®をソフトモードで使用し、2時間おきの体位変換を行った。また、便失禁時のたびに清拭や微温湯による陰部洗浄を実施し、スキントラブルはなかった。

アセスメントのポイント

問題点とコメント

問題点	コメント
体幹から下肢にかけての浮腫が著明にみられ、皮膚損傷リスクが高い。	胆管がん終末期、腎不全による循環不全、代謝不全に伴う腹水の貯留および活動性低下と下肢循環障害、低栄養による浮腫等が、ポジショニングの仕方に影響を与える。
看護者による効果的なポジショニングが困難。	適切な用具や知識の不足、アルツハイマーによる理解力困難により適切なポジショニングに困難をきたしている。

望ましいケアと留意点

①浮腫へのケア

　全身の浮腫により皮膚損傷リスク状態にある。外的刺激により損傷をきたしやすい。そのため、スキンケアやポジショニングなどで直接患者の皮膚に触れる際は、ずれや摩擦を与えないように考慮し、愛護的なケアを行うほか、体幹や下肢の浮腫による苦痛の緩和を図ることが望ましい。

　浮腫のある皮膚は皮膚表面の緊張度が高く、物理的な刺激に対する抵抗力が低下しているため、表皮剥離など皮膚欠損を起こしやすいことを念頭におき、ずれ等皮膚へ直接外力が生じないよう留意しなくてはならない。

②ポジショニング

　ポジショニングピローを効果的に活用した体位変換を行い、患者の苦痛を最小限に抑えることをめざす。

　体位変換時の苦痛や血圧変動リスクを軽減させるため、高機能エアマットレスはソフトモードとし、ピローを活用して下肢の挙上や30度側臥位をキープする。患者の嗜好や呼吸状態、酸素飽和度、血圧変動に留意して側臥位角度の調整に注意を要する。

ポジショニングの検討

下肢

これまでのポジショニング

小さなポジショニングピローで膝下から足関節までを軽く挙上している。下肢の重みが下腿に集中しており、循環障害が助長されやすい。また、両足部が完全に外旋している。

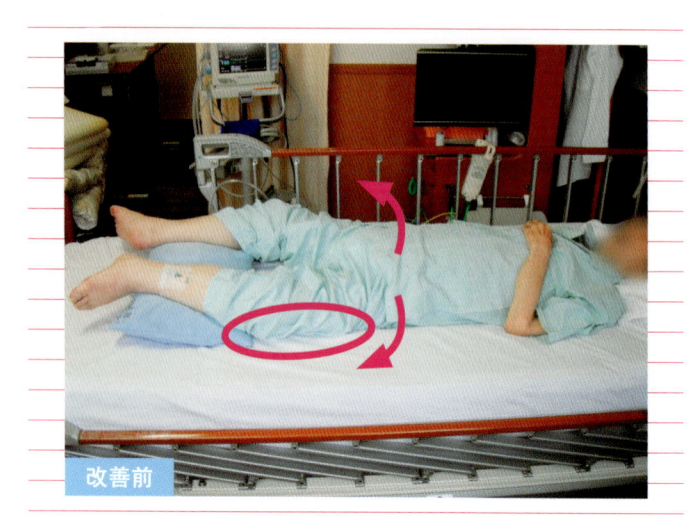

改善前

改善後のポジショニング

ピロー（Ⓐ Ⓑ）を2段重ねにし、高さを確保するとともに大腿部から足関節までの下肢の重みを広範囲に受け止めるようにした。また、足底部にもピロー（Ⓒ）を置いて尖足予防と下肢の安定を図った。

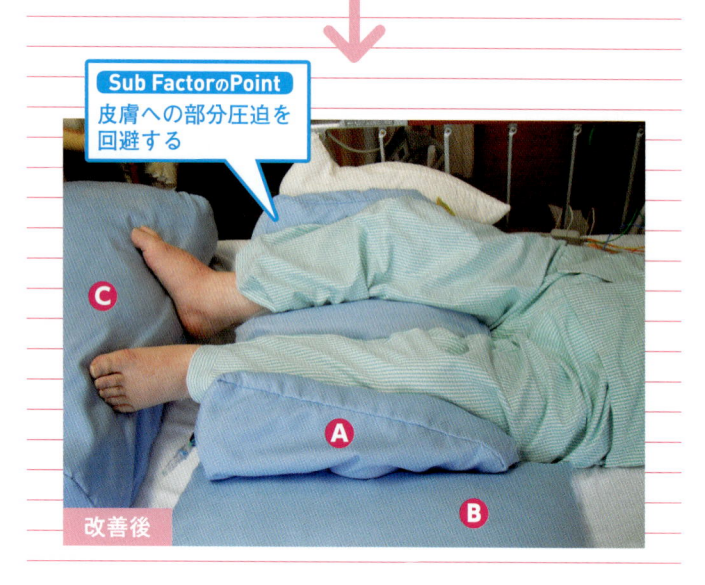

Sub FactorのPoint
皮膚への部分圧迫を回避する

改善後

まとめ

浮腫の強い下肢は重量もあるため、挙上時は下肢全体の重みを広範囲に受け止めることのできる、厚めで大きめのポジショニングピローを用いる。

また、良肢位をめざすことで、安楽な体位を支持することができ、苦痛の緩和に効果がある。苦痛の緩和をもたらすことは、がん性疼痛を意識することを防ぐことにもなる。

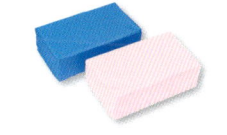

使用物品　　Ⓐ 院内備品　　Ⓑ 院内備品　　Ⓒ P.169（11）

Column

足部の保温方法

脳血管疾患による麻痺がある患者は、末梢循環障害をきたしやすい。このような場合には足尖部の冷感が著明で足背から足趾にかけ、まだらに赤紫色の色調変化や浮腫がみられたり、末梢循環不全の徴候が観察されたりする。

そこで、足部の体温を逃がさないよう、下腿全体をくるみ、保温を図ることが重要である。この場合、ウールやフリース素材など、保温性の高い素材のハイソックス（1）を用いてもよいが、浮腫もあるため、はき口のゴムによる締め付けに注意する。なお、このような症例においてはあくまで体温を逃がさないよう保温を図るのが原則であり、熱傷の原因となりやすい湯たんぽや温罨法などによる加温は行うべきではない。

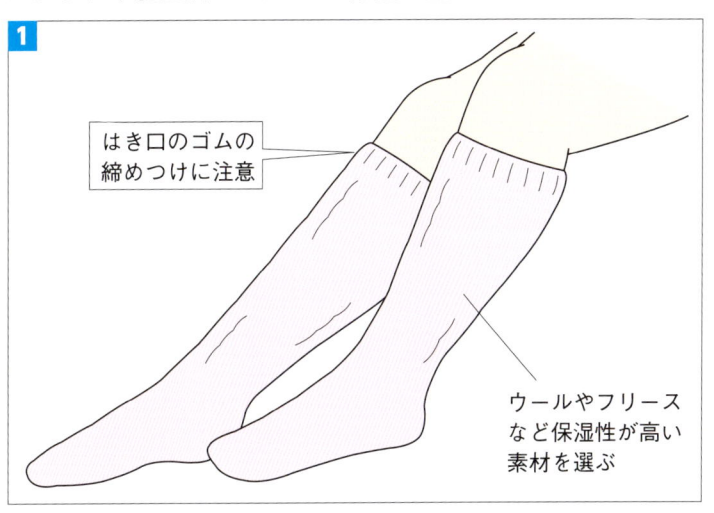

1
- はき口のゴムの締めつけに注意
- ウールやフリースなど保湿性が高い素材を選ぶ

Chapter 05 がん性疼痛

CASE 1 認知症があり、がん性疼痛に配慮したケース

Chapter 06 循環障害

循環障害とは

「循環障害」は、動脈血流障害による動脈性と、静脈還流障害による静脈性に分けられる。

動脈性では、動脈の血流不全によって末梢に十分な酸素や栄養が届けられないために細胞の機能が低下し、損傷や感染を受けやすくなる。そのため、褥瘡発生のリスクが高まるとともに創傷治癒が遅延する[1]。

静脈性は、立位歩行による血行動態の特異性や、身体の中心部より四肢側の体温が低いことなどにより生じる。下腿に循環障害を起こしやすく、血流の逆流を防ぐ弁が弁不全を起こして静脈瘤を生じる。さらに血液の血管外漏出が起こり、うっ滞性皮膚炎から潰瘍となる[2]。

表1　褥瘡と動脈性潰瘍、静脈性潰瘍の特徴

		褥瘡	動脈性潰瘍	静脈性潰瘍
潰瘍の特徴	部位	骨突出部	遠位	膝下から踝
	大きさ	さまざま	小さい	大きい
	形	一般的に円	円	不整形
	創縁	さまざま	なめらか	不整形
	深さ	さまざま	浅い	浅い
	色	さまざま	白っぽい	赤い
	疼痛	時にあり	あり	時にあり
	滲出液	さまざま	少ない	多い
	周囲皮膚	さまざま	炎症反応に乏しい	浮腫・茶褐色
治療・ケアの基本		除圧 血流低下を伴う場合、デブリードマンは最小限にする	血流改善（薬物療法、血管内治療、手術など） デブリードマンは最小限にする	圧迫療法 血流低下を伴う場合は圧迫療法について考慮が必要

（大江真琴ほか：足の褥瘡の見極めとケア方法．宮地良樹ほか編：褥瘡治療・ケアトータルガイド．照林社；2009．p.226．）

循環障害とその影響

　循環障害は、酸素・栄養の運搬に影響するために、褥瘡発生の原因になる。ただし、足・下腿に起こる褥瘡の場合は、外力による褥瘡と動静脈性潰瘍との鑑別を行わなくてはならない。褥瘡は、身体と床面が接することによって生じる外力（圧迫・ずれ）によって血管が閉塞し発生するのに対し、動静脈性潰瘍は明らかに外力とは関係せず、わずかな外傷等が契機となって発生する。褥瘡と動静脈性潰瘍の特徴は**表1**のとおりである。発生部位・形状などは微妙に異なっている。治療・ケアについてはまったく異なるので、留意が必要である。

循環障害に対するポジショニング

　循環障害がある場合、下肢の褥瘡発生が多い。そこで、下肢にかかる外力を調整できるポジショニングが必要となる。なぜなら臥床中においても外転や拘縮・変形等が起こりやすく、外力を受けやすい状況にいたるからである。特に、接触面積が最小となる踵部への注意が重要となる。

　まず、体圧分散状態を良好にするために、下肢全体が支持される柔らかなポジショニングピロー（クッション）等を使用し、下肢全体の血流の循環障害が起こらないようにする。このとき、下肢を挙上しすぎると下肢末端への血流量が低下するため、柔らかく、かつ薄いピロー（クッション）の使用を基本とする（**図1**）。

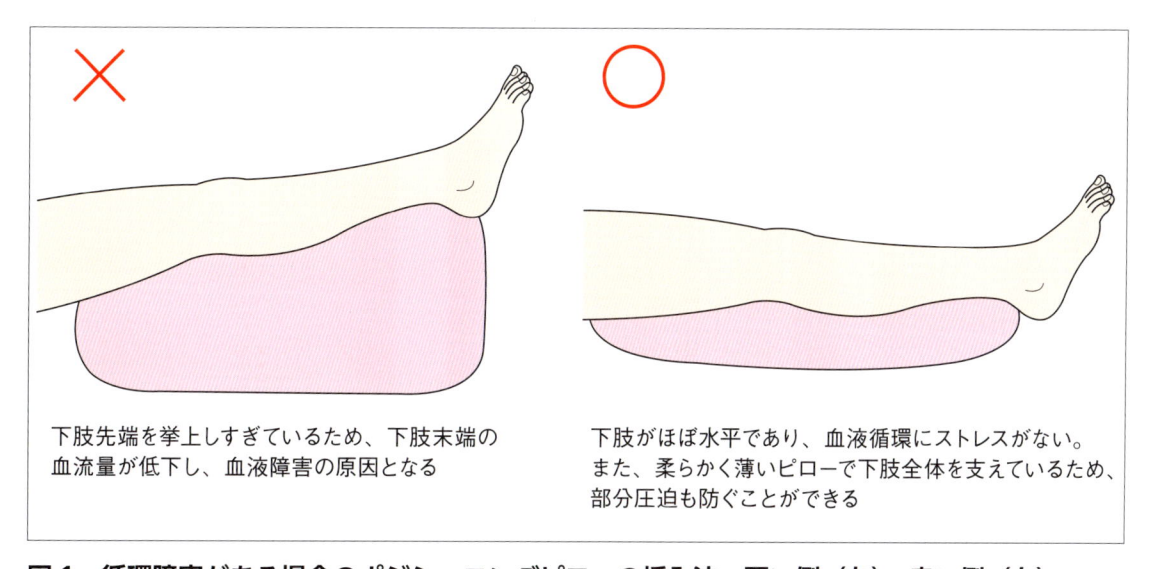

✕	○
下肢先端を挙上しすぎているため、下肢末端の血流量が低下し、血液障害の原因となる	下肢がほぼ水平であり、血液循環にストレスがない。また、柔らかく薄いピローで下肢全体を支えているため、部分圧迫も防ぐことができる

図1　循環障害がある場合のポジショニングピローの挿入法　悪い例（左）、良い例（右）

場合によっては、膝窩動脈の圧迫を防ぐために膝下部に隙間ができるようにピローを使用する必要がある（**図2**）。
　踵部を浮かすことが重要と考えて円座が使用される場合もあるが、踵部が床面に接地しなくても円座に接する部位が圧迫され、かえって踵部への血流遮断・虚血となるので、使用すべきではない（**図3**）。

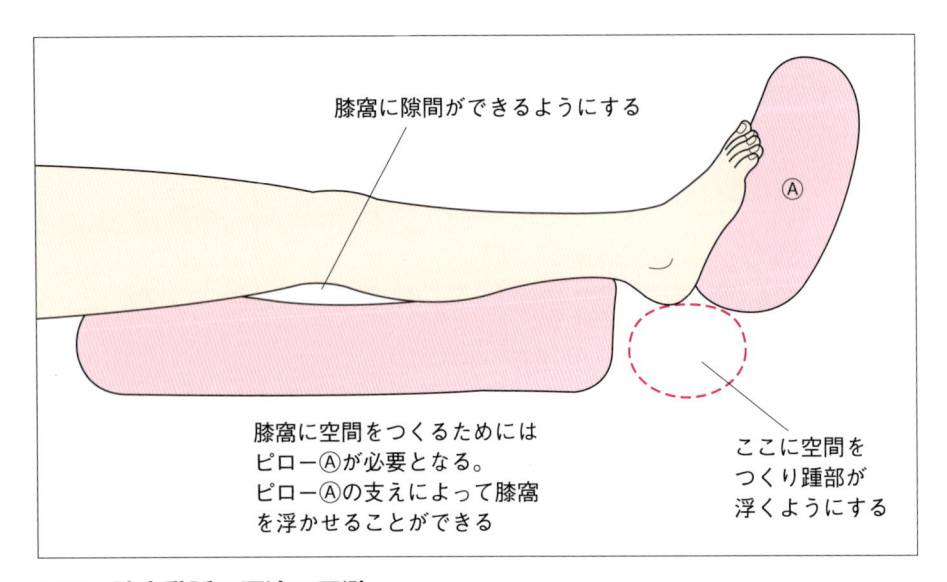

図2　膝窩動脈の圧迫の回避

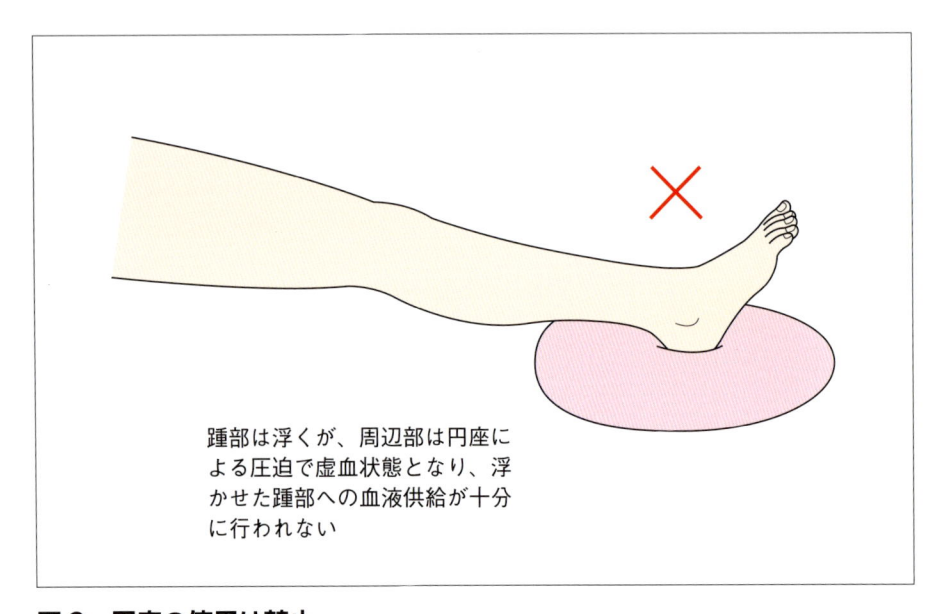

図3　円座の使用は禁止

下肢拘縮がある場合、踵部を浮かすことが難しい場合が少なくないが、可能なかぎり拘縮位が自然な肢位に改善されるようピローを使用する。このとき、大きいピローを使用して両下肢へのアプローチを行おうとせず、左右の下肢各々にアプローチを行う。下肢の重なりは、骨盤の歪み（ひねり）を調整することで改善できるので、腰から下肢へのピローの使用を検討する（**図4**）。

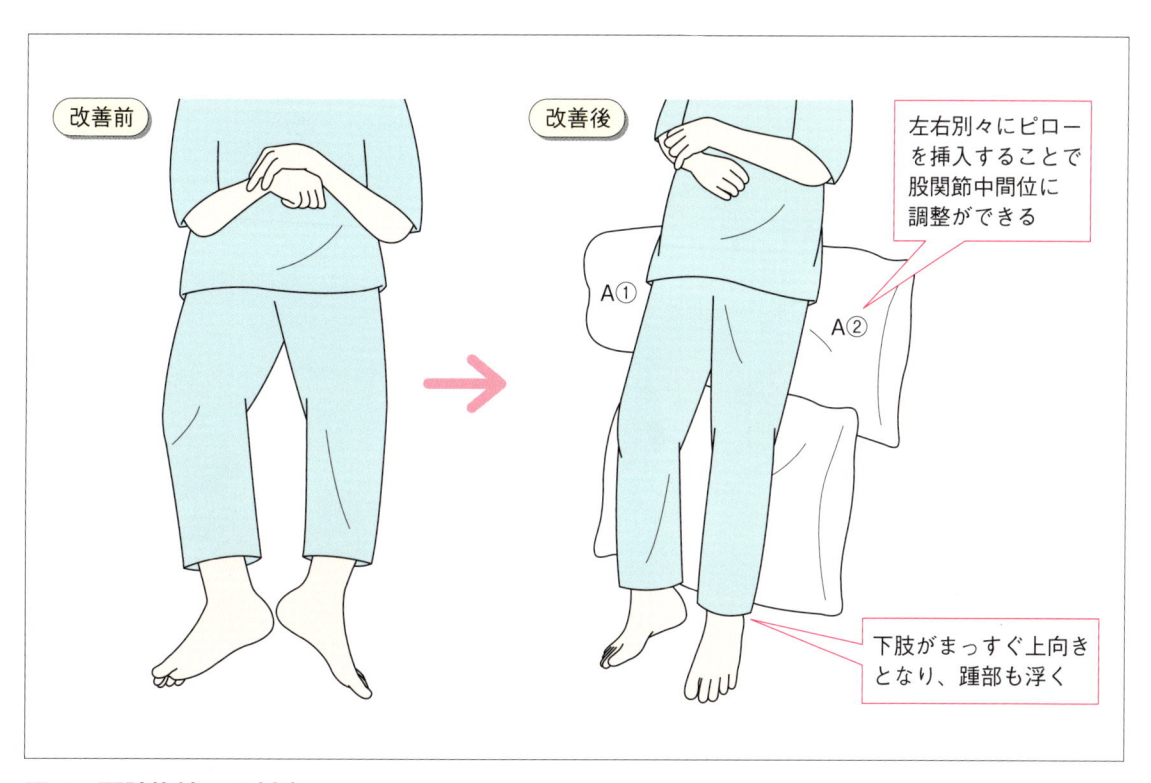

図4　下肢拘縮への対応

（改善前）

（改善後）

- 左右別々にピローを挿入することで股関節中間位に調整ができる
- 下肢がまっすぐ上向きとなり、踵部も浮く

Point

- 下肢全体は、柔らかく、薄いポジショニングピローで支える
- 円座を使用しない
- 下肢に拘縮がある場合、左右別々に介入する

文献

1) 日本褥瘡学会編：平成18年度（2006年度）診療報酬改定　褥瘡関連項目に関する指針．日本褥瘡学会 2006. 42.
2) 立花隆夫：「静脈性」足・下腿潰瘍の治療とケア．エキスパートナース 2005；21（3）：32.

Chapter 06
CASE 1

循環障害があり、脱水・低栄養状態で入院したケース

Main Factor
循環障害

Sub Factor
やせ、円背
→ P.010、040 参照

ケース紹介

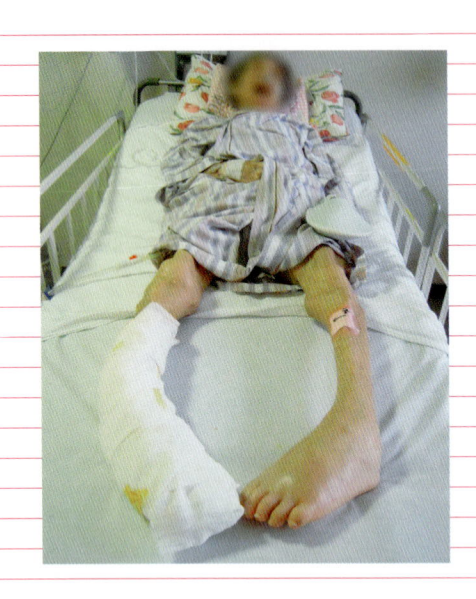

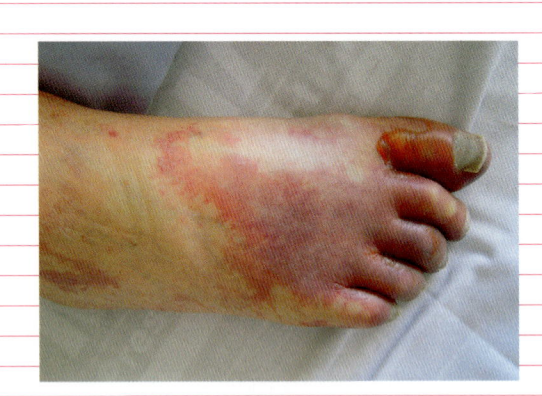

患者情報

90歳代、女性。身長145cm、体重38kg（BMI 18.0）。

鉄欠乏性貧血、食欲不振、低栄養、胸腹水貯留、認知症。日常生活自立度C-2、基本的動作はベッド上、椅子上ともにできない。病的骨突出、栄養状態の低下、皮膚の湿潤、浮腫がみられた。関節拘縮はなし。

脱水・低栄養状態で療養型病院より転院となった。入院当初より、右下肢先端のチアノーゼを認め、数日で水疱を形成し、血流障害を認めた。

自力で下肢の挙上はできないが引きずるようにして屈伸運動は可能である。円背もあるため、仰臥位はとれない。

認知症があり、下肢の良肢位を整えても、下肢を引きずるようにして自分でずらしてしまう。また、患肢を下にしたポジションの際、健側の足で水疱形成部を含む患部をこする動きがみられた。健側を下にしたときには、内旋している患肢の内側がベッドに触れ、圧迫・摩擦のリスクが高くなる。

体圧分散寝具は車椅子への移動を目標としていたため、厚手静止型マットレスのマキシーフロート®を使用した。

アセスメントのポイント

問題点とコメント

問題点	コメント
血流障害による冷感・皮膚の脆弱・水疱を形成。今後、壊死に陥る可能性がある。	循環障害により、圧迫や摩擦など軽度の機械的刺激で容易に表皮剥離や褥瘡などスキントラブルを起こすため、移動やポジショニングの際には細心の注意が必要である。知覚障害も考えられ、圧迫などに気づかない可能性がある。
筋力低下による内旋位と、本人が体動の際に下肢を引きずる可能性がある。	血流障害のある患側は内旋位になっている。また、認知症もあり、本人が良肢位を保持できず、（下肢の）体動を行った際に、患肢の挙上ができず、摩擦がかかる可能性が高い。
健肢との重なりなどによるスキントラブル発生のハイリスク状態。	下肢間にポジショニングピローを入れたポジショニングにより両下肢が重ならないようにしたが、患部がベッド床に接触し、圧分散が行えない。また、ピローによる下肢の支えが不十分なため、良肢位が保持できず、自然にずれてしまう。

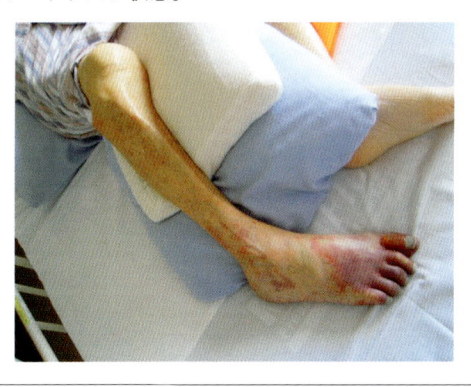

望ましいケアと留意点

　血流障害によるスキントラブル発生部位を保護するために、下肢どうしの接触・重なりを避ける必要がある。上記写真のように両下肢間にピローを挟むと、下肢どうしの重なりはなくなるが、ピローのずれなどにより、患肢が直接ベッドに接触してしまう。

　そこで、下肢全体を支える状態で良肢位を保持する必要がある。特に患肢が下になっている場合のポジショニングでは、ベッドとの接触を避け、摩擦などからも保護することが求められる。局所の保護も必要だが、本ケースのような皮膚の状態の場合、粘着性の創傷被覆材では剥離時に表皮剥離を起こす可能性が高いので、非粘着性の被覆材で皮膚を保護し、弾性包帯を緩く巻いて機械的刺激が直接皮膚に影響を及ぼさないよう保護した。そのうえで下肢全体を軽度挙上し、全体を支える大きさのピローの使用を検討した。

Chapter 06 循環障害 CASE 1 循環障害があり、脱水・低栄養状態で入院したケース

ポジショニングの検討

下肢

ポジショニング前

下肢は足関節部から内旋位であり、ベッドに接触している。両下肢の間にポジショニングピローを挟んでも、下肢の支えがないために徐々にずれてしまう（前頁参照）。

ポジショニング後

下肢を挙上し、軽度の屈曲位にすることで、安楽な体位を考慮した。また、下肢に接するピローは、大きな波型のピロー（Ⓐ）1つとし、高さをつけるためにこのピローの下に小さめのピロー（Ⓑ）を敷き込むことで、部分圧の軽減を図った。また、このピローは、波の線（縫い目のライン）に沿って両下肢を入れ、中心部を挙上することで、下肢にピローがフィットし下肢を包み込むように支えることができる。また本ケースのように両下肢の接触を避けたい場合もピローの厚みがその役目を果たす。

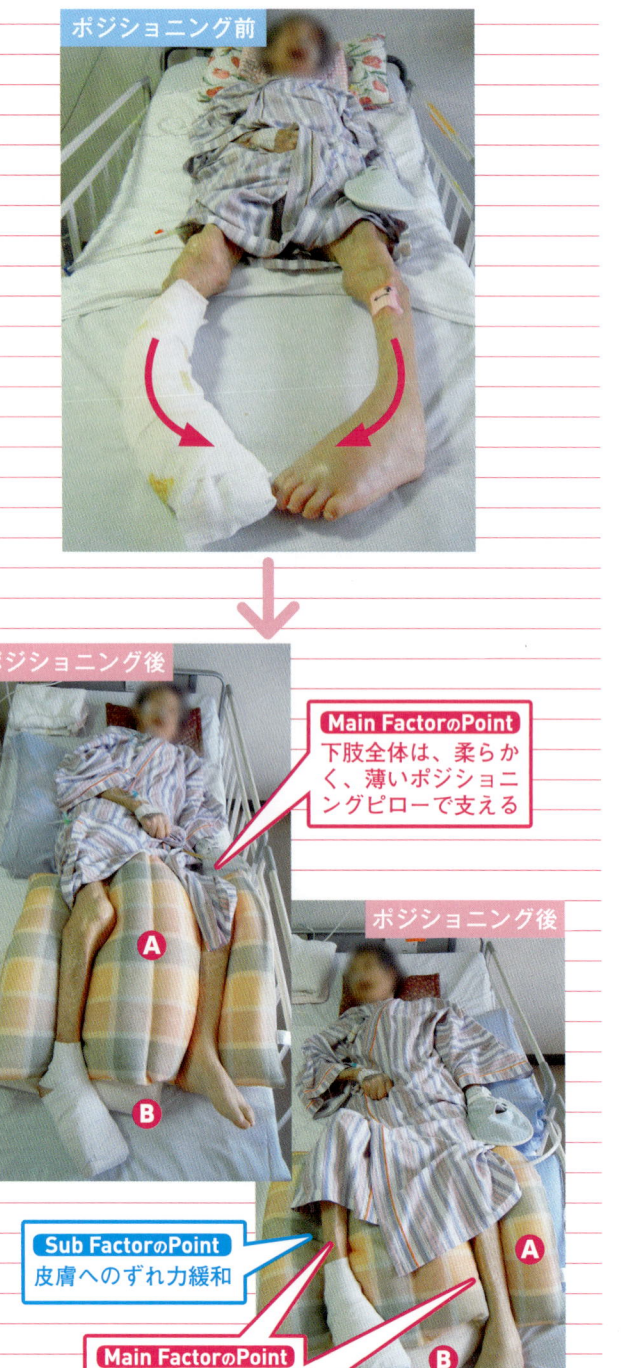

Main FactorのPoint
下肢全体は、柔らかく、薄いポジショニングピローで支える

Sub FactorのPoint
皮膚へのずれ力緩和

Main FactorのPoint
下肢に拘縮がある場合、左右別々に介入する

まとめ

　血流障害のある下肢の先端部の皮膚は脆弱で、摩擦や圧迫など軽度の機械的刺激で容易に創傷を作り、感染などのリスクも高い。できるかぎり機械的刺激を避け、保護する必要がある。特に血流障害による知覚麻痺や、高齢に伴う筋力低下があり、下肢の支えがない場合には、自然に良肢位がくずれ、その状態に気づかずに長時間圧迫などが生じる可能性も高い。そこで、下肢のポジショニングには、大きなピローを用いて下肢に接触する部分をなるべく広くするようにする。またピローがずれないよう、かつ高さをつけたい場合には、大きなピローの下にピローを重ねる方法を用いるとよい。今回使用した波形のピローでは、下肢の屈曲などにも対応でき、広く下肢を支えられた。

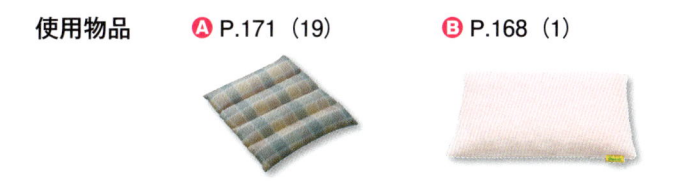

使用物品　　Ⓐ P.171（19）　　Ⓑ P.168（1）

Column

褥瘡ケア用品、正しく使っていますか？

　褥瘡ケア用品は、毎年さまざまな工夫がなされた製品が数多く発売されている。医療機関においても施設・在宅においてもそれらを用いて褥瘡対策に励んでいることだろう。しかし、残念ながら、ときどき誤った使い方をしているのを見かけるのも事実。ここでは、著者自身がこれまでに経験した「誤った使い方」をいくつか紹介したい。

エアマットレス

　エアマットレス使用時、マットレスの上に専用のシーツではなく、「綿シーツ」をかけている場合も多い。シーツ交換の際、四隅がきれいに敷き込まれたベッドメーキングができると、とてもすがすがしい気分になるもの。しかし、エアマットレスの場合はちょっと違う。エアマットレスからは空気が出入りするためのチューブが出ている。シーツをマットの下に敷き込む際にこのチューブを巻き込むとチューブが折れ曲がり、圧を切り替えるための空気の出入りが妨げられ、適切な圧の管理ができなくなってしまう（**1**）。さらには、チューブの劣化にもつながる。エアマットレスを使用する際は、**2**のようにチューブ部分のシーツを敷き込まないようにシーツ交換をする。

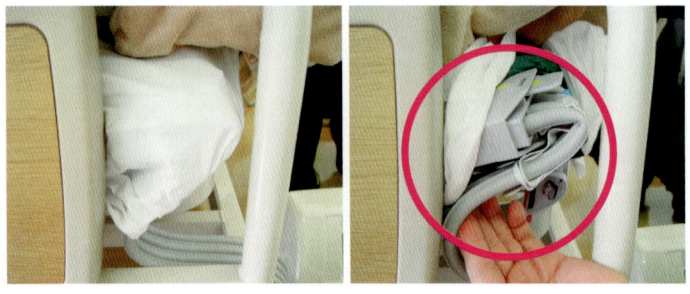

シーツをマットの下に敷き込む際にチューブが折れ曲がっている。
1 悪い例

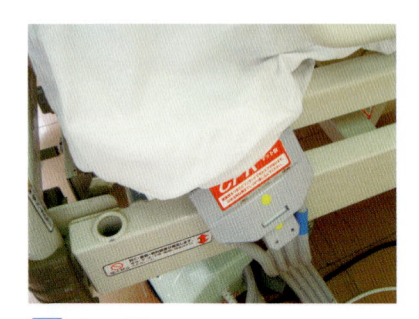

2 よい例

車椅子用クッション

　車椅子用クッションにはさまざまな種類があるが、安定性の保持や仙骨座り等を予防するために前後の向きが決められているクッションもあるので、向きを確かめて使用することが大切である（**3**）。また、クッションカバーとクッションの中身を取り違えて（前と後ろ、あるいは表と裏を間違えて）セッティングしてしまうこともある。「まさか、そんな」と思われる人も多いかもしれないが、意外によくある事例である。実際に患者に使用する前には確認を行うことが大切だ。

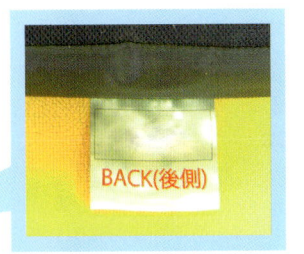

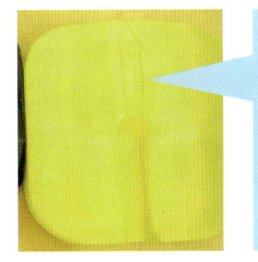

タグに向きが示されている 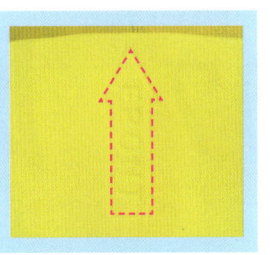　　　　　　　矢印で方向を示している

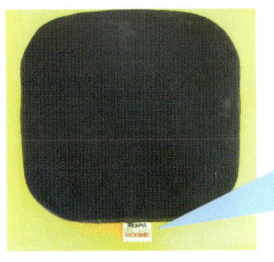

3 前後を確認する

ウレタンマットレス

　体圧分散寝具にも表裏や頭側・足側が決まっているものがある（**4**）。これは体圧分散の効果を考えて意図的にウレタンの硬さを表裏や接触する部位に応じて変えてあるもので、表と裏で寝心地が異なる場合もある。カバーやマットレスに向きや表裏が記載されているものもあるが、なかには記載がないものもあるので、自分の施設で使っているウレタンマットレスの取扱説明書をもう一度読んで確認しておくことをお勧めする。

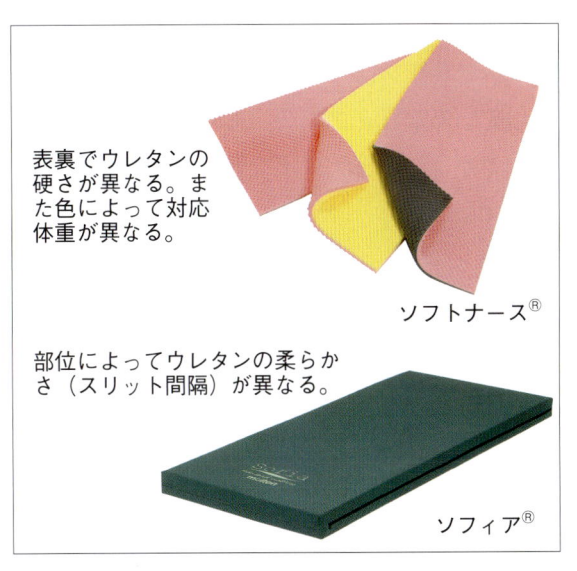

表裏でウレタンの硬さが異なる。また色によって対応体重が異なる。

ソフトナース®

部位によってウレタンの柔らかさ（スリット間隔）が異なる。

ソフィア®

4 表裏や前後の区別が必要な体圧分散寝具の例

ポジショニングピロー

　さまざまな形・材質のポジショニングピローが市販されているが、それぞれの特徴を活かすことでより効果的なポジショニングができる。たとえば、カバーの材質が表と裏で変えてあるピローでは、片面は滑りやすい材質で皮膚の摩擦抵抗を少なくしてあり、脆弱な皮膚の患者に対するずれ力の影響を少なくできる（**5**-①）。もう片面は柔らかい材質で滑りにくくしてある（**5**-②）。たとえば、ポジショニングの後、ピローが滑って患者の身体から抜け出てしまうことはないだろうか？　この場合、滑りが悪いほうをベッド面にして使用すると、抜けにくくなる。

① 滑りやすい材質（表） 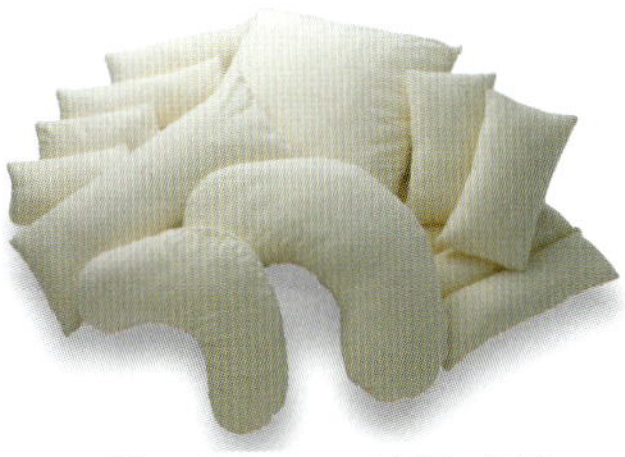　　② 柔らかい材質（裏）

アルファプラ・ウェルピー®［メッシュ］

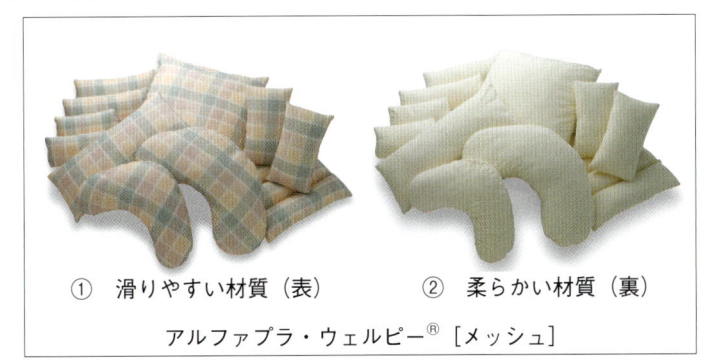

5 ポジショニングピローの表裏の材質の違いがある例

Chapter 06　循環障害

089

Chapter 07 麻痺

麻痺とは

　麻痺とは、中枢・末梢神経の障害等により、身体の一部またはすべての機能が減衰あるいは喪失した状態をいう。麻痺は大きく運動麻痺と感覚（知覚）麻痺に分けられる。麻痺は、徴候（出現している症状そのもの）であるため、治療は原因疾患に対してなされるが、ポジショニングの観点からは、原因疾患を確認することはもちろんだが、現在ある麻痺の状態に即して行うことになる。

麻痺とその影響

　片麻痺に代表されるように、運動麻痺では程度と部位（分布）による分類がある。すなわち、程度では、完全麻痺、不全麻痺、部位では、単麻痺、片麻痺などの分類である。感覚麻痺は感覚の異常であり、大きく5つに分類される（異常感覚、錯感覚、知覚過敏、知覚鈍麻、無感覚）。ただ、一般用語も含め、麻痺にはさまざまな呼称が用いられ、呼称や定義の統一や十分でないという側面もある。
　いずれにしても、麻痺のある患者は、身体のある部分の自由が利かないため、健常人において無意識に行われている微細な体位変換ができず、そのため、褥瘡等の発症リスクが高い。
　ポジショニングは、患者の健康状態の維持・改善と身体的・精神的安楽を提供するために使う技術である。まさしくポジショニングは麻痺のある患者にとって必須の介入ということがいえる。しかし、麻痺には、上述のようにさまざまなものがあり、また、具体的症状は個々の患者により異なるため、ポジショニングを行うにあたってはまず、正確で詳細なアセスメントが必要である。

麻痺のある場合のポジショニング

　前述のように、麻痺はさまざまである。ポジショニングの視点においては、原因疾患を確認したうえで、具体的症状を確認する必要がある。

　たとえば、片麻痺では、原因疾患は圧倒的に脳血管疾患が多く、感覚障害（麻痺）を合併していることが多い。感覚障害があれば、運動麻痺による身体リスクの感知も自らでは行えず、その具体的症状の確認は、自覚的所見では十分に得られないということになる。そこで、麻痺のある患者のアセスメントにおいては、現在の体位（簡易なポジショニング的な配慮がなされた場合も含む）を「正しい姿位」の前提におくのではなく、身体各部位の状態を、可能なかぎり徒手的に確認し、麻痺による可動制限、皮膚や骨突出の状態、痛みの有無等をチェックし、アセスメントする。

　麻痺のある患者に対するポジショニングの具体的方法は、本書で示す各論のすべての方法でも論じきれないほど多様である。これは麻痺という徴候の多様性と、個々の患者の症状および身体特性がマトリックス状に絡み合うことによるものである。しかしながら重要な要件は、麻痺による身体保持のアンバランスから姿勢のくずれが生じやすいので、全身を自然な位置関係に調整することである。これはどのような場合にもあてはまることである。このほか、個々の患者については各ケースを参照されたい。

Point
- 全身状態をアセスメントする
- 姿勢のくずれは良肢位を基準に調整する

Chapter 07 麻痺

Chapter 07 CASE 1
麻痺と呼吸困難があり、自発体動がほとんどないケース

Main Factor　麻痺
Sub Factor　呼吸困難、浮腫
→ P.058、022 参照

ケース紹介

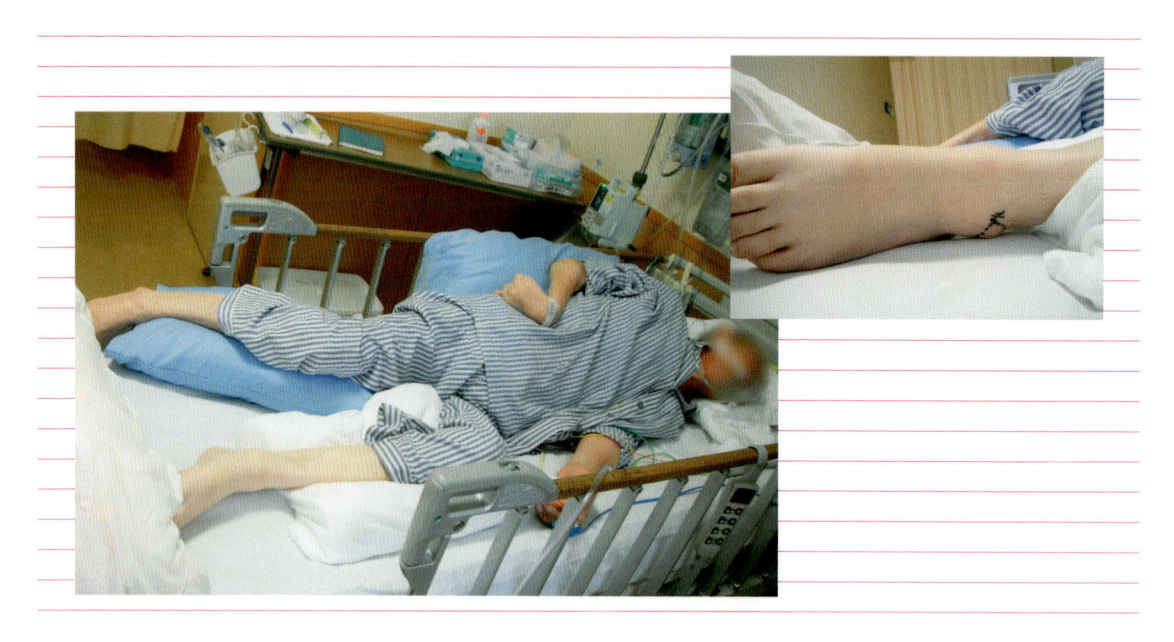

患者情報

60歳代、男性。身長173.0cm、体重52kg（BMI 17.4）。

入院時の血液データはTP 6.1g/dL、Alb 3.8g/dL、Hb 13.6g/dL、CRP 0.4mg/dL。

1992年、左脳出血にて血腫除去術施行。右半身に麻痺があり、寝たきり度C-2で施設入所中、2012年3月15日右被核出血のため入院。意識レベルJCS200、NHISSスコア27点。両下肢に浮腫と冷感があり、足先は赤紫色で末梢循環障害を認めた。呼吸状態は不安定、下顎挙上で舌根沈下状態になりやすく、自力排痰不可で体位ドレナージ、スクイージングと吸引で排痰を施行していた。体位により酸素飽和度が低下しやすかった。右半身麻痺と右上肢屈曲拘縮のため自力体動はなく、ADLは全介助の状態であった。全身るい痩が著明で、骨突出があり、食事は経管栄養（1,200kcal/日）、排泄は失禁状態で膀胱留置カテーテル管理し、紙おむつを使用。

体圧分散寝具は入院時より高機能型エアマットのアドバン®を圧切り替え、ソフトモードで使用。入院後9日目に左外踝部に直径2cm大の水疱形成を発見した。その時点の血液データはTP 6.6g/dL、Alb 3.5g/dL、Hb 16.1g/dL、CRP 3.1mg/dLであった。

アセスメントのポイント

問題点とコメント

問題点	コメント
意識障害、右麻痺があり、呼吸状態が不安定で効果的な体位変換の維持が困難。	2度の左脳出血での広範囲な脳のダメージに伴う右半身神経麻痺による舌根沈下に起因する呼吸困難、体力および筋力の低下によるポジショニング維持の困難。
左外踝部に水疱形成がある。	下肢の末梢循環不全による浮腫があり、皮膚脆弱な状況で効果的な除圧が図られず、ずれ、摩擦の外力刺激により水疱が形成したと考えられる。
るい痩および骨突出が著明であり、褥瘡多発リスクが高い。	経口摂取できないことによる栄養状態の低下に伴い、組織耐久性の低下をきたしやすく、皮膚損傷リスクが高い。

望ましいケアと留意点

①呼吸の管理
呼吸状態の安定と喀痰排出の体位ドレナージを考慮した効果的な体圧分散ケアをめざす。
排痰を促す体位ドレナージは、側臥位90度の深めのポジショニングとし、大きめのポジショニングピローで背部をしっかり支え、側臥位をキープできるようにする。体位変換時は呼吸状態、酸素飽和度変動に注意が必要である。

②水疱部のケア
水疱形成部を破疱させずに吸収・治癒を図るよう、体位変換時のポジショニングに留意し、患部の徹底的な除圧を行う。
水疱形成部はマーキングし、左側臥位で下向きになったときも外踝が浮くようにピローを挿入し、圧迫やずれの外力を与えないようにする。フィルム材などははがれた際に表皮を剥離させてしまうリスクがあるため、外力のかかりやすい部位には貼付せず、徹底的な除圧のみで吸収・治癒を図る。しかし、ずれや摩擦が起きやすい部位でも、部位によってはフィルム材を貼付して破疱を防止するなどの工夫を図る場合もある。

ポジショニングの検討

下肢

ポジショニング前

下肢が重なり合い、圧迫し合っている。ペンでマーキングした部位が水疱形成部であるが、この状態では圧分散されていない。

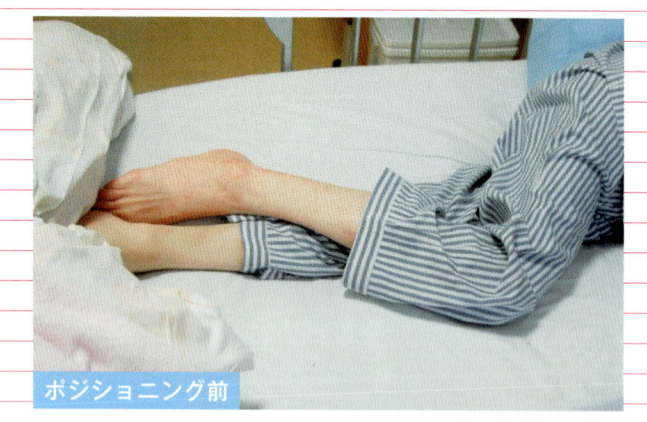

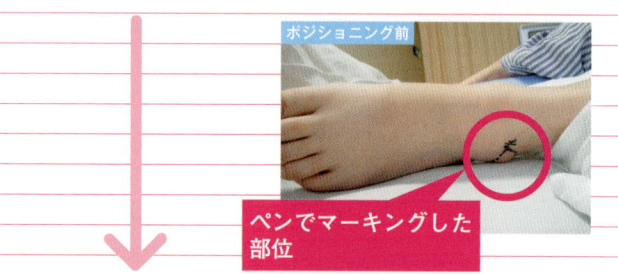

ポジショニング後

下腿には安定を図るためバスタオルの両端を内側に巻いて中央にくぼみをつけた状態でピローカバーに入れて用い（Ⓐ）、足部には沈み込みの少ないやや高反発のピロー（Ⓑ）を用いて外踝を確実に浮かせるように工夫した。
このように外踝の圧分散を図り、約2週間で水疱は破疱することなく治癒した。

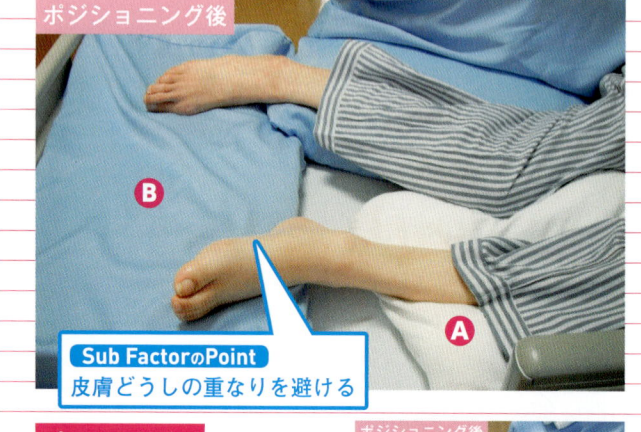

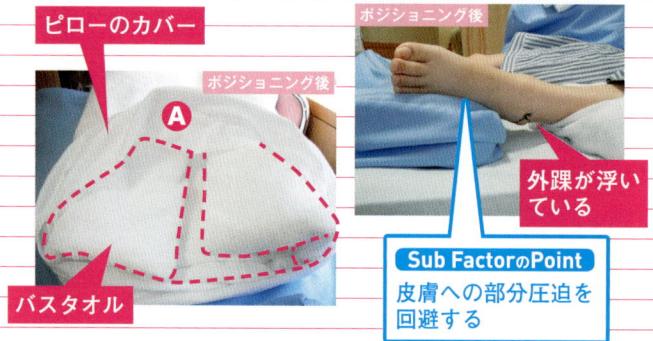

ポジショニング前

ポジショニング前
ペンでマーキングした部位

ポジショニング後

Sub FactorのPoint
皮膚どうしの重なりを避ける

ピローのカバー
ポジショニング後
Ⓐ
バスタオル

ポジショニング後
外踝が浮いている

Sub FactorのPoint
皮膚への部分圧迫を回避する

まとめ

　麻痺がある場合、患者自身による肢位調整の力が非常に限定される。そのため、その患者にとっては最良となる肢位を考慮するとともに合併している症状への対応も検討することが重要である。

　末梢循環不全を合併する場合は外力により容易に皮膚欠損や水疱を形成しやすいため、褥瘡好発部位の圧分散やずれ対策に留意する必要がある。

使用物品　　**Ⓐ** 市販のバスタオル・ピローカバー　　**Ⓑ** P.169（10）

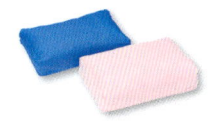

Chapter 07
CASE 2 右半身完全麻痺があり、臥床時に体動が激しいケース

Main Factor　麻痺

Sub Factor　──────

ケース紹介

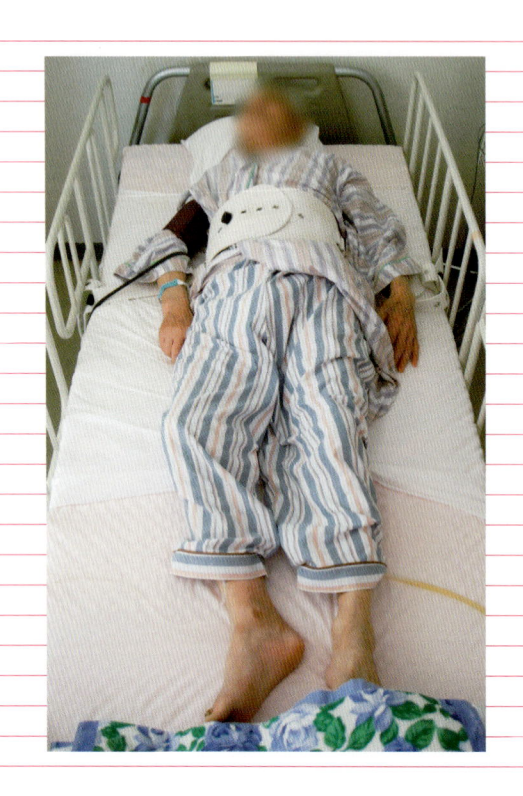

患者情報

80歳代、男性。身長170cm、体重60.0kg（BMI 20.8）。
左脳出血、高血圧、脳梗塞。
　脳出血後急性期は全身状態の管理を行った。ベッド上安静が必要であったが、疾患の影響で、臥床時は体動が激しく転落の危険性もあるため、緊急避難的に、家族の許可を得て一時的に体幹抑制を行った。
　現在は頭側挙上が可能となり、食事も開始された。右半身は完全麻痺である。急性期を脱しリハビリテーション開始となったため、端座位が安定するよう静止型の体圧分散寝具ソフトナース®を使用した。

アセスメントのポイント

問題点とコメント

問題点	コメント
仙骨部の圧迫。	体幹を抑制し上半身を固定しているため、仙骨部を起点に起き上がり動作が繰り返されることで、仙骨部に圧が集中する。ずれも生じる。 仙骨部に 97.2mmHg の圧がかかっていた（仰臥位）。
理解力低下から良肢位保持困難。	背部に薄いクッションを挿入していたが、体動が激しく、また、みずから左手でクッションをはずしてしまう。
踵部・右肩部にずれが生じる。	体動が激しいが右半身麻痺があるため、体を動かす際に右半身をひきずる。
体幹のねじれ。	左下肢は膝立て、腰上げが可能であるが、体幹が抑制されているため、動作時に体幹をねじることになる。

望ましいケアと留意点

　仙骨部にかかる圧が高く、圧分散効果の高い体圧分散寝具の変更が必要であった。しかし、本ケースは車椅子移動が許可され、移動時、マットレスの高さが高いと転倒の危険性があり、ベッド端座位時の安定性を重視したことから、やむをえずマットレスの変更は行わなかった。
　側臥位にする際には麻痺側、健側のどちらが上になるかで、ポジショニングの留意点が変わる。
　右側臥位時では、体動が激しいため、小さいポジショニングピローだとはずれてしまう。体動や自身によるピローの移動を防ぐためにも、広く身体を支えることができるポジショニングを行うことが必要である。
　左側臥位時の場合、右下肢は麻痺があり、股関節がやや外旋傾向である。下肢の外転を予防する必要がある。右上肢も脱力があるため、肩関節が外転しないように保つ必要がある。
　本ケースでは、仙骨部の部分圧迫が回避でき、30度側臥位のバリエーションも取り入れたポジショニングを目標にした。

ポジショニングの検討

右側臥位

ポジショニング前

背部の一部を支える薄いクッションが挿入されていたが、左手ではずしてしまい、常に仰臥位をとっている。効果的な圧分散ができていない。

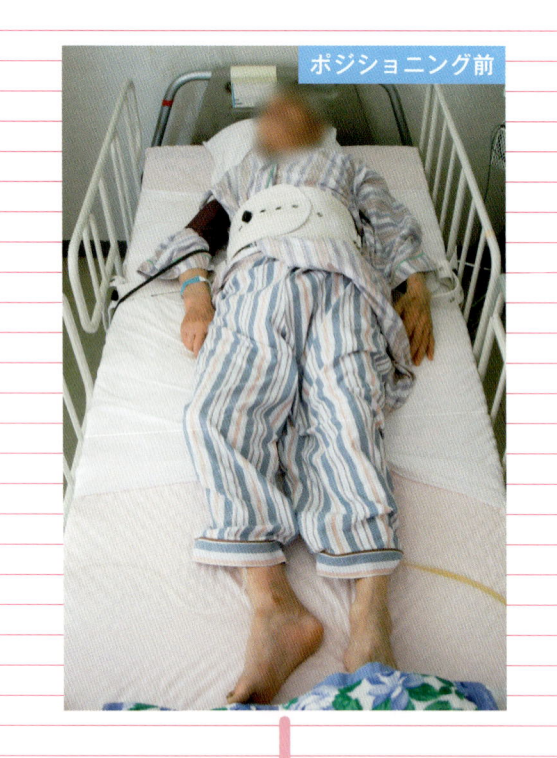

ポジショニング後

支持面の広さ、厚みなどを考慮しポジショニングピローを選択した。

左手が動き体動があるため、30度側臥位が保てるように、肩関節から股関節まで広い面で支持できるピロー（Ⓐ）を脊柱近くまで深く挿入し、面で圧分散できるようにする。

下肢の動作を考慮し、ずれない重みと厚みのあるピロー（Ⓑ）を選択する。

大腿後面全体を支えるように挿入する。

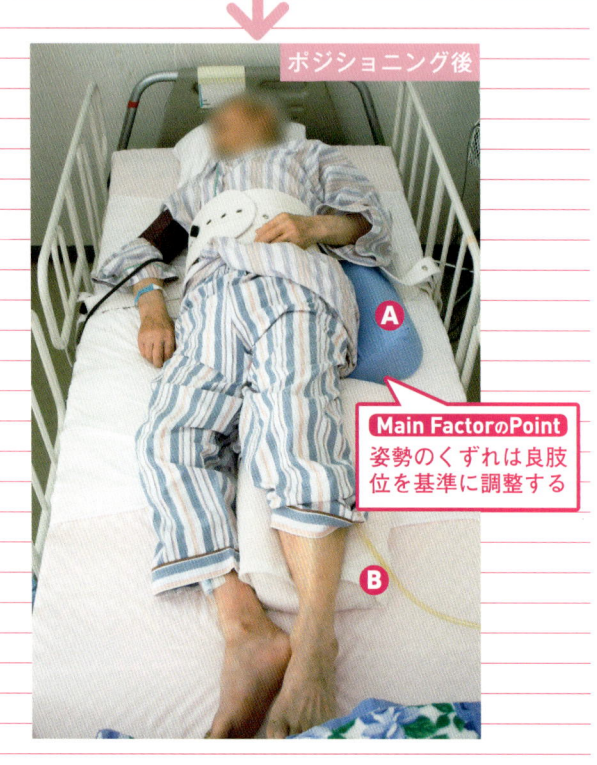

Main FactorのPoint
姿勢のくずれは良肢位を基準に調整する

左側臥位

ポジショニング前

右上下肢に麻痺があり、右股関節が外転している。
右肩関節は外旋している。

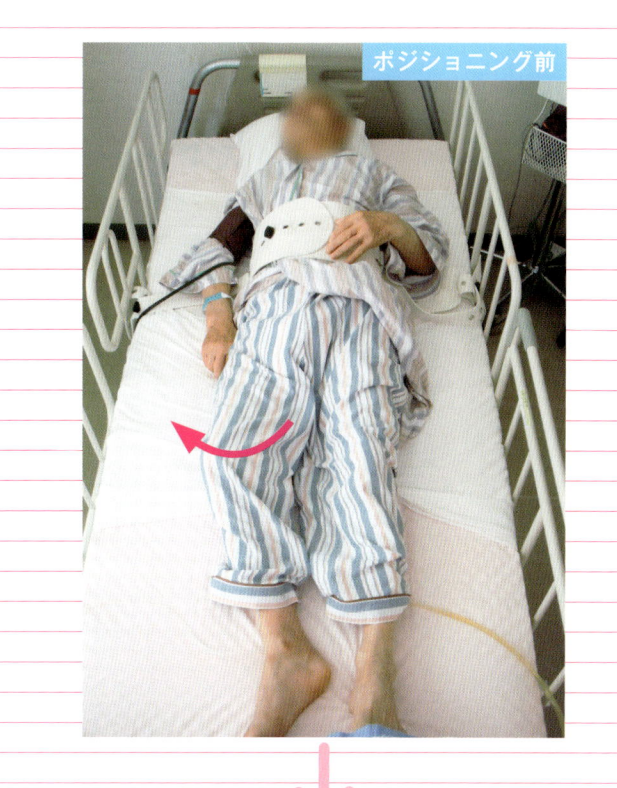

ポジショニング後

肩関節から大転子部までの広い面を支持できるピロー（Ⓐ）を選択する。
肩関節が重力で外旋しないように肩甲骨奥まで深く挿入する。臀部、大転子部まで支えていることで、やや開き気味であった股関節の外転を予防できる。

膝が拘縮気味であるため、屈曲に合わせた厚みがあり、成形可能で、かつ下肢の重みがかかっても型くずれのしないピロー（Ⓑ）を下腿全体を支えるように挿入する。

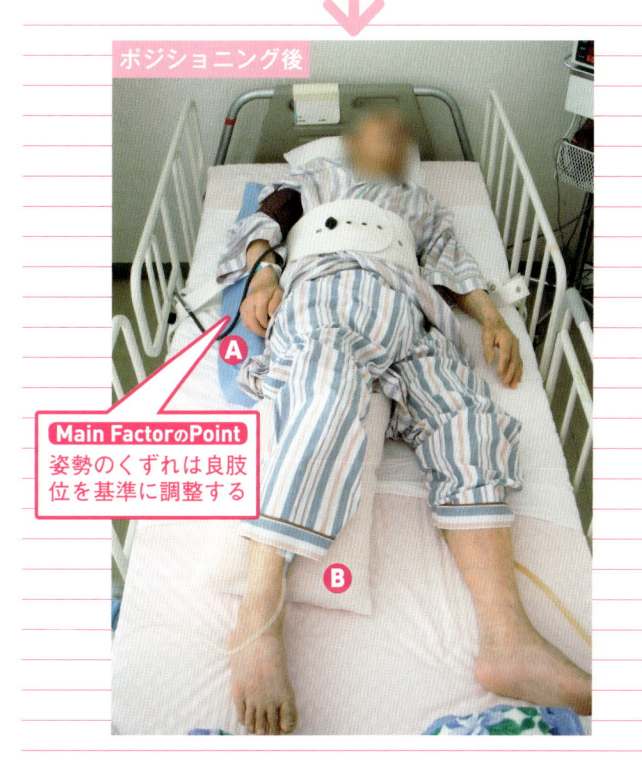

ポジショニング前

ポジショニング後

Main FactorのPoint
姿勢のくずれは良肢位を基準に調整する

Chapter 07 麻痺

CASE 2 右半身完全麻痺があり、臥床時に体動が激しいケース

まとめ

　肩関節から股関節まで広い面で支えることで、体重を預けることができるようになり、ピローを除去することは認められなくなった。

　また、麻痺側は重力がかかり、肩関節の外旋、股関節の外転を起こしやすいが、それらも予防できた。

　30度側臥位では仙骨部の圧が15.4mmHg、右大転子部は24.4mmHgとなり、体圧もコントロールできた。

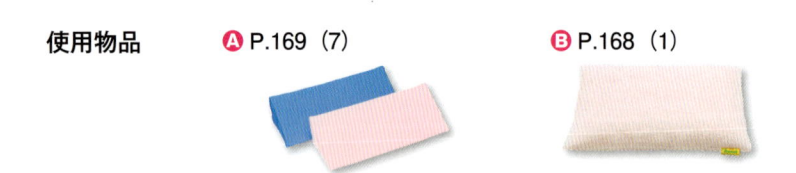

使用物品　🅐 P.169（7）　🅑 P.168（1）

Column

肥満（傾向）のある患者への
ポジショニングについて

　肥満（傾向）のある患者へのポジショニングは、臨床現場ではこれからより大きな問題となってくると思われる。これまで病院や施設等を利用する高齢者は、どちらかというと体型的には「やせ」の問題が多く、ポジショニングにおいても同様であった。しかし、近年では、肥満（傾向）のある高齢者の患者が増えてきており、そのような患者に対するポジショニングをどうするかが、課題とされることも多くなってきたからである。

　肥満ではやせと異なり、病的骨突出がみられることはほとんどない。しかし、褥瘡リスクである皮膚にかかる圧力やずれ力といった物理学的な力は、「体重」というファクターが大きく影響する。病的骨突出など特殊条件のない場合であれば、いうまでもなく「体重が重いほど荷重は大きくなる」のである。

　また、肥満患者においては、体位変換にかかる労力も当然大きくなり（2人がかりでしかできないなど）、適切なポジショニングの重要性は、やせの例と同様に大きい。

　ポジショニングにおいては、体表面積の大きさや、肥満患者に多くの場合みられる皮膚の局所的脆弱性への配慮が重要なファクターとなる。体重が重いために、身体の一部を引っ張るような状態で体位変換を行ってしまうことなどが予測される。また、効果的と思われるポジショニングピローを挿入しても体重でピローがつぶれてしまい、意図するポジショニングにならないこともある。さらに肥満患者の場合は、高齢者でも発汗の多い例もみられ、「普通の人より多い汗」は、皮膚を浸軟させる要因となるため、皮膚保護をめざしたケアとポジショニングに留意しなくてはならない。

　「滑るシート」などを活用し、かかる体重の弊害を患者側・ケア提供側の双方に生じさせないようにするとよいだろう。

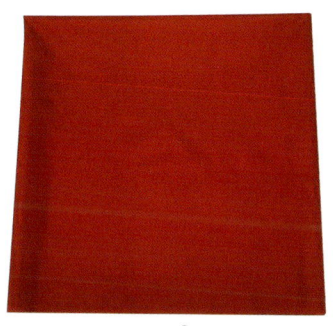

移座えもんシート®（モリトー社）

Chapter 08 拘縮・変形

拘縮・変形とは

　日本褥瘡学会用語集では、関節拘縮について「関節構成体軟部組織の損傷後の瘢痕癒着や不動による廃用性変化の1つで、関節包、靱帯などを含む軟部組織が短縮し、関節可動域に制限がある状態である。長時間の固定などにより、筋や皮膚などに原因がある場合は短縮（tightness）とよび、伸張運動により改善する。関節包内の骨・軟骨に原因があり、関節機能がない場合は硬直（ankylosis）とよび区別され、伸張運動の効果は認められない」と定義しており[1]、拘縮の原因に不動による影響が強いことを示している。

　不動と拘縮については、「動かさないために血液の流れが悪くなり、関節やその周囲へ十分な栄養を送ることができなくなってしまうことが拘縮の主な始まり方である。関節の周りにある皮膚や筋肉などは硬く、伸びにくくなり、少しずつ関節が動きにくくなっていく」との説明もある[2]。

　関節が動かなくなることで身体に変形が生じる。つまり、拘縮をある程度予防・改善することができれば、変形も軽減させることができるといえる。

拘縮・変形とその影響

　図1に拘縮の生じやすい部位を示した[3]。拘縮は、体幹の側屈・後屈や頸部の側屈、股関節の内旋・外転等、身体のあらゆる部位に生じる。拘縮が起こると、身体の体軸のねじれ・変形をきたし、その結果、身体各部位の突出等、通常の臥床等ではみられない身体形状の変化が起こる。変形突出した部位は、布団やマットレスとの接触が悪く（不適切で）、部分圧迫を受けやすい。また、突出した部位の皮膚は過剰に引っ張られた状態になっており、そこが部分圧迫を受けると容易に褥瘡が発生する。

　さらに、拘縮・変形した身体各部位への部分圧迫を回避するために体位変換を行おうとしても、拘縮・変形した部位を脱臼や骨折から守るために体位制限を受けやすく、褥瘡予防のための十分な体位変換を行えないという悪循環に至る。

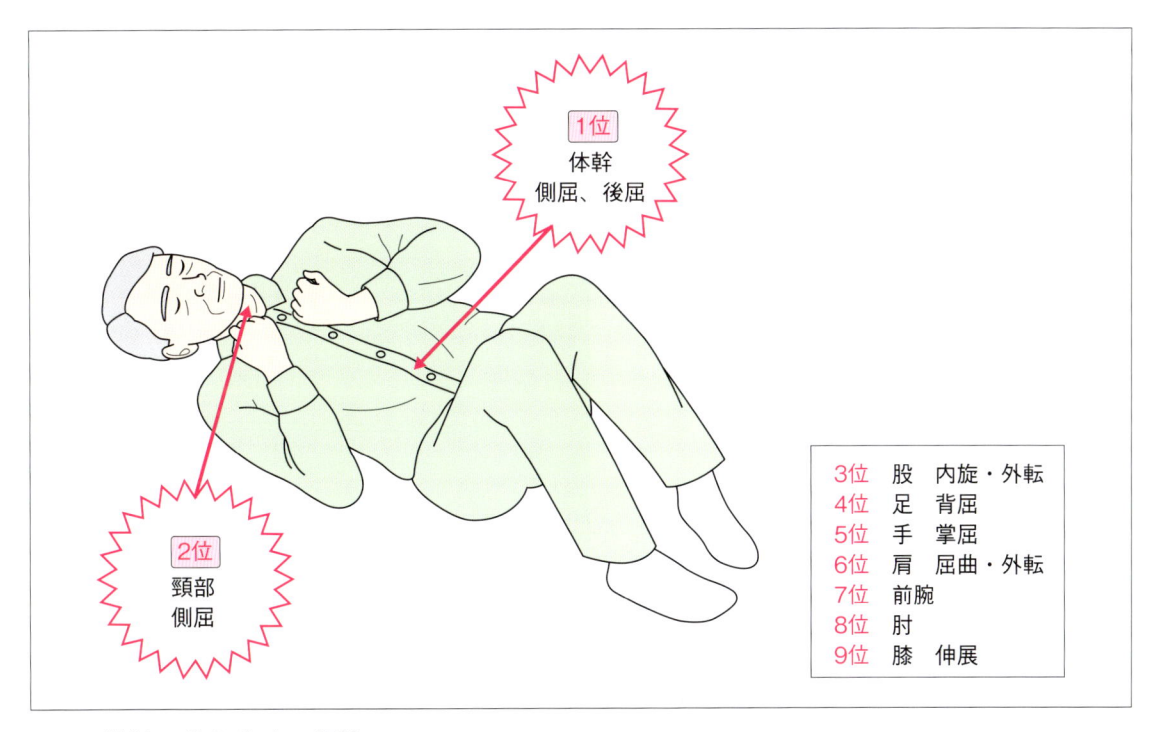

図1 拘縮の生じやすい部位
（浜村明徳編：すぐに使える拘縮のある人のケア．中央法規出版；2009．p.11．）

1位　体幹　側屈、後屈
2位　頸部　側屈
3位　股　内旋・外転
4位　足　背屈
5位　手　掌屈
6位　肩　屈曲・外転
7位　前腕
8位　肘
9位　膝　伸展

拘縮・変形に対するポジショニング

　拘縮・変形に対するポジショニングとして、①良肢位を基本とした安楽な体位であること、②体圧分散状態が良好であること、③状態に応じた肢位・姿勢を検討しつつ同一体位を続けないことの3点が重要になる。

①良肢位を基本とした安楽な体位
　臥床時に、骨盤のひねりや麻痺による肩の落ち込み等、体軸のねじれが生じていると自然な姿勢がとれず、身体のどこかに余計な力が入ったり、痛みが生じるために拘縮が進行する可能性がある。拘縮があっても、その人の日常生活において、関節を少しでも正常に近くすること、最も機能的に障害の少ない状態にすることが大切になる（**図2**）。

②良好な体圧分散
　拘縮・変形により股関節の屈曲等が生じると体圧分散状態が不良となる。そこで、身体各部の状態を調整しながら、身体下の隙間が埋まるようにポジショニングピロー等を使用し、良好な体圧分散状態にすることが必要になる（**図3**）。その際、①で述べたように、そのままの肢位

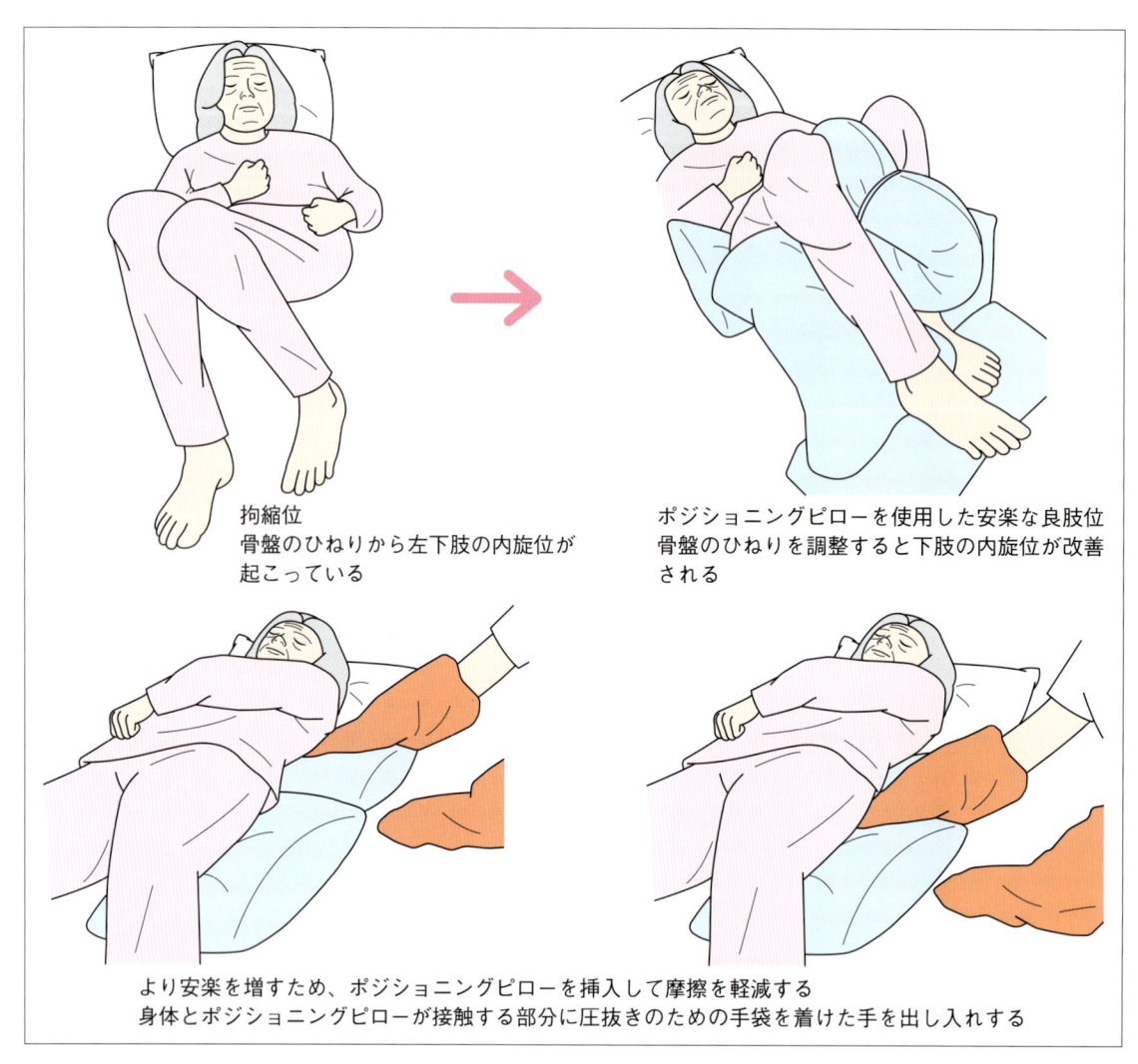

図2　良肢位を基本とした安楽な体位

拘縮位
骨盤のひねりから左下肢の内旋位が起こっている

ポジショニングピローを使用した安楽な良肢位
骨盤のひねりを調整すると下肢の内旋位が改善される

より安楽を増すため、ポジショニングピローを挿入して摩擦を軽減する
身体とポジショニングピローが接触する部分に圧抜きのための手袋を着けた手を出し入れする

を維持するのではなく、少しでも機能的良肢位がもたらされるようにポジショニングを行うことが重要である。

③状態に応じた肢位・姿勢の検討、同一体位の回避

　時間の経過や患者個々の状態・状況によって安楽な肢位は変化する。そのことを念頭に置きながら定期的なアセスメントで見直しを行い、同一体位が持続しないように体位管理を行うことが重要である。

　拘縮・変形が強い事例であればあるほど、体位アセスメントは重要で、十分な検討が必要である。時間の経過や患者の状態が変化しているにもかかわらず、初期段階の評価のまま固定的なポジショニングを行っていたのでは、患者をよりよい状態にすることはできない。

　拘縮・変形があると体位のバリエーションは少なくなるため、2時間おきの体位変換は労力

改善前　改善後

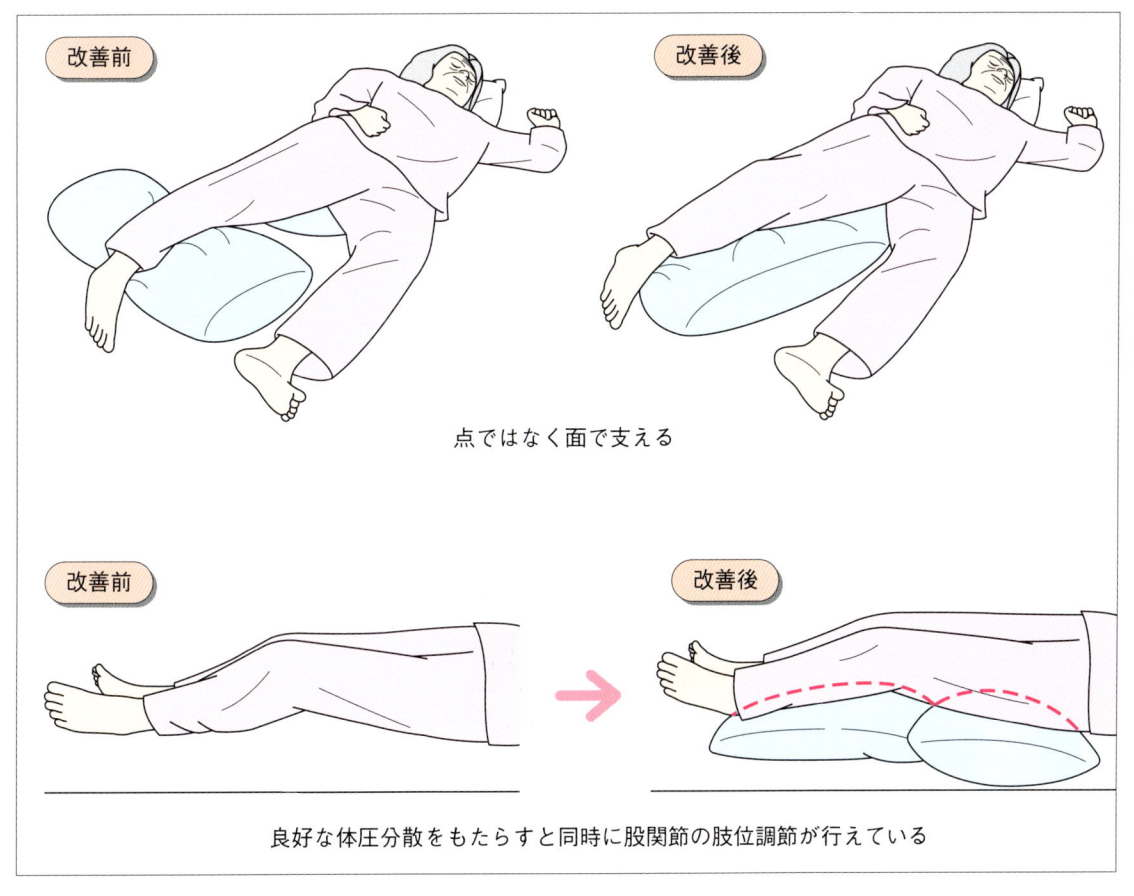

点ではなく面で支える

改善前　改善後

良好な体圧分散をもたらすと同時に股関節の肢位調節が行えている

図3　良好な体圧分散

を要し、困難な状況になる可能性が強い。しかし、定期的な体位変換は基本であるので、ピローの使い方を工夫しながら体位変換に努めなければならない。

Chapter 08　拘縮・変形

Point
- 良肢位を基本とした安楽な体位をめざす
- 良好な体圧分散をめざす
- 定期的に肢位・姿勢を見直す

文献
1) 日本褥瘡学会ホームページ用語集　http://www.jspu.org/jpn/info/yougo.html
2) 浜村明徳編：すぐに使える拘縮のある人のケア．中央法規出版；2009．p.7．
3) 前掲書2)．p.11．

Chapter 08 CASE 1 股関節・膝関節拘縮を認め、麻痺のあるケース

Main Factor
股関節・膝関節拘縮

Sub Factor
麻痺
→ P.090 参照

ケース紹介

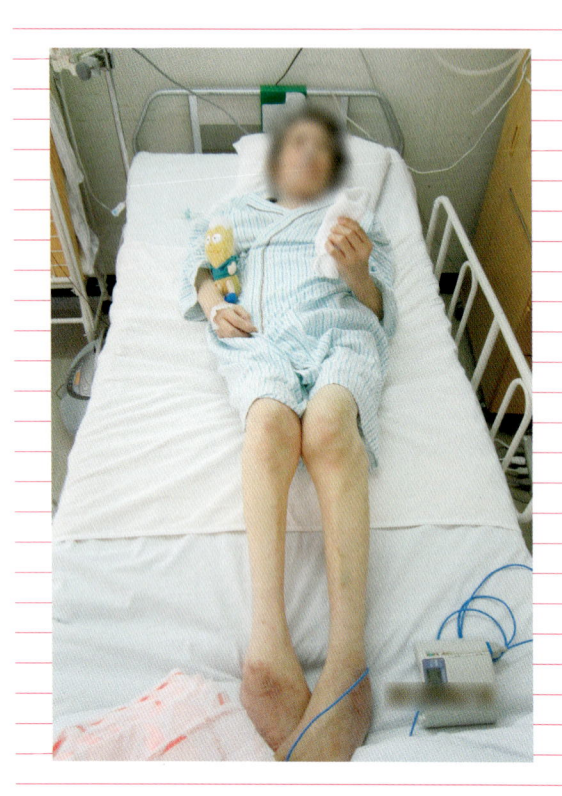

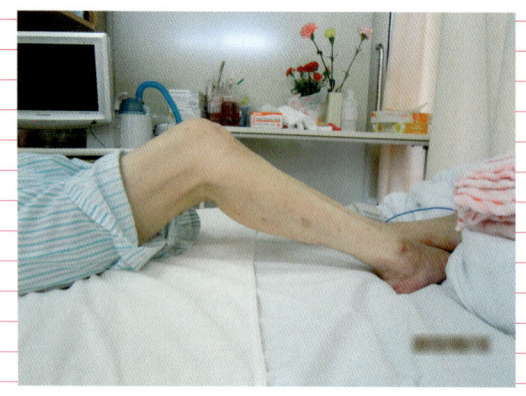

患者情報

　60歳代、女性。身長155.0cm、体重50.0kg（BMI 20.8）。
　術後合併症により脳梗塞を発症。対麻痺（右上下肢ともにMMT1、左上肢MMT2〜3、下肢2）、股関節・膝関節の屈曲性拘縮がみられる。明らかな骨突出は認めない。両下肢は内旋しており、仰臥位時に姿勢を整えないと左右どちらかに下半身が傾く。自力での体位変換が困難であったため、体圧分散を目的として体圧分散寝具はトライセル®を使用した。

アセスメントのポイント

問題点とコメント

問題点	コメント
下半身が左右に傾きやすく、体幹がねじれている状態である。 両下肢が内旋しており、交差した状態になりやすい。 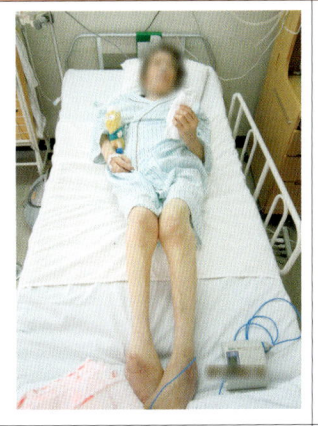	下半身が左右に傾くことで、骨盤にねじれが生じる。ねじれのある状態は新たな拘縮の要因になる。 また、大転子部、外踝部、足部外側部への圧迫・ずれの発生にもつながる。 両下肢の内旋による交差によって、接触部位への圧迫が生じやすい。
両膝の拘縮により、完全に伸展できず隙間が生じている。 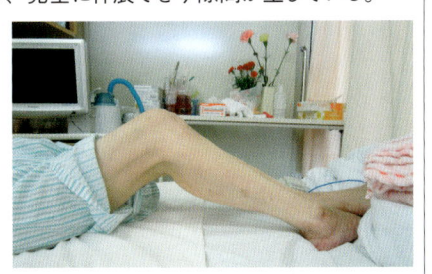	隙間が生じることで、両踵、仙骨部に圧が集中する。

望ましいケアと留意点

　仰臥位時には、膝下の隙間を埋めるようにポジショニングピローを挿入し、下半身の傾きを予防する。また、両下肢の交差を予防するために両下肢間に厚みのあるピローを挿入する。

　側臥位時には、股関節、膝関節の屈曲拘縮により完全側臥位になりやすいため、肩峰、大転子部、膝外側、外踝部に部分圧迫が加わらないよう、また30度側臥位が保持できるようにする必要がある。それには側臥位時に下になるほうの膝下にピローを挿入し、身体の傾きを調整する。また、両膝間にピローを挿入し、膝内側の部分圧迫を予防する。

Chapter 08 拘縮・変形 CASE 1 股関節・膝関節拘縮を認め、麻痺のあるケース

ポジショニングの検討

仰臥位

ポジショニング前

るい痩はなく、明らかな骨突出も認めない。しかし、下半身が左右に傾きやすく、体幹がねじれている状態である。上肢の拘縮はないが、両下肢が内旋しており、交差した状態になりやすい。また、両膝の拘縮により、完全に伸展できず、大腿から下腿にかけて隙間が生じている。

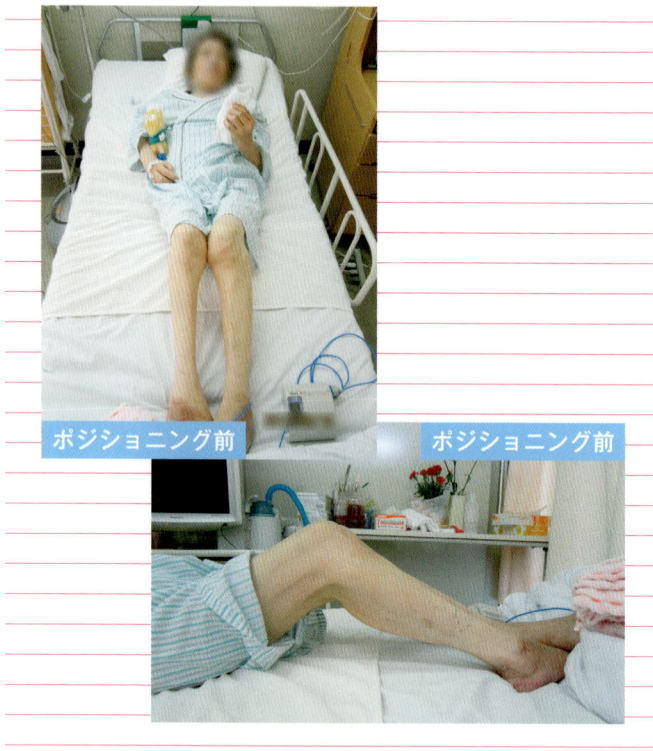

ポジショニング後

膝下の隙間を調整するために、大腿下をポジショニングピロー（Ⓐ）で埋め、骨盤の左右の傾きを改善する。その後、下肢の下にピロー（Ⓑ）を入れて安定させることで、両下肢の交差をなくす。

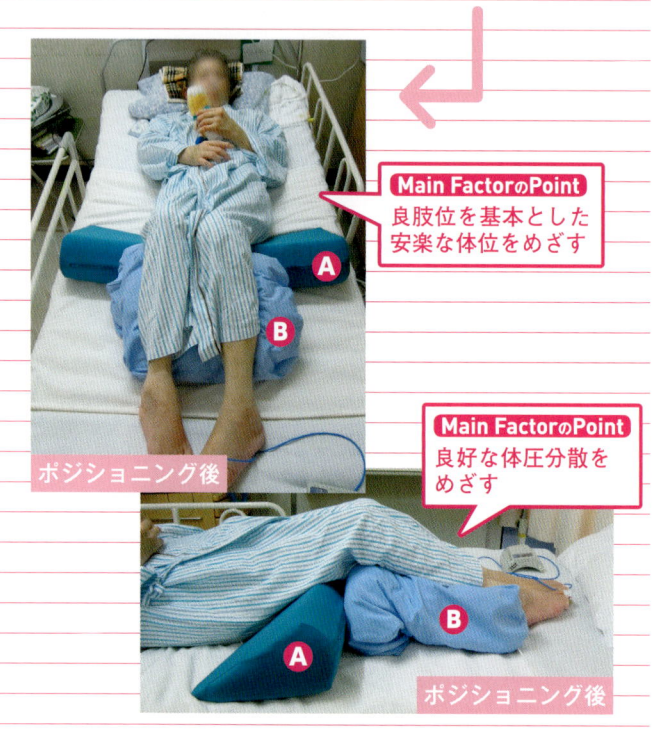

Main FactorのPoint
良肢位を基本とした安楽な体位をめざす

Main FactorのPoint
良好な体圧分散をめざす

側臥位

これまでのポジショニング

下半身が大きく左に傾き、骨盤にねじれが生じている。また、下肢の間にピローが挟まれているが、挟む位置と厚みが不十分なため、下肢の交わりを予防できていない。両股関節、膝関節の屈曲も大きく、身体全体が前屈している状態である。また、背部の30度ピローの挿入が不十分なため、側臥位の保持が十分にできず、姿勢がくずれてしまっている。そのため仙骨部の除圧が不十分である。

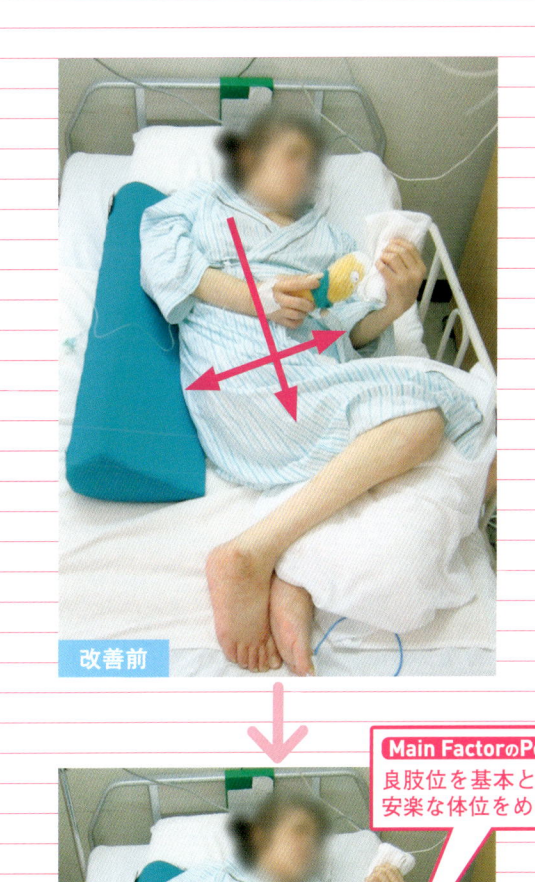

改善後のポジショニング

左に大きく傾いた下肢による骨盤のねじれをなくすために、左下肢の下にタオル（**C**）を挿入した。また、下肢を伸展するようにピロー（**D**）を下腿全体に当たるように挿入し、また下肢を開くことで両下肢の交差により局所に集中する圧迫を予防した。下肢を伸展させることは身体の前屈を防ぐことにもつながった。しかし、背部に挿入したピロー（**A**）が体幹に沿っていないため、大腿部に隙間が生じている。

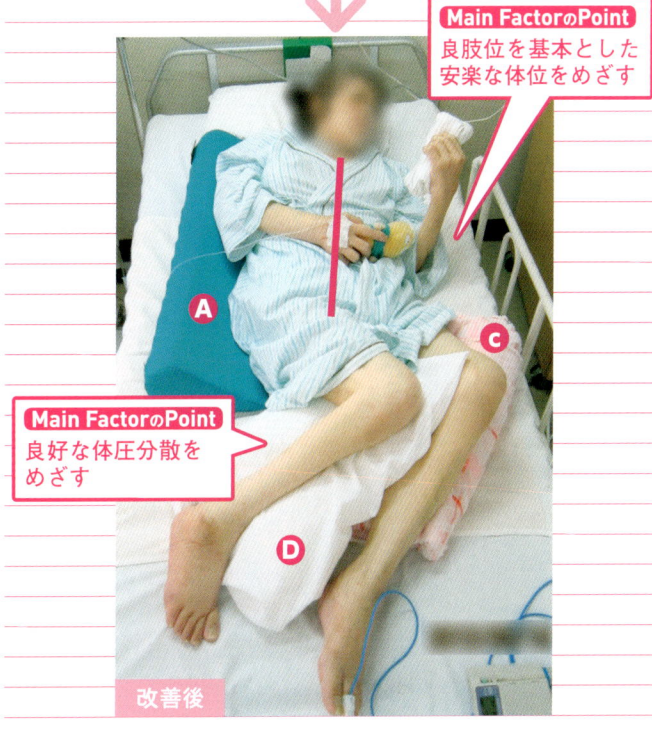

改善前

Main FactorのPoint
良肢位を基本とした安楽な体位をめざす

Main FactorのPoint
良好な体圧分散をめざす

改善後

Chapter 08 拘縮・変形
CASE 1 股関節・膝関節拘縮を認め、麻痺のあるケース

まとめ

　仰臥位では下肢の拘縮・変形を増強させないために、骨盤への調整が重要であり、下肢の肢位を改善することにつながった。

　側臥位では、右膝から末梢に向けて縦方向にピローを挿入することで、下肢の屈曲、身体の前屈を予防できた。

　また、左下肢下へのタオルの挿入は、身体が左に大きく傾き、ねじれることを防ぐ骨盤調整に効果的であった。

　さらに、両下肢を開くことで、下肢の交差を防ぎ、局所に集中する圧を分散させた。

　背部のピローを柔軟性のある大きなものに変更することは、大腿部の隙間を埋めることにもなり、全体的な体位の安定につながったと考えられる。

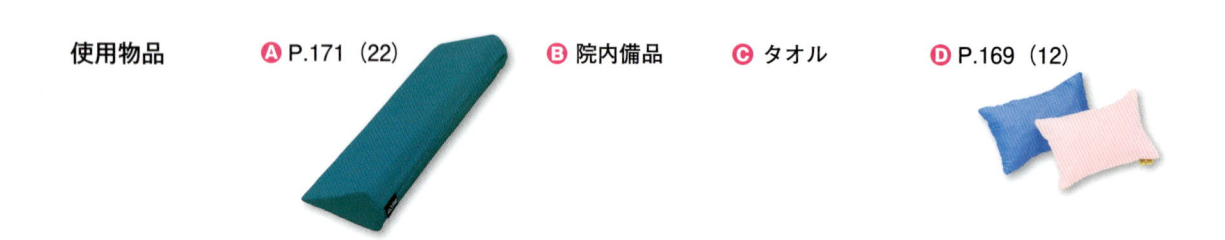

使用物品　　Ⓐ P.171（22）　　Ⓑ 院内備品　　Ⓒ タオル　　Ⓓ P.169（12）

Column

シーネ固定時の踵部の褥瘡発生予防

　シーネ固定をはずしたときに、踵部に発生した褥瘡を発見することがある。下肢全体はポジショニングピローを使用して踵部を避けて挙上している（**1**）のだが、シーネが当たっている部分の外圧が排除できていない（**2**）ため、長時間シーネによる圧迫を受けて組織が虚血状態となり、褥瘡が発生する。では、どのようにシーネ装着中の下肢のポジショニングを工夫すればよいのだろうか。

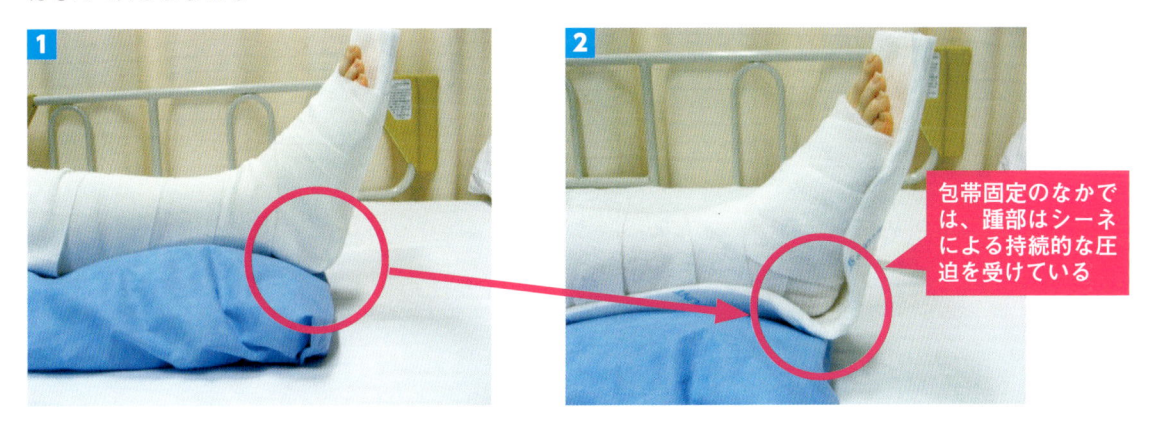

包帯固定のなかでは、踵部はシーネによる持続的な圧迫を受けている

　シーネの足底と足関節が位置する部分に下巻きとして使用する綿包帯を当て、患肢の固定状態に支障をきたさず、踵部が浮くように厚さを調整する（**3 4**）。この状態で弾力包帯を巻きシーネを固定する。

　些細な工夫であるが、意外に配慮されていないことが多い。医師が形状を考慮してシーネを作製してくれれば一番よいのだが、救急の場では難しいことも多い。シーネのポジショニングには医師との協力が必須である。日頃より連携をとるようにしたい。

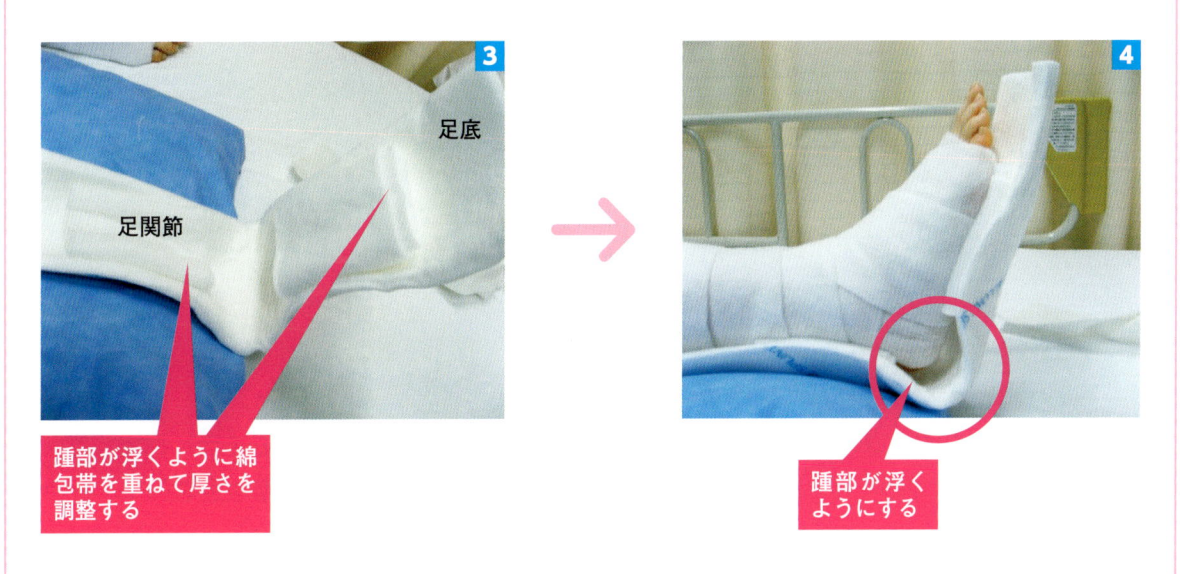

足底
足関節

踵部が浮くように綿包帯を重ねて厚さを調整する

踵部が浮くようにする

Chapter 08　拘縮・変形　CASE 1　股関節・膝関節拘縮を認め、麻痺のあるケース

111

Chapter 08
CASE 2 拘縮があり、やせが著明な認知症のあるケース

Main Factor
右上肢・両下肢拘縮

Sub Factor
やせ
➡ P.010 参照

ケース紹介

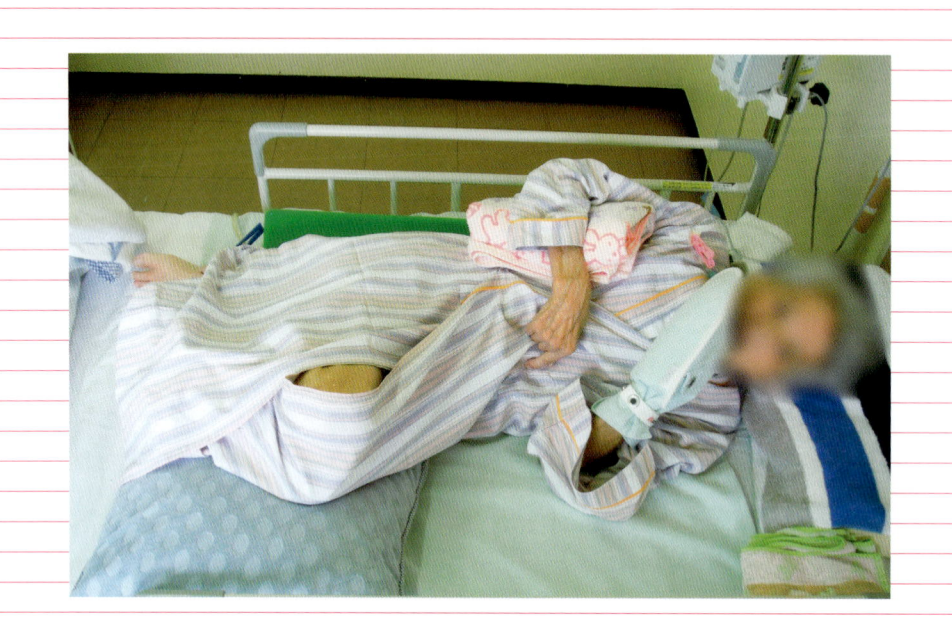

患者情報

　86歳、女性。身長147cm、体重35.6kg（BMI 16.5）。
　主疾患は腸閉塞、多発性脳梗塞。入院前は車椅子座位可能であったが、イレウス解除術後、臥床期間が長く、下肢の拘縮が強くなり、座位困難な状況となった。
　下肢は拘縮により開脚ができないため、おむつを交換することも困難な状況であった。前後への下肢の伸展は可能である。使用している体圧分散寝具は臥床状態であること、拘縮が強いことから、厚みがあり圧切替型のエアーマットであるトライセル®を選択した。
　右の肩関節は内転気味に拘縮し、肘関節は90度、手関節は内側に入り込むように拘縮している。左手は拘縮なく動くが、認知症により自己抜去の可能性があるため、緊急避難的に、一時的に予防衣であるミトンを装着している。

アセスメントのポイント

問題点とコメント

問題点	コメント
下肢の拘縮が進行している。	術後の安静により、また支持面が狭く筋緊張を高めるポジショニングをとっていたため、下肢の拘縮が進行した可能性がある。
左右の下肢が拘縮により接触することで膝関節部が圧迫されている。	両下肢は前後に動かすことは可能であるが、開脚は難しく、膝関節内側が接触し褥瘡発生の危険性がある。
使用クッションの厚さがない。	持参のクッション（綿製）を使用。下肢の拘縮角度に合っていない大きさのクッションを使用しているため、下肢を一部で支えている状態になっている。また、沈み込みがなく身体を支えられていない。
右手の拘縮がある。	腋窩にバスタオルを抱えるようなポジショニングを行っており、余計に内転位に拘縮が進んでいる可能性がある。
軽度の円背がみられる。	脊柱が軽度前屈した状態であり、仰臥位時は脊柱突出部で体幹を支持し、側臥位時は床面に接触する肩関節、腸骨で身体を支えている。背面に支持がないことで、頸部が過緊張となって頭部を上げるような姿勢になっている。

望ましいケアと留意点

　右側臥位時は、左肩が浮き、背部の支えができていないため、左手でベッド柵を触り右に寄ろうとしてしまい、次第に右に丸まるような姿勢となり、効果的なポジショニングがとれないことがある。また下肢は膝関節が接触しており、褥瘡発生のリスクがあった。

　拘縮を増強させないように丸まった体幹軸をまっすぐにできるようなポジショニングが必要である。そこで30度側臥位が保持されると同時に下肢拘縮が増強しないポジショニングをめざした。

ポジショニングの検討

上肢・背部

これまでのポジショニング

バスタオルをたたみ拘縮部分に挿入している。
バスタオルでは十分な厚みがとれず、抱え込むようになるため、内転拘縮が進行してしまう。

改善前

改善後のポジショニング

右脇・肘関節の緊張を軽減するように右上肢に沿って厚みのあるピロー（Ⓐ）を挿入する。
背面には円背に合わせて、かつ30度側臥位を保持できるよう、ピロー（Ⓑ）を挿入し、背面全体を面で支える。

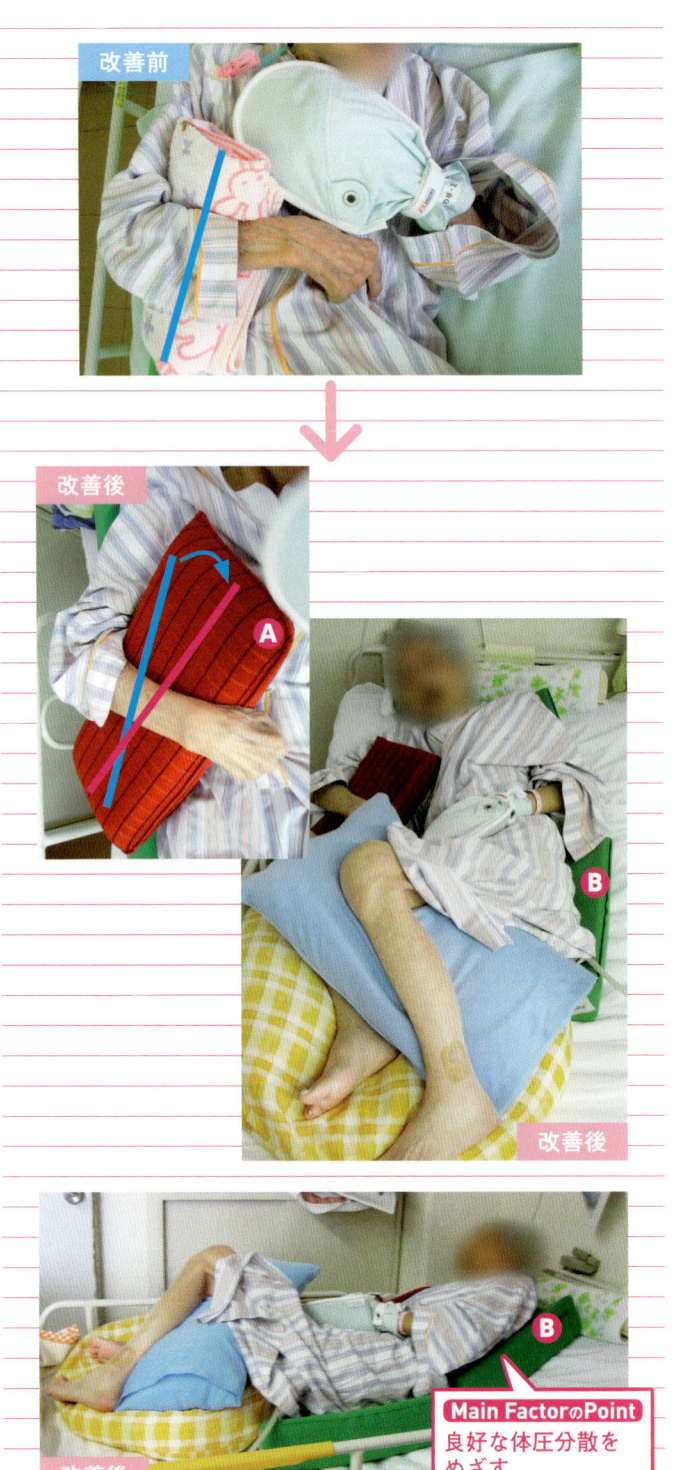

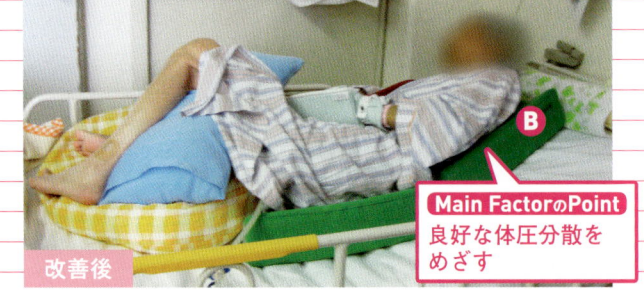

改善後

Main FactorのPoint
良好な体圧分散をめざす

改善後

下肢

これまでのポジショニング

拘縮角度に合っていない大きさのクッションを使用している。開脚が難しいため、下側になる下肢とベッドの間のみにクッションを入れているが、部分的にしか支えておらず、下肢とクッションの間に隙間がみられた。また、拘縮した下肢どうしが接触し、圧迫されている。

改善後のポジショニング

下肢の床上からの浮き幅に合わせた、厚みのある大きめのクッション（C）を挿入し、下肢全体を面で支える。

下肢を可動できる範囲で前後にずらし、上になった下肢全体を支えるように大きめのポジショニングピロー（D）を挿入。下肢どうしの接触を予防する。また、このとき重力を利用し、上になった下肢が徐々に伸展できるよう、すべる素材のカバーを選択した。

臀部にはピロー（B）を挿入することで、仙骨部への圧集中を予防する。

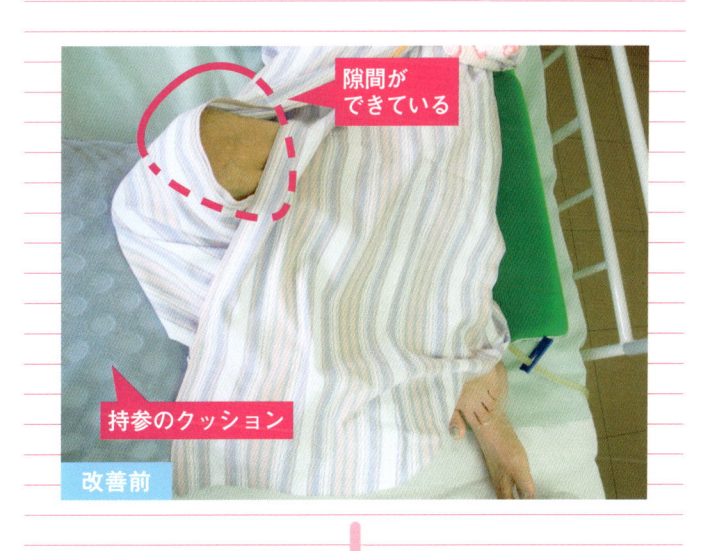

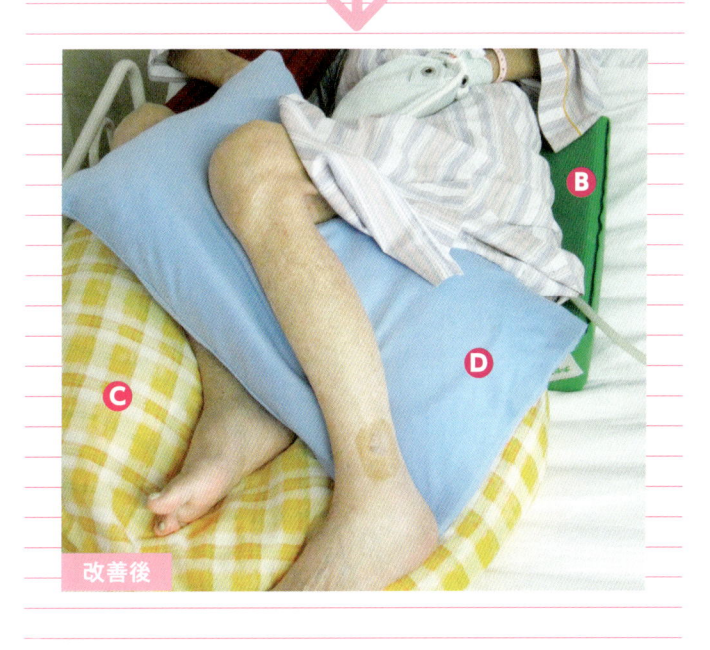

Chapter 08　拘縮・変形

CASE 2　拘縮があり、やせが著明な認知症のあるケース

まとめ

　屈曲した下腿を部分的ではなく広い面で支えるようにするために大きいクッションを使用する。

　両膝が接触しないように厚みのあるピローを使用した。これはすべる素材のピローのため重力を利用し左下肢が開くようになることを期待したためである。

　上肢には抱え込まないような角度でピローを挿入することで、重力を利用でき、上肢が体幹から離れるように調整した。

　背部全体にピローを挿入することは、軽度の円背から生じる隙間を埋めることができ、体位の安定をもたらす。

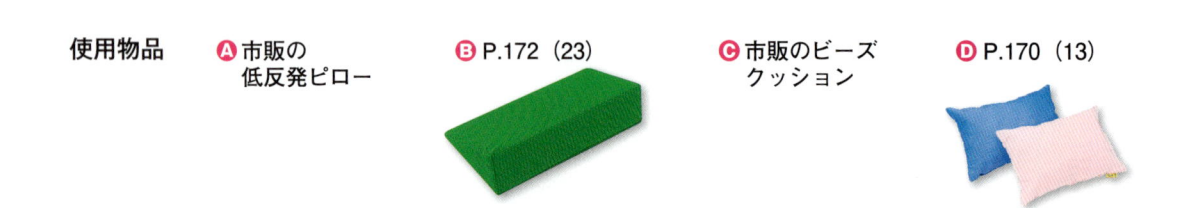

使用物品　　Ⓐ 市販の低反発ピロー　　Ⓑ P.172（23）　　Ⓒ 市販のビーズクッション　　Ⓓ P.170（13）

Column

ポジショニングピローを使った外旋予防

　下肢が外旋したまま保持されていると、腓骨神経麻痺の発生リスクが高まる。最近では**1**のように畝（うね）のような縫い目がついたポジショニングピローも発売されている（ロンボポジショニングピロー＆クッション® RM1、ケープ社）。

　このピローで外旋予防を図る方法としては、**2**のように縫い目の溝に下腿を沿わせると、左右から支持されて安定したポジショニングができる。やわらかすぎたり、厚みが足りない場合は2段重ねにして使用するなど、症例に応じて工夫するとよい。

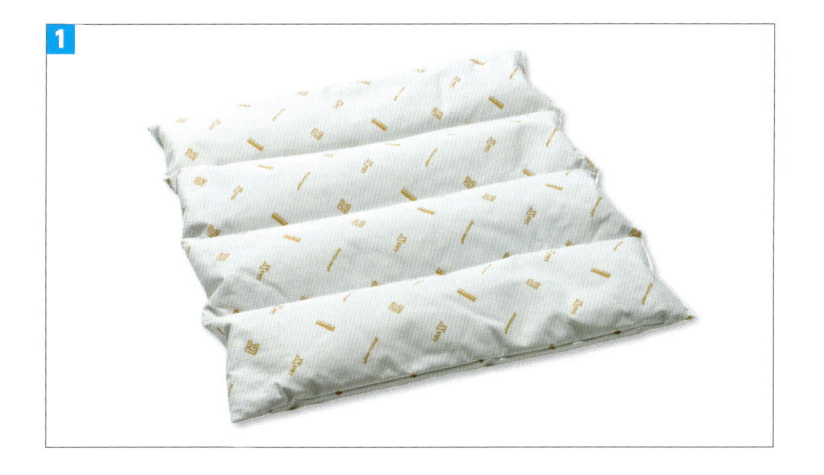

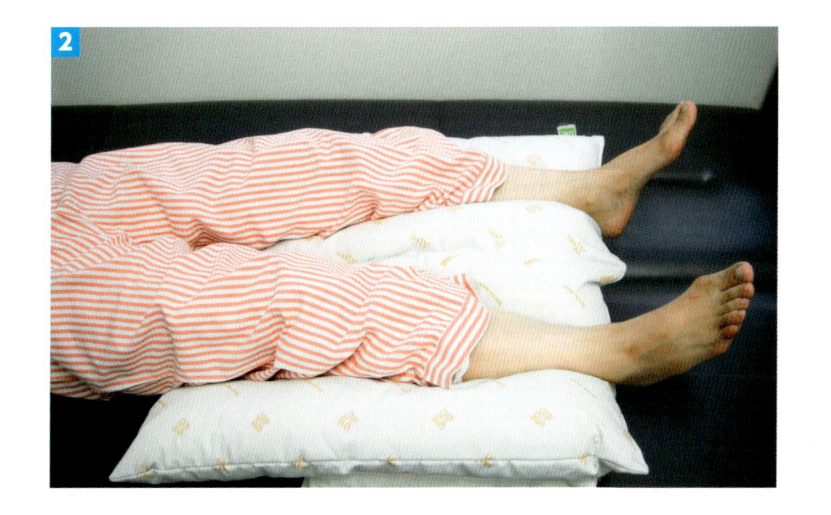

1

2

Chapter 08 拘縮・変形 CASE 2 拘縮があり、やせが著明な認知症のあるケース

117

Chapter 09 車椅子

車椅子とシーティング

「加齢による筋力の大幅な低下」「足腰の障害」など、何らかの理由で通常歩行を遂行する機能に障害が発生した場合、私たちは移動手段として車椅子を選択することが多い。この場合、座位保持能力も低下しているケースがほとんどで、車椅子は使用時に「座る」ため、座位姿勢のあり方が身体的にさまざまな悪影響を与えるケースがあることに留意しなければならない。たとえば股関節屈曲角度は、車椅子の座面と背ばりの位置関係やその素材に影響を受ける。

しかし従来、医療機関等で使用されていた車椅子では、姿勢保持能力の低下した高齢者等が適正な股関節屈曲角度をとれないことも多く、結果として姿勢のくずれが多くみられたのである。このような状況と、高齢者医療・ケアの見直し・発展を背景にして、わが国でもシーティング（seating）への関心が高まるようになったが、その重要性と基礎的知識の普及はいまだ十分とはいえない。

シーティングとは、「ヒトの座位姿勢と、それを重力空間上で保持するための（車）いすとで構成される概念である。ヒトが（車）いすに座った状態を身体的・社会的に最適化することで、（車）いす使用者の生活の質を向上させることを目的に、医療や保健、福祉、工学など、さまざまな立場から提供される技術や活動の総体である」と定義される[1]。

車椅子に頼る生活を余儀なくされた場合でも、QOL向上の観点から、車椅子での座位姿勢から発生するさまざまなリスクを最小限にするための介入が必要である。

車椅子使用により生じる影響

車椅子にかぎらず座位では、仰臥位と比較すると接触面積が臀部に限局し縮小するため、当然のことながら部分圧が上昇する。背筋を伸ばした姿勢で平らな台に腰を下ろすと骨盤は坐骨で支持されることになり、重心線がわずかであるが、支持点の坐骨後方を通る[2]。このため、骨盤は後傾し、骨盤との可動域がかぎられている仙腸関節により脊柱と連結していることから腰椎部が後彎する（**図1**）。

骨盤の後傾は、仙骨座り（滑り座り）といわれ、前方に滑る力を発生させる。これは、坐骨結節部にせん断力として作用し、座り心地の低下、ならびに褥瘡発生の原因となる。**図2**は、仙骨座りとなることで生じる臀部の体圧とずれ力の変化を示している。前方に滑るほど尾骨部

が飛び出し、部分圧迫部位は坐骨部から尾骨部へ移動し、圧迫とずれ力が高まる。尾骨部に褥瘡が発生するとケアしづらく、肛門に近いため創部汚染のリスクが高く、治癒・改善に努力を要することになる。

　このほか、左右に傾く（横倒れ）などの座位姿勢は、臀部への部分圧迫を増すだけではなく、座位バランスがくずれることから転倒等の二次障害をまねくことなる。

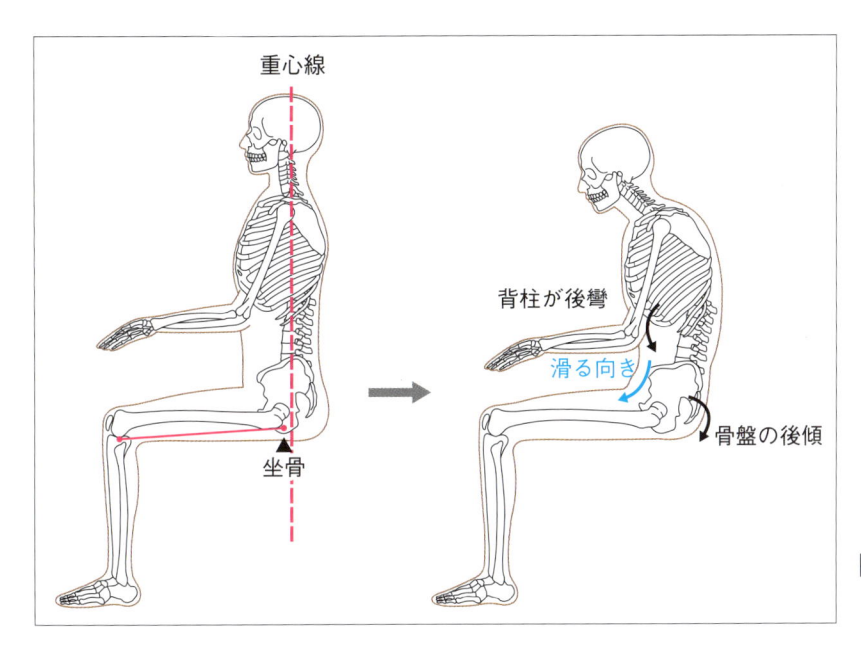

図1　骨盤後傾と仙骨座りの関係

体圧　　55mmHg　　　　　158mmHg　　　　　186mmHg
ずれ力　2.0N（204gf）　　8.8N（898gf））　　17.6N（1,796gf））

90度座位から仙骨座りの姿勢　→　部分圧は、坐骨部から尾骨部へ移動

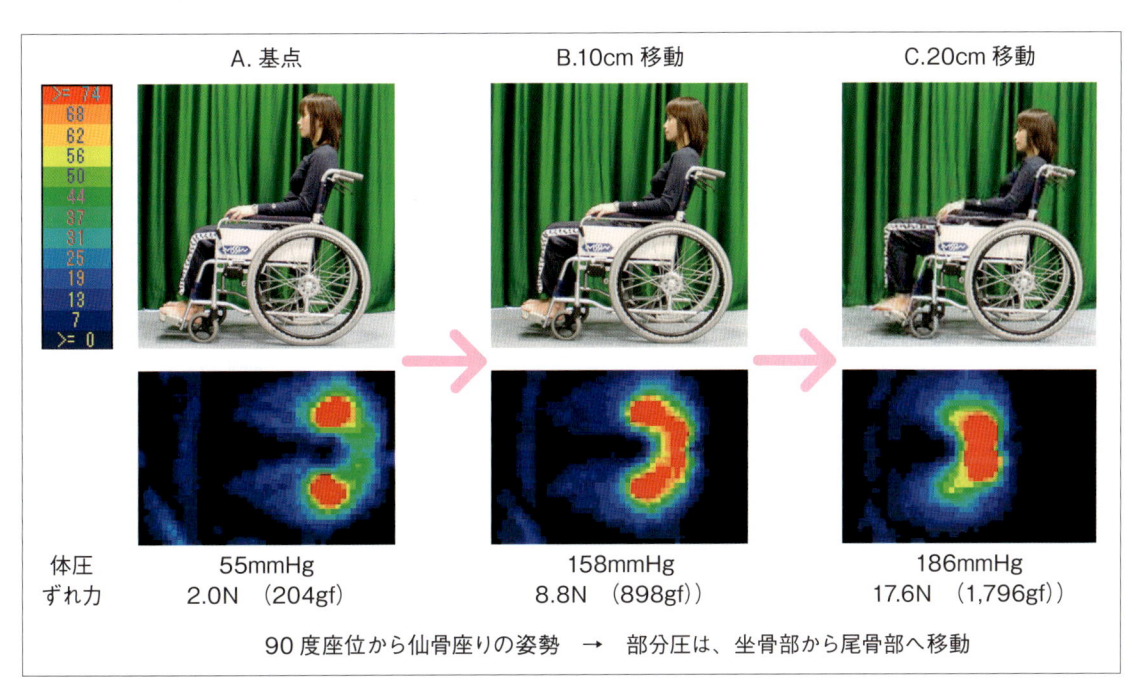

図2　車椅子使用時の座位姿勢と圧迫力・ずれ力の関係（資料協力モルテン）

Chapter 09　車椅子

車椅子使用時のポジショニング

　車椅子使用時には、股関節・膝関節・足関節それぞれが90度を保つ「90度姿勢」の重要性が指摘される[3]。90度の座位姿勢を保持するためには、座面能力のほか、座位姿勢をアセスメントすることが重要である。その後、シーティングでいわれる、座面と背ばりの角度が股関節屈曲角度に影響を与えることを受けて、座面と背ばりとの関係をアセスメントし、介入することが必要になる。

　座位姿勢は、**図3**に示すように、両肩・両腰を結ぶラインが平行か否か、脊柱自体の歪みや骨盤のねじれがないか、左右の膝の位置等で評価することができる。その後、座面と背ばりとの関係を評価し、座面や背ばりの調整を行う（**図4**）。

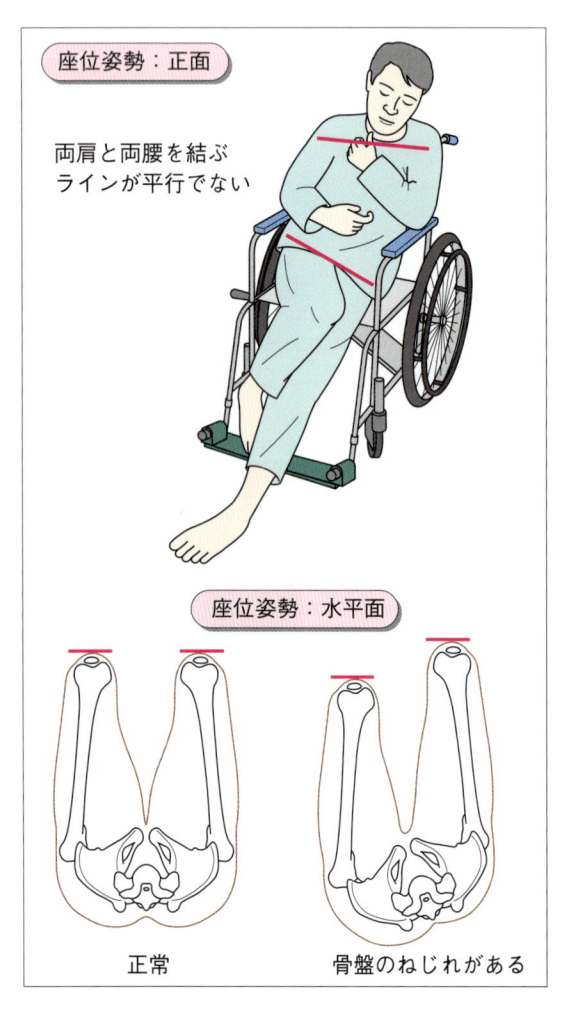

図3　座位姿勢アセスメント

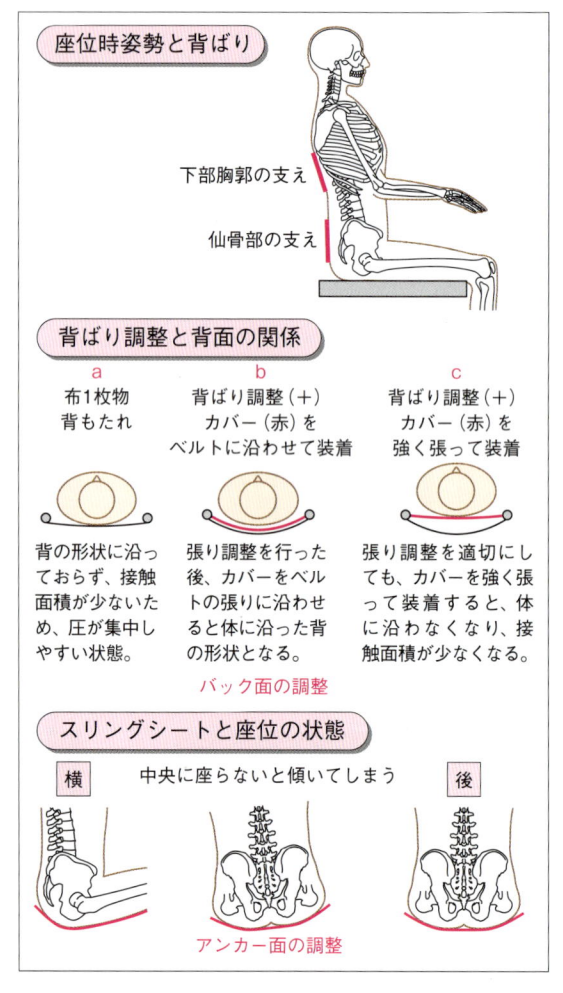

図4　座面と背ばりの調整と褥瘡予防

（窪田静総監：生活環境整備のための"福祉用具"の使い方．日本看護協会出版会；2010．p.72, 74．）

車椅子使用時には、通常であれば15分おきには、座り直しやプッシュアップが必要と指摘されており[4]、座位による持続圧迫の軽減に努めることが重要である。そのため、座位時には、座面シートを使用し、可能なかぎり仙骨・尾骨への部分圧迫回避を図ることが重要となる。

　横倒れや仙骨座り予防のために、骨盤が開かないよう仙腸関節構造を活かした座位姿勢を維持することも有効で、その介入ポイントを図5に示す。

　円背等があっても、座面と背ばりの調整を図り、可能なかぎり90度姿勢に近づけるようにすることが基本となる。

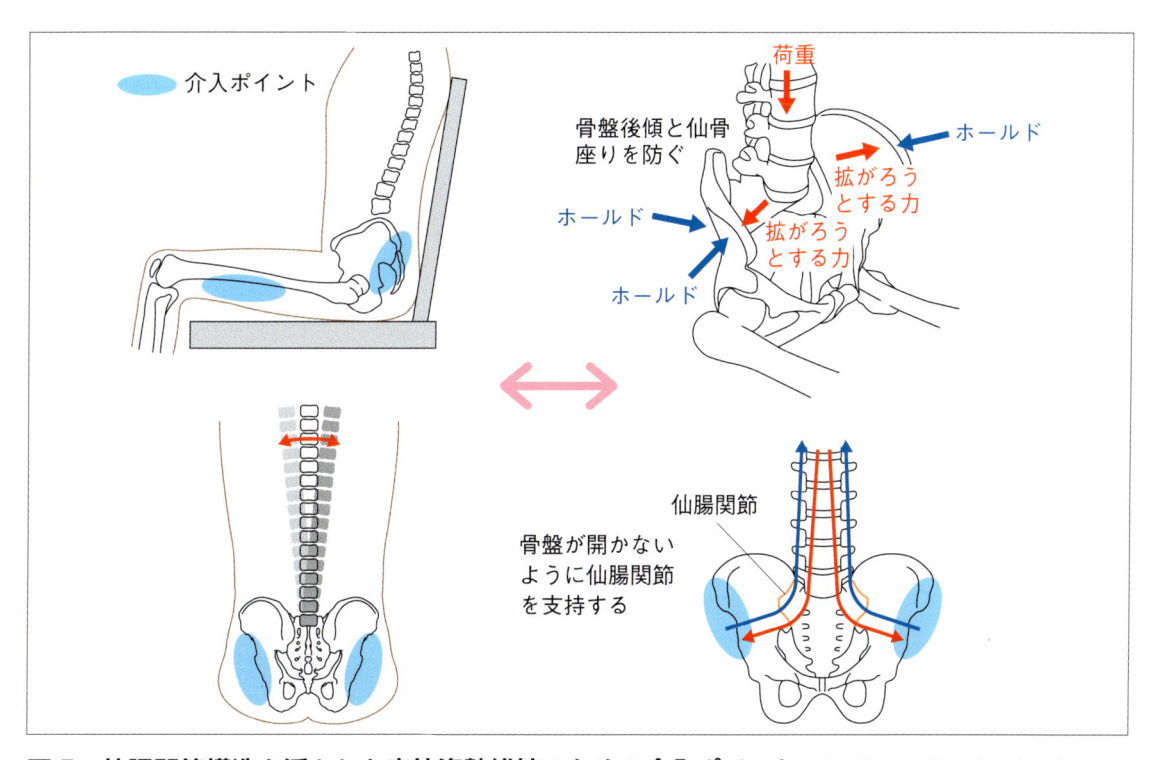

図5　仙腸関節構造を活かした座位姿勢維持のための介入ポイント（資料協力：株式会社加地）

Point
- 可能なかぎり「90度姿勢」を維持する
- 座面と背ばりの調整から仙骨座りを回避する

文献
1) 光野有次ほか：シーティング入門 座位姿勢評価から車いす適合調整まで．中央法規出版；2007．p.18．
2) 前掲書1）p.75．
3) 田中マキ子：圧力・ずれ力のコントロール 座位での体圧分散の方法．宮地良樹ほか編：褥瘡治療・ケアトータルガイド．照林社；2009．p.83．
4) 日本褥瘡学会編：褥瘡予防・管理ガイドライン．日本褥瘡学会；2009．p.65．

Chapter 09 CASE 1 車椅子移乗時間の長い、やせ・円背のあるケース

Main Factor: 車椅子
Sub Factor: やせ
→ P.010 参照

ケース紹介

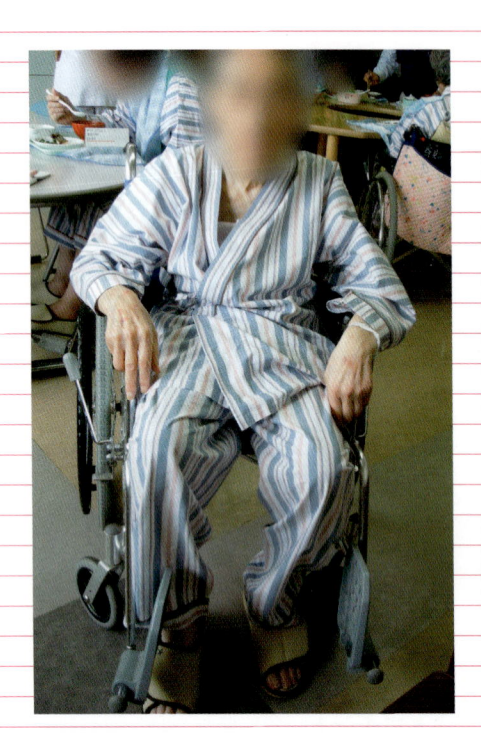

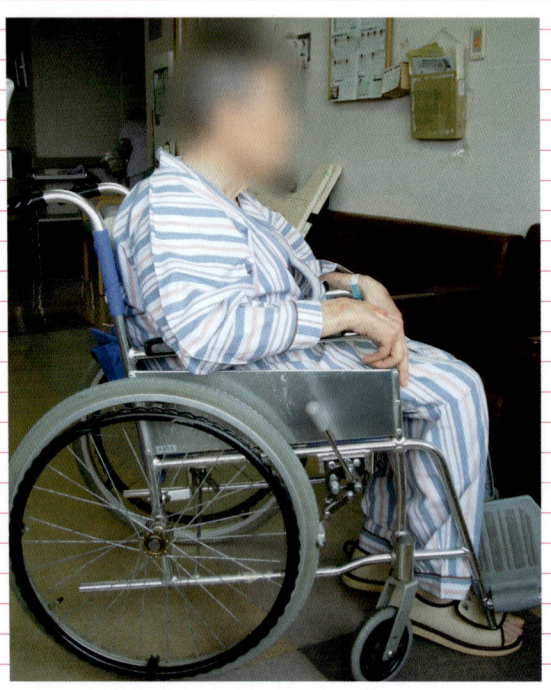

患者情報

70歳代、男性。身長156cm、体重52.1kg（BMI 21.4）。
パーキンソン病、脳出血（被殻出血）。
治療中は床上安静であり、ベッド上生活であった。床上リハビリテーションを経て、現在は歩行器を使用し、短距離の歩行は可能であるが、食事や移動などは車椅子座位が多い状況である。
円背があり、仙骨座りになることが多い。姿勢をもとに戻しても、徐々に前へずれてしまう。頸部は前屈気味、体幹は軽度左に傾いている。両膝が軽度屈曲しており、立位時は前傾姿勢となる。

アセスメントのポイント

問題点とコメント

問題点	コメント
車椅子座位姿勢のくずれ。	円背があるため、背骨より頭部が前方にあり、前屈している。また、仙骨座りの姿勢になっている。
脊柱突出部の背部への当たり。	円背があるため、脊柱突出部が車椅子の背ばりに当たり、部分圧が高くなる。
長時間座位時の臀部の圧迫、ずれ。	座位時間の延長により臀部へ圧迫がかかる。特に、尾骨部のみではなく、仙骨部への圧迫、ずれの可能性がある。

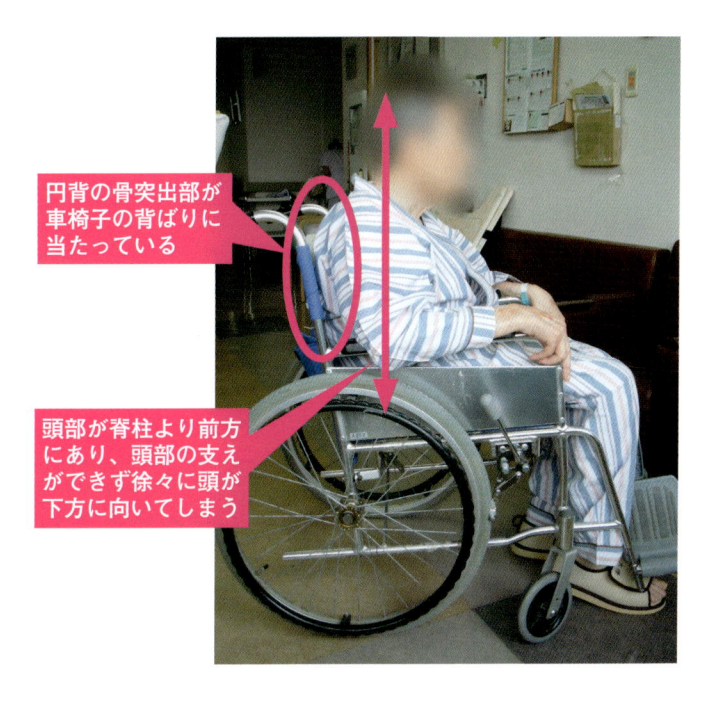

円背の骨突出部が車椅子の背ばりに当たっている

頭部が脊柱より前方にあり、頭部の支えができず徐々に頭が下方に向いてしまう

望ましいケアと留意点

　円背があるため、車椅子座位時には背ばりに円背部が当たり褥瘡発生のリスクが高くなっている。脊柱への圧迫とずれが軽減できるようなポジショニングを行う必要がある。また、座位による臀部への部分圧迫を回避するために、座位姿勢が真っすぐになるようにするとともに、車椅子クッションを用い調整する必要がある。

Chapter 09 車椅子

CASE 1 車椅子移乗時間の長い、やせ・円背のあるケース

ポジショニングの検討

臀部

改善前のポジショニング

座面には低反発の座布団を使用していた。
前方へずれることにより、仙骨座りになり圧がかかる。
(仙骨部：55.1mmHg)

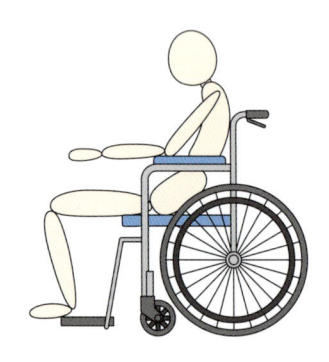

改善後のポジショニング

厚さのある車椅子用クッション（Ⓐ）を使用し、臀部を広い面で支持して尾骨への圧迫を軽減する。

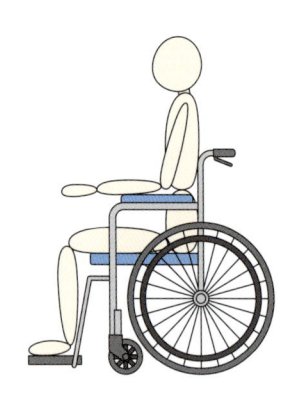

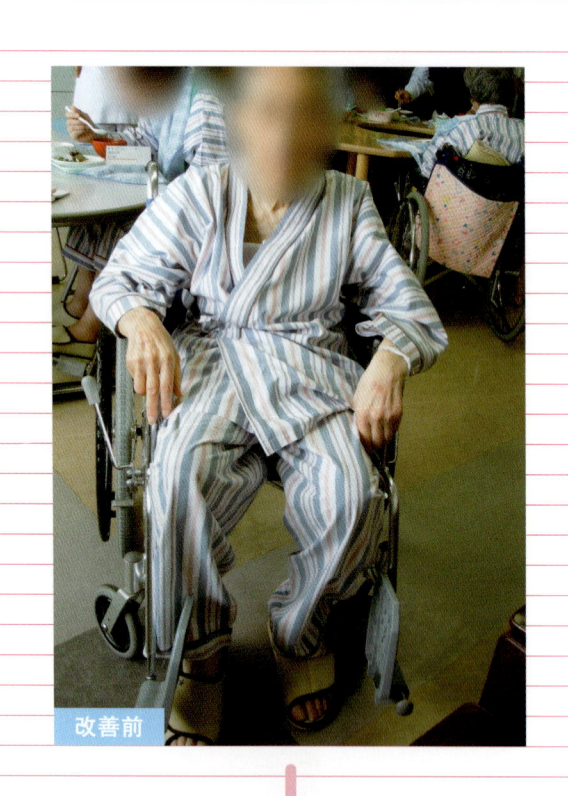

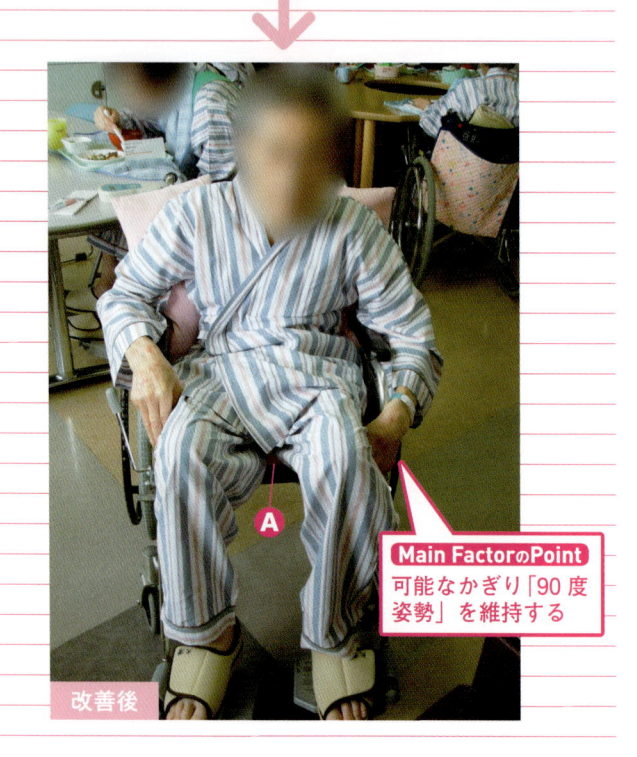

Main FactorのPoint
可能なかぎり「90度姿勢」を維持する

上半身

改善前のポジショニング

円背があり脊柱が突出しているため、車椅子の背もたれに脊柱部が接触している。
仙骨座りになることで、背部にもずれを生じている。

改善後のポジショニング

脊柱への圧迫を軽減するために車椅子の背面との隙間を埋めるように両背部にポジショニングピロー（Ⓑ）を左右に挿入する。両脇から腰部にかけ深く挿入することで、背面全体を広く支持し、体重が背面にかかっても沈み込みはなかった。前傾姿勢も改善された。
座面と背部の支えにより、仙骨座りが軽減でき、体軸の傾きが軽減した。

まとめ

　車椅子用クッションを使用することで尾骨部への圧迫を軽減でき、座位が安定した。背面全体を支えることで前傾姿勢が改善でき、ずれを軽減できた。

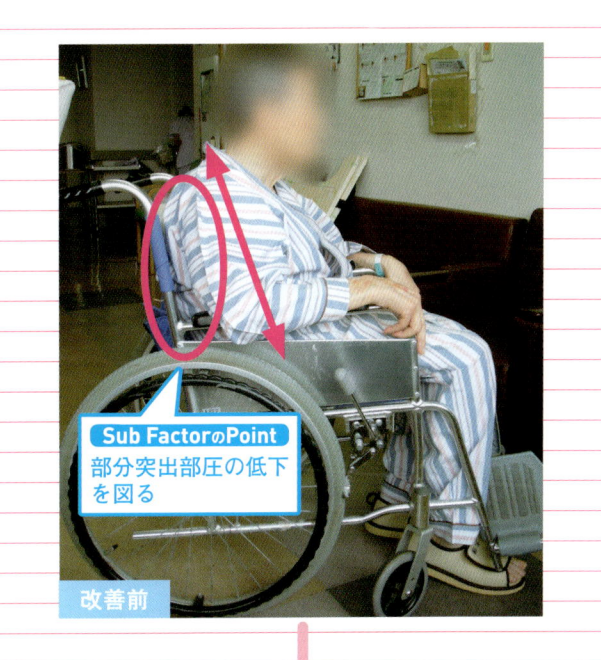

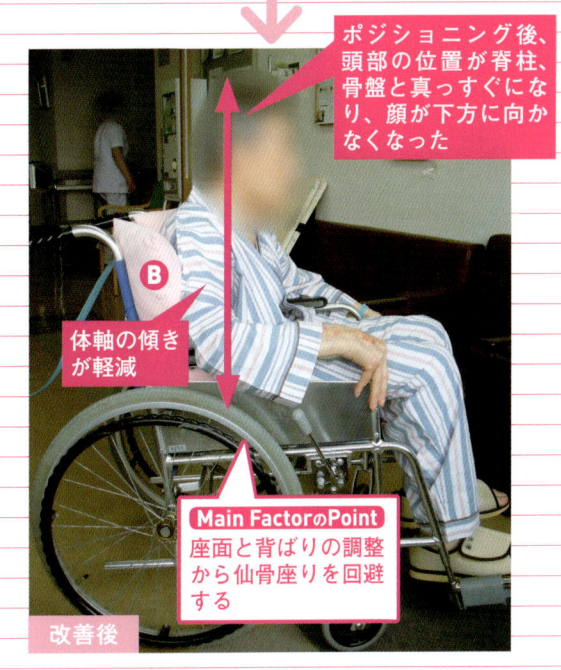

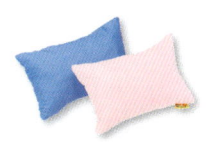

Sub FactorのPoint
部分突出部圧の低下を図る

改善前

ポジショニング後、頭部の位置が脊柱、骨盤と真っすぐになり、顔が下方に向かなくなった

Ⓑ
体軸の傾きが軽減

Main FactorのPoint
座面と背ばりの調整から仙骨座りを回避する

改善後

使用物品　Ⓐ P.173（29）　Ⓑ P.169（12）

Chapter 09　車椅子

CASE 1　車椅子移乗時間の長い、やせ・円背のあるケース

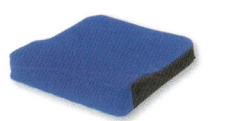

Chapter 09
CASE 2　かなり強い骨突出をもった車椅子座位のケース

Main Factor　車椅子

Sub Factor　円背
→ P.040 参照

ケース紹介

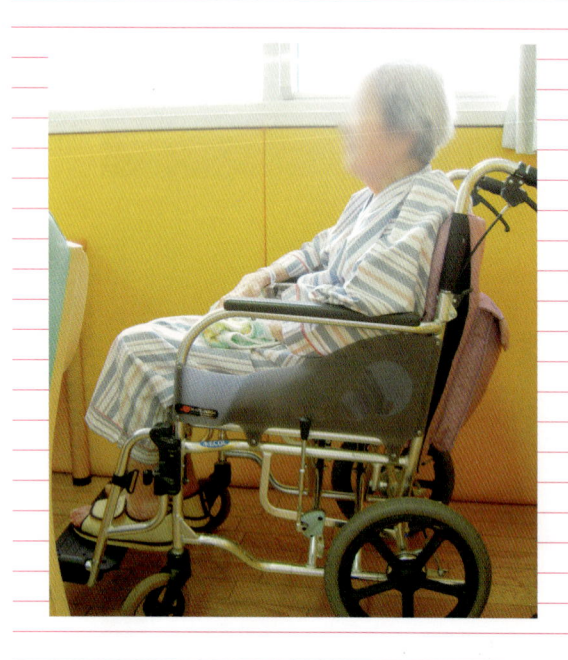

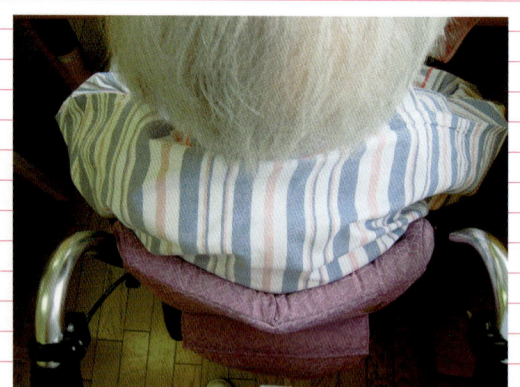

患者情報

　90歳代、女性。身長138cm、体重38kg（BMI 20.0）。
　主疾患は肺炎。日常生活自立度B-2。基本的動作は、ベッド・椅子上ともにできない。病的骨突出があり、関節拘縮はない。栄養状態は低下しており、皮膚の湿潤と浮腫がみられる。
　肺炎で入院。日常生活は自立していた。肺炎による呼吸障害のため、一時期寝たきりとなるが、現在は症状が落ち着き、見守りで背もたれつきポータブルトイレが使用できるようになっている。ただし、臥床時間は長く、促さないかぎりベッド上で過ごしている。活動性は徐々に上がってきており、食事は車椅子座位で摂取している。車椅子用クッションも用いていたが、長時間の座位では姿勢を保てず、徐々にクッションの上で滑って姿勢がくずれ、その都度スタッフが姿勢をなおす必要があった。

アセスメントのポイント

問題点とコメント

問題点	コメント
高齢による筋力低下。	90歳代と高齢で筋力低下があり、長時間の座位では姿勢保持が困難である。円背もあるため、仙骨座りの状態になる。また、その後自力での姿勢の修正はできない状態。
円背による骨突出。	かなり強い骨突出のため、車椅子の背ばりに姿勢を預けると骨突出部に圧が集中する。
車椅子の背ばりの材質・形状。	車椅子の背ばりは、柔らかく彎曲しているため、骨突出に沿っているようにみえるが、実際には骨突出部の除圧効果は不十分である。特に、筋力低下・円背から、背ばりに身体を預ける姿勢が多いため、圧分散効果が不十分となる。

望ましいケアと留意点

　車椅子座位の姿勢の見直しと、背ばり部分への圧分散のための工夫が必要である。背面をポジショニングピロー等で支えて、骨突出部に圧が集中しないように除圧を行うこととともに、背部のピローの位置も腰の低い位置から支えて、姿勢がずれないポジショニングが必要である。

Chapter 09 車椅子

CASE 2 かなり強い骨突出をもった車椅子座位のケース

ポジショニングの検討

ポジショニング前

円背の屈曲に合わせた形状の背ばりがついた車椅子を使用している。一見、背部にフィットしたよいポジショニングに見える。しかし、骨突出部の圧は58mmHgで決して低い値ではない。また、仙骨座りになり、肩も上がっていて良肢位が保てていない。

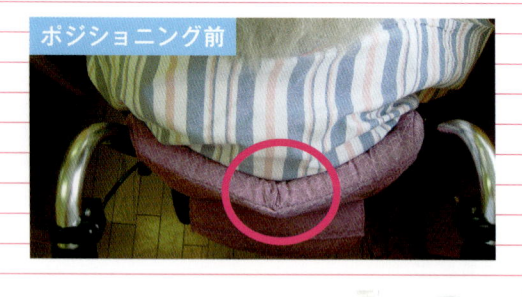

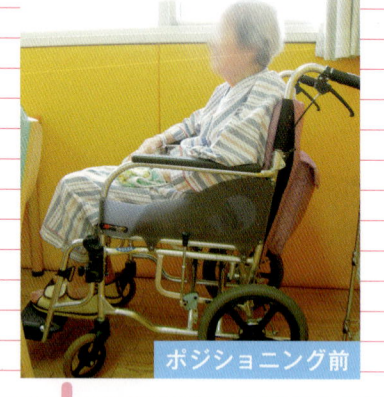

ポジショニング後

両肩甲骨部から腰背部にかけて、縦方向に小さめのポジショニングピロー（A）を挿入した。この方法を用いると、骨突出部は背ばりに接触しないため、骨突出部の圧分散をすることができる。ピロー接触部の体圧が高くなることが危惧されたが、測定結果は30mmHgで問題となる値ではなかった。正面から見ても肩は上がっておらず、良肢位が保てている。

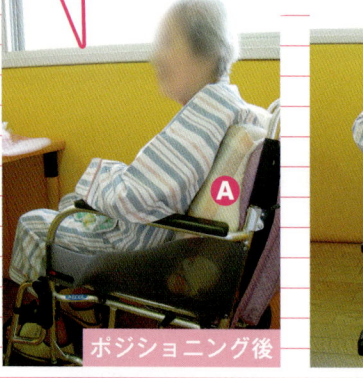

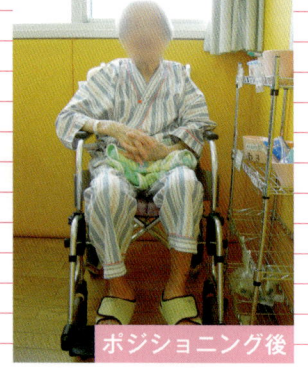

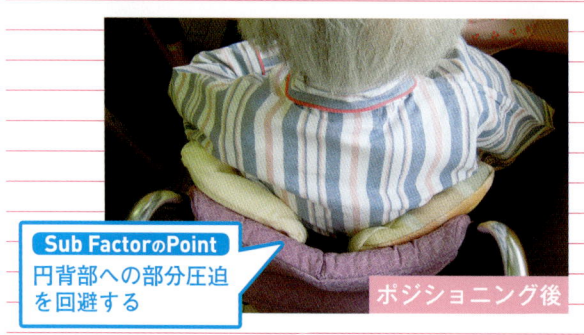

Main FactorのPoint
座面と背ばりの調整から仙骨座りを回避する

Sub FactorのPoint
円背部への部分圧迫を回避する

まとめ

　円背では骨突出部に体圧が集中する。そこで、ピローを使用し、背部との接触面積を増やすことで体圧分散を図る必要がある。本ケースの車椅子は、通常の車椅子より背ばり部分に厚みをもつため骨突出部の圧分散効果があるように思えたが、実際には不十分であった。そこにピローを入れることで、かえってピロー接触面の圧が高くなることも危惧したが、ピローの材質から、圧分散が行えた。また、ピローを腰の低い位置から入れたことで、患者を軽度の前傾姿勢にでき、仙骨座りも改善できた。

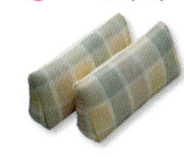

使用物品　Ⓐ P.170（15）

Chapter 09　車椅子

CASE 2　かなり強い骨突出をもった車椅子座位のケース

Column

リクライニング車椅子の使用により座位移行ができたケース

　下肢拘縮などにより通常の車椅子では座位がとれないケースに遭遇することがあるだろう。しかし、そのようなケースでも、リクライニング車椅子を使用することで、座位が可能になることがある。

　ここでは、下肢拘縮のために端座位をとると前傾になってしまい、普通の車椅子では座れなかった患者に対して、リクライニング車椅子を使用したところ、座位に移行できたケースについて紹介する。

患者紹介

　86歳、女性。身長147㎝、体重35.6kg（BMI 16.4）。多発性脳梗塞。イレウスにより手術。
　立位困難であり、下肢の拘縮、開脚制限がある状態。また、下肢の拘縮は左右差がある。右手にも拘縮がある。左手は可動できるが、認知症により自己抜去の可能性があるため、緊急避難的に、一時的に予防衣であるミトンを装着している。

ポジショニングの実施

　頭部と背面の隙間には、頸部・肩関節の筋緊張を軽減できるよう厚みのあるクッション（A）を挿入し、頭部全体を支えるようにした。

　リクライニング車椅子の背面に背部全体が広く接触するようにし、体重を預けるようにした。また、下肢拘縮による腹部の圧迫をさけるため、背面を倒し、角度を調整する。

　身体と車椅子の間には、隙間ができないようにポジショニングピロー（B）を挿入した。

　座面には車椅子用クッション（C）を使用し、尾骨に圧が集中しないよう、大腿後面全体が接触できるようにして圧分散を図った。

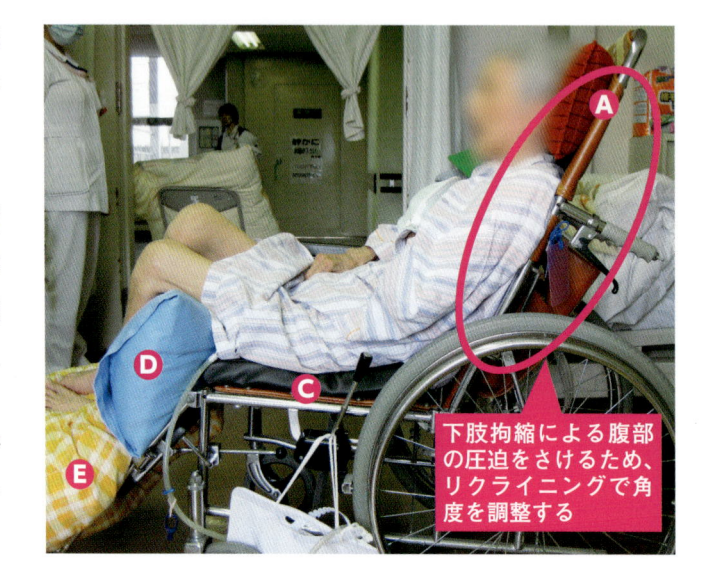

　下肢には、拘縮に合わせて、厚みのあるポジショニングピロー（D）を下腿に挿入し、支持面積が大きくなるようにして圧分散を図った。

　足底板に足裏がつかず下肢が浮いて不安定であったため、足底にクッション（E）を挿入した。

> 下肢拘縮による腹部の圧迫をさけるため、リクライニングで角度を調整する

これにより、下肢が支えられると同時に、緊張もとれ、尾骨への圧迫を軽減できた。

　ポジショニング実施後、徐々にリクライニングの車椅子で座位になれるようになり、座位時間も延長している。

まとめ

　拘縮、円背の状態に合わせ、リクライニング車椅子を使用し、頭部、背部、下肢の支持面積を広くとることで座位が安定した。足底にも、大きいクッションを使用することで下肢への緊張が緩和された。

　今回は、ティルト機能がついていない車椅子の利用であったため、下肢にも多くのクッションを用いる必要があった。最近では、ティルト機能つき車椅子が多く開発されており、これらの車椅子を使用すると、より効果的なポジショニングが可能である。

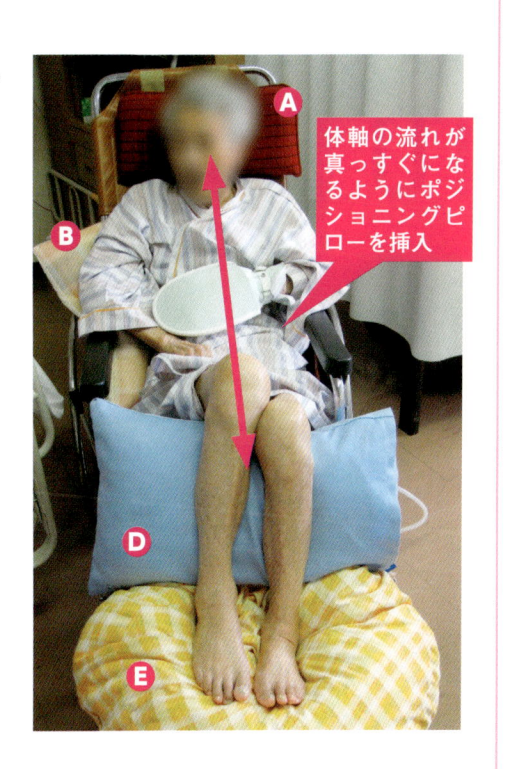

Chapter 10 牽引

牽引とは

　牽引は、主として骨折時に骨折部の整復と固定を目的に行われる。骨折時には、骨折そのものが生む問題だけでなく、骨折部周囲の筋組織の収縮のために骨折した骨片が重なり合うなどし、骨折面が動くことによる痛みや出血など二次的な問題も伴うことが多い。また、骨折を契機とする何らかの損傷により臓器の本来機能を損ねてしまう。そこで、筋組織の収縮に対抗する牽引力を働かせて整復し、患部の安静保持、疼痛の軽減、治癒促進を目指す。

　牽引には、直達牽引と介達牽引があり、介達牽引は牽引力が弱い。直達牽引は、骨折部位よりも末梢部に鋼線を垂直に刺入し、鋼線を末梢方向に牽引する方法である（図1）。鋼線刺入部等からの感染リスクは高く、感染した場合には、骨髄炎に進行する危険が高いため、感染予防に努めなくてはならない。

　介達牽引は、部位にテープや包帯等を用いて、皮膚を介して間接的に骨を牽引する方法である（図2）。感染リスクは少ないが、固定がゆるみ牽引が効果的に行われなかったり、逆に固定が強く循環障害から生じる神経麻痺やスキントラブルなどを起こすことがある。

　牽引時には、身体が牽引方向に移動するのを防ぐために対抗（反対）牽引が行われる（図3）。

　牽引では、牽引の方向（肢位）と牽引力（重錘の重さ）が重要になる。牽引が正しく効果的に行われなければ骨片が動き骨癒合を遅延させる。また、牽引を行うことで、不動状態となり、関節拘縮や筋委縮、循環障害が生じる可能性がある。さらに牽引の方向が悪いと圧迫による神経麻痺を起こす場合もある。

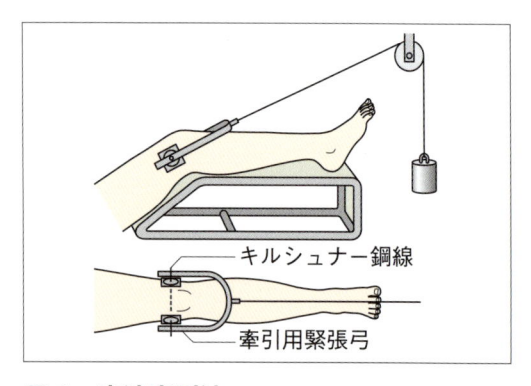

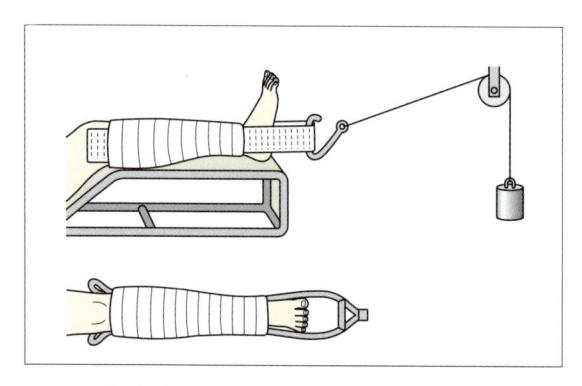

図1　直達牽引法（キルシュナー鋼線、牽引用緊張弓）

図2　介達牽引法

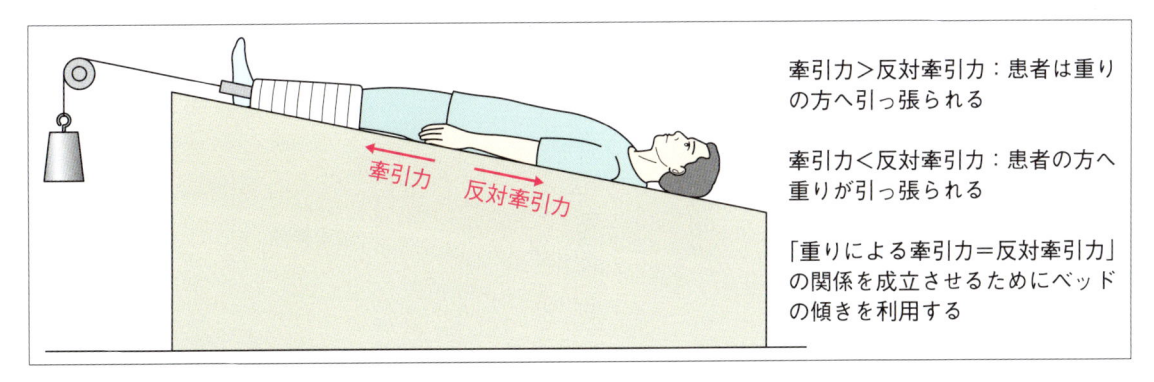

図3 対抗（反対）牽引

牽引とその影響

　牽引は文字どおり「引っ張る」ことで、牽引方向への引っ張り力（ずれ力）が、ベッドと接する面にかかることになる（牽引角度との関係については後述）。介達牽引では、介する皮膚に引っ張り力がかかる。また牽引を効果的に行うために行動が制限され、同一部位への圧迫が余儀なくされる。そのため同一部位に圧迫・ずれ力の両方が、同時に生じることになる。

　神経麻痺も起こりやすいので、留意しなくてはならない（**図4、5**）。

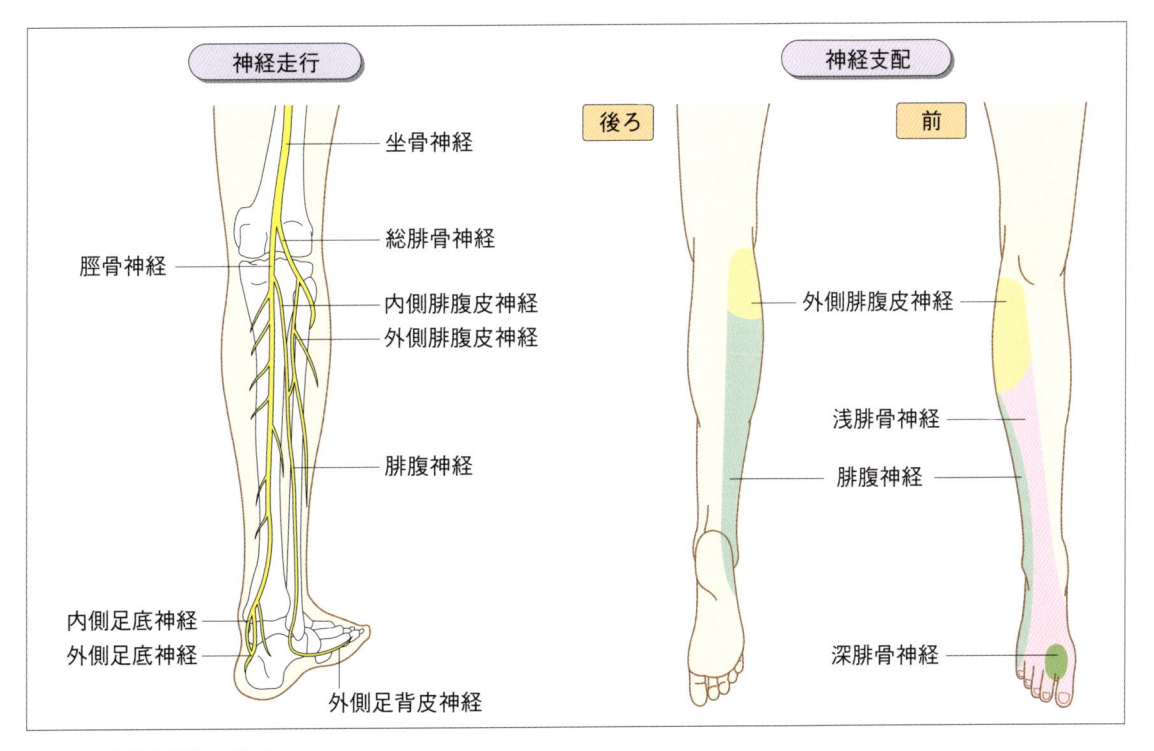

図4　腓骨神経の分布

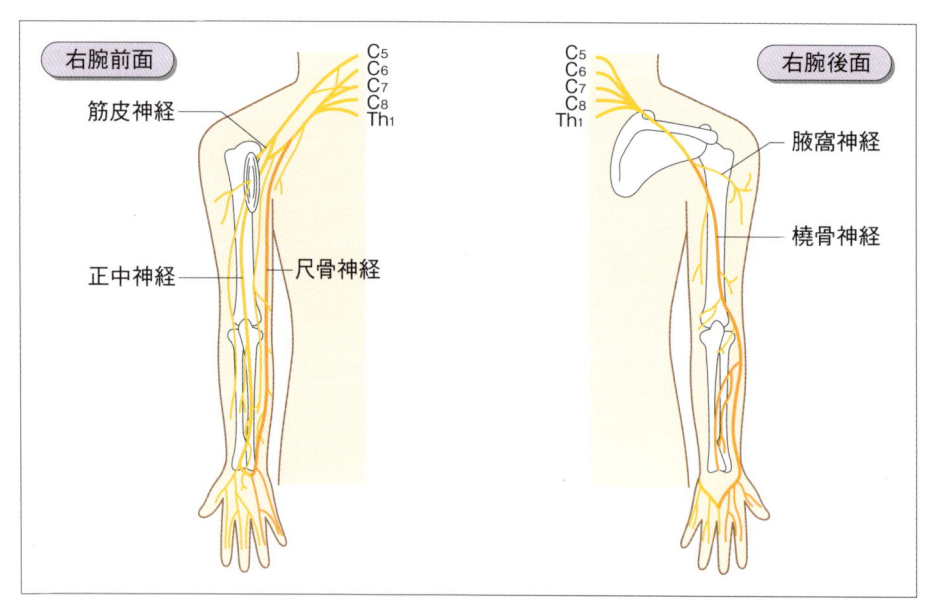

図5 上肢の神経支配

牽引を行っているケースに対するポジショニング

牽引時のポジショニングでは、牽引による全身への影響と牽引角度による部分への影響を考慮しなくてはならない。

1. 全身への影響

全身への影響では、安静臥床による同一体位が強いられることから、仰臥位では、生理的彎曲部への部分圧迫を考慮しなくてはならない。また、やせや肥満などの体型とも関係してくるが、ベースとなる体圧分散寝具の検討も必要である。牽引効果を維持することや、牽引部への影響を考慮すると、圧切替型（エア系）体圧分散寝具よりも静止型がよいと考えられる。ずれ力が大きく影響することが考慮される場合には、ジェル系素材が表面に配置されている体圧分散寝具、ないしはジェル系マット等を敷くなどの工夫が必要になる。

2. 部分への影響

部分への影響を考える場合、牽引角度による身体各部への影響についての検討が必要になる。図6 Ⓐに示すように、牽引角度が大きい場合には下肢等を高く上げる必要がある。この場合、腰から臀部の生理的彎曲が障害され、仙骨部の突出が起こるため、臀部への部分圧迫とずれ力を考慮しなくてはならない。体圧分散寝具の素材の適正な選択、ジェル系マットの部分使用の考慮、皮膚保護ケア等が重要である。

図6 Ⓒに示すように下肢への対応も必要になる。腓腹部・踵部にも部分圧迫とずれ力が発生するが特に踵部は接触面積が狭いため、部分圧は腓腹部よりも高くなる可能性がある。

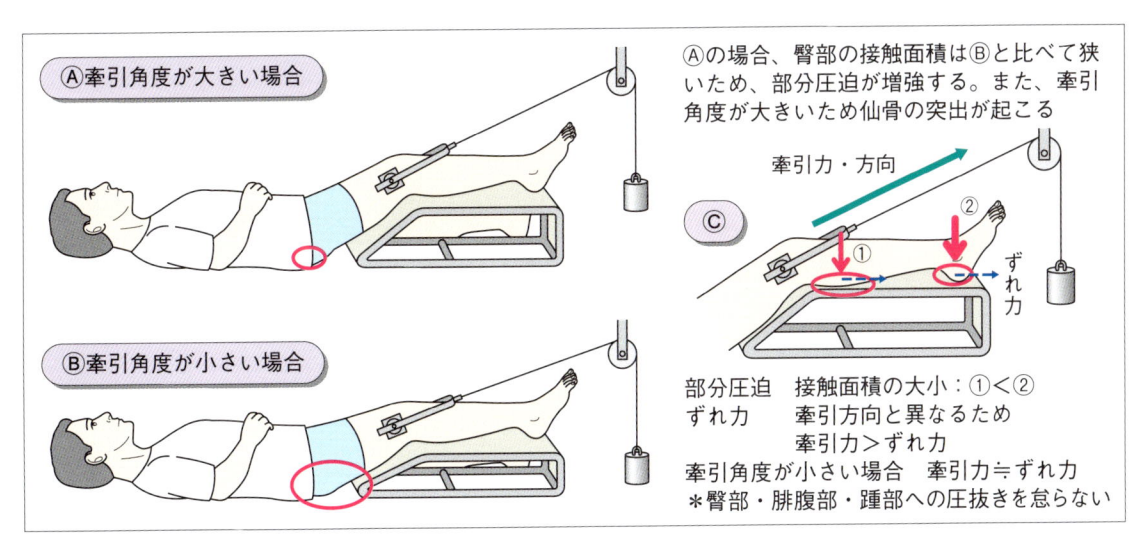

図6　牽引による部分圧迫とずれ力（模式図）

3. 牽引角度による影響

　ずれ力は、牽引角度の大小に影響を受ける。牽引角度が大きい場合は、牽引方向とずれ力のかかる方向が異なるため、腓腹部や踵部には大きなずれ力は生じないと予測できる。一方、牽引角度が小さく、水平に近い角度であれば、牽引力とずれ力はほぼ等しくなるので、腓腹部や踵部へのずれ力の影響が大きくなる。

　いずれの場合にも、腓腹部や踵部への部分圧迫とずれ力が軽減される介入が必要になる。神経麻痺のリスクを考慮して中間位が維持できるよう、柔らかく、形状が維持されるポジショニングピローを下肢下に挿入する。その際、下肢を巻き込むような柔らかさと厚さのピローを選択すると、腓骨神経麻痺のリスクが生じるため、留意しなくてはならない。腓腹部・踵部を滑らせるよう、被覆材等を貼付することも勧められる。

4. 圧抜きの実施

　臀部や腓腹部・踵部に共通することとして、定期的な圧抜きを行うことが大切である。部分圧迫を回避するための体位変換は、牽引のため行えない。そこで、滑る手袋（マルチグローブ®）を使用し、定期的な圧抜きを行う。圧抜きは部分圧迫だけでなく、ずれ力の緩衝にも効を奏する。臨床では、臀部下や下肢下にバスタオル等を使用しているのをみかけるが、これは牽引時に特にずれ力を増大させることになるので、極力使用しないようにする。

> **Point**
> - 牽引側下肢面の部分圧迫回避、ずれ力緩和に努める

Chapter 10
CASE 1 牽引中に部分圧迫が生じているケース

Main Factor: 牽引
Sub Factor:

ケース紹介

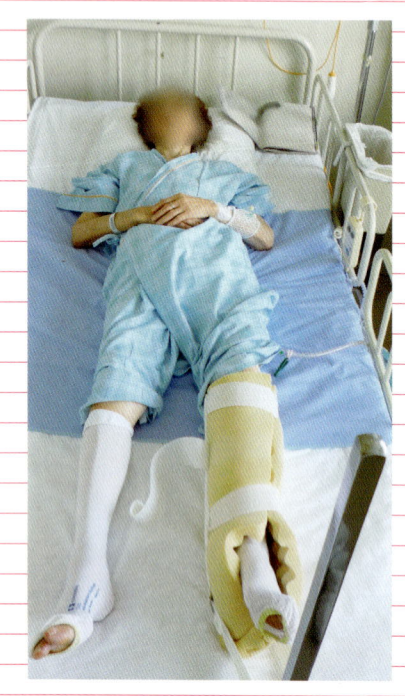

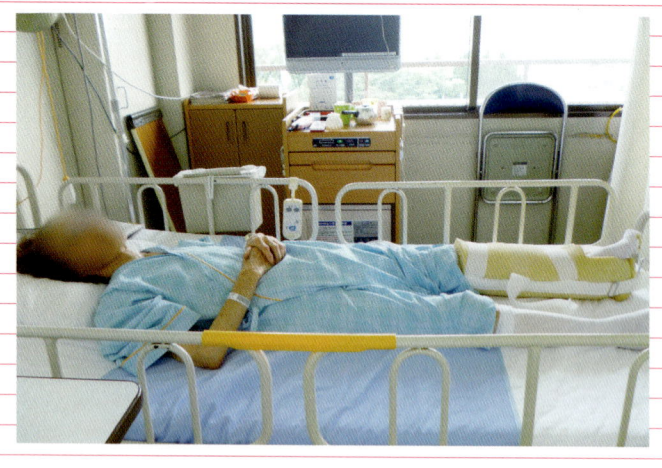

患者情報

80歳代、女性。身長143cm、体重36kg（BMI 17.6）。
　左寛骨骨折と診断され、保存的療法としてスポンジ牽引（2kg）を行っている。長距離の歩行は難しいが、元来日常生活は自立していた。

アセスメントのポイント

問題点とコメント

問題点	コメント
臀部や踵に局所の圧迫とずれが生じる。	痛みのため患肢を動かすことが困難で、踵に局所圧迫が生じている。ベッドの足元の方向へ牽引しているため、踵にずれが生じている。健側でバランスを取ろうとするため、患側臀部に部分圧迫とずれを生じている。
固定バンドにより腓骨神経麻痺や循環障害が起こるリスクが高い。	スポンジ牽引の固定バンドが腓骨を圧迫することで神経麻痺を起こしたり、固定バンドをきつく絞めすぎることで循環障害を起こす可能性がある。

望ましいケアと留意点

　牽引角度と牽引の重垂の重さは医師の指示に従う。

　牽引中は部分圧迫による皮膚障害や神経麻痺、循環障害を起こすことがある。それらを予防するために皮膚の観察と良肢位が保たれているかどうかを定期的に確認する。

　また、痛みにより自分で動きを制限していると考えられる。そのため骨突出部である仙骨部・踵部の褥瘡形成に注意が必要である。仙骨部圧の分散、踵部の圧迫・ずれを回避する。

ポジショニングの検討

ポジショニング前

牽引の目的によっては、股関節を屈曲させないことがある。このケースでも同様であったが、この方法では下肢が水平に牽引されるため踵に局所圧迫を生じるリスクが高くなる。そこでスポンジ内に折りたたんだタオルを挿入して踵を浮かせていたが、スポンジ牽引具内で隙間が生じ、患肢の固定が不安定となり、それが外転の一因となっていた。

ポジショニング後

牽引時の姿勢として、上半身の体軸がねじれていないか確認した。臀部の圧を分散させるために、体圧分散寝具はナッソー®を使用した。

スポンジ牽引具内への介入では患肢が不安定だったため、医師に相談し、下腿全体を支持できるように、スポンジ牽引下にポジショニングピロー（Ⓐ）を挿入した。

患肢は軽度外転、内外旋中間位の良肢位になるようにして患肢にスポンジを巻く。腓骨神経を圧迫しないように固定バンドは一番上をはずしておく。スポンジが抜けない程度の強度で締める。強く締め過ぎて循環障害が

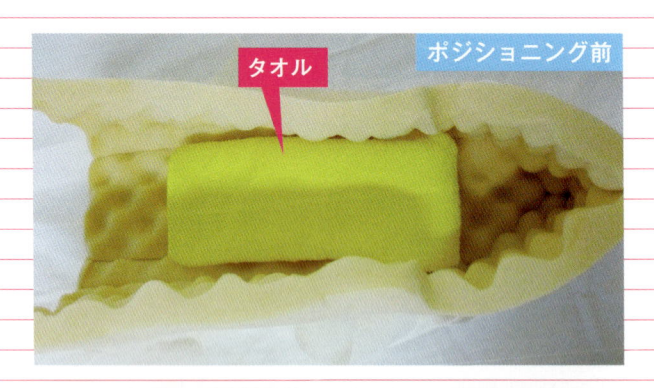

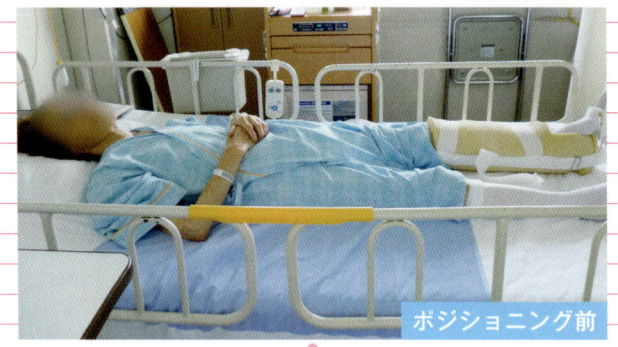

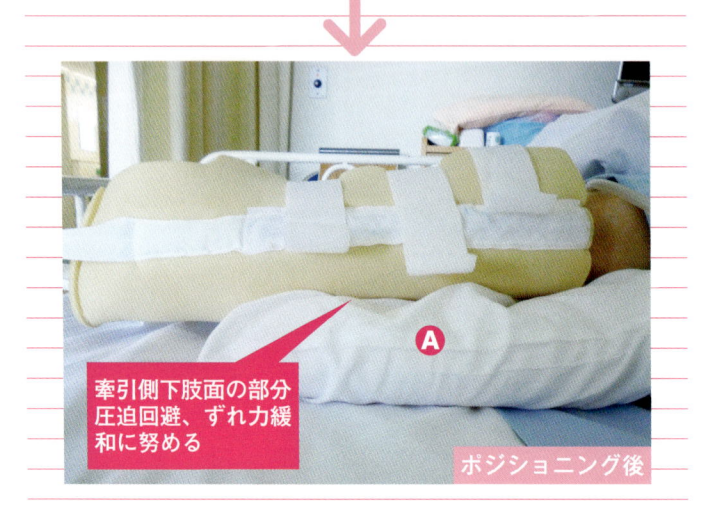

ポジショニング前 — タオル

ポジショニング前

ポジショニング後 — 牽引側下肢面の部分圧迫回避、ずれ力緩和に努める

起こらないように注意する。

重垂をつけても、体軸がねじれていないかを確認した。

ポジショニングピローを挿入し踵を挙上したことで、圧迫を防ぐことができた。牽引はベッドと水平にかけることが重要である。ずれ予防として予想される下肢の部分圧迫部位にフィルム材をあらかじめ貼っておくとよい。当院では保湿・保護に臀部の薬用洗浄剤のサニーナ®を使用することもある。

まとめ

「治療」と「褥瘡予防」が効果的に行われるために医師との連携を密にする必要がある。

牽引療法中は神経障害が起きないように十分注意する必要がある。そのためには神経の走行を念頭に置きながら、良肢位を保持しなければならない。

循環障害、皮膚障害の早期発見のために定期的な観察も必要である。

体位による圧迫・ずれの発生部位を予測し、あらかじめ対処しておくことが重要であり、褥瘡予防につながる。

使用物品　🅐 P.168（1）

＊本症例ではカバーをつけて使用。

Chapter 11 手術中体位

手術中体位について

　一般的に手術中体位で最優先されるのは、手術野の確保である。これは手術を安全に進めるためであるが、このような手術野優先の手術中体位は、患者にさまざまな問題を引き起こす場合がある。

　手術中体位の安定を図る、手術中にＸ線撮影等を行い状態の確認を行うなどの理由から、手術台にはかぎられた条件を有するマットレス等しか使用できない。また、手術は長時間を要するほか、手術野確保のために持続する同一体位や特殊な体位をとらざるを得ないため、褥瘡発生リスクが高くなる。さらにテープ等により固定し体位を安定させるなど、機械的操作に伴う皮膚への影響も懸念される。

　近年では高齢者の治療に手術が選択されることが多くなったため、低栄養や皮膚の脆弱化など加齢による身体的変化も考慮した手術中体位の工夫が求められる。また、内視鏡下で行われる手術も多く、手術の技法や手術部位によっては、傾斜をかけた状態での体位固定が行われるなど、ずれ力による褥瘡発生にも十分考慮しなくてはならない。

手術中体位とその影響

手術中体位を代表する仰臥位・側臥位・腹臥位について、褥瘡発生の観点から**図1**にまとめる。

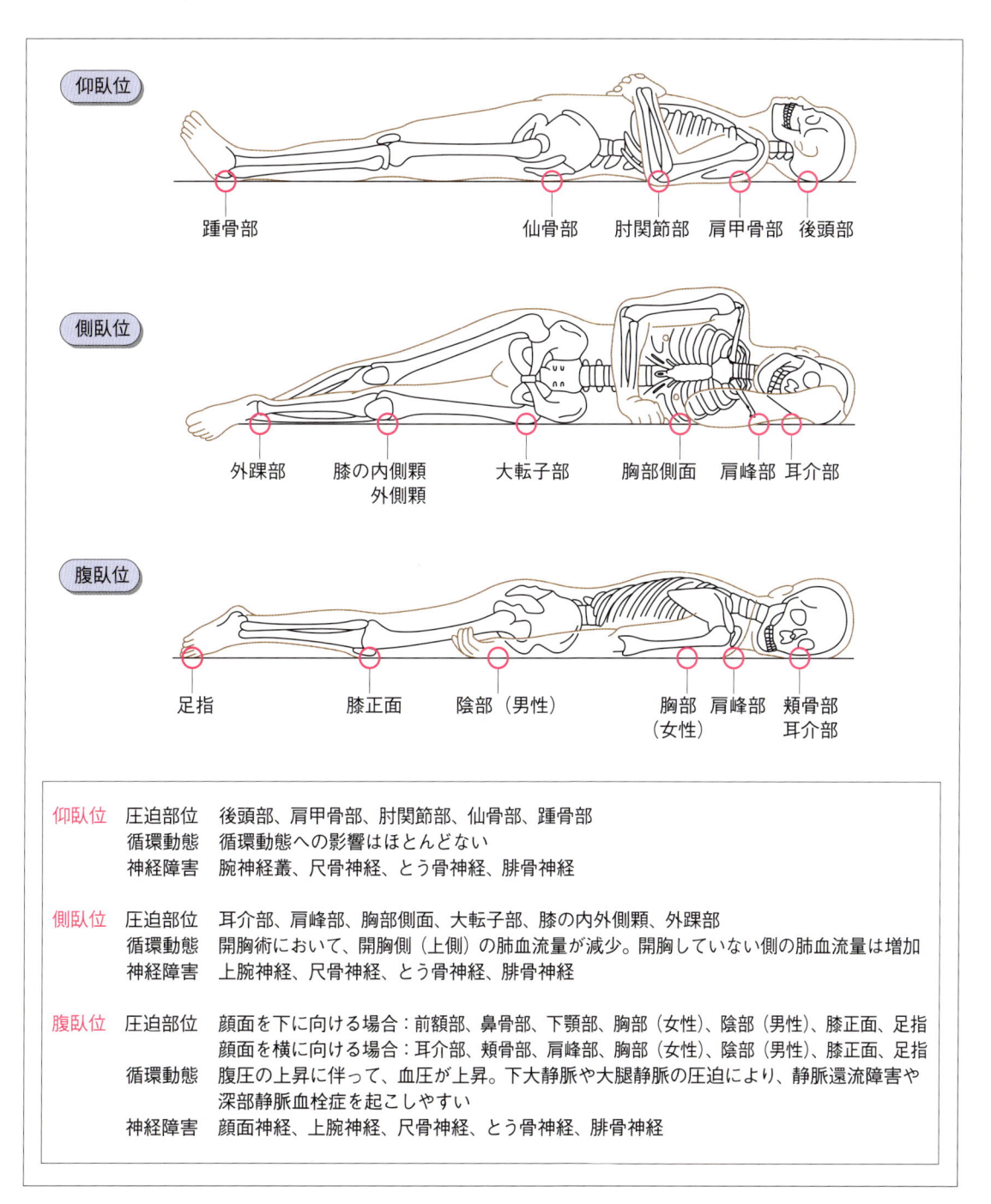

仰臥位
踵骨部　仙骨部　肘関節部　肩甲骨部　後頭部

側臥位
外踝部　膝の内側顆/外側顆　大転子部　胸部側面　肩峰部　耳介部

腹臥位
足指　膝正面　陰部（男性）　胸部（女性）　肩峰部　頬骨部/耳介部

仰臥位
- 圧迫部位　後頭部、肩甲骨部、肘関節部、仙骨部、踵骨部
- 循環動態　循環動態への影響はほとんどない
- 神経障害　腕神経叢、尺骨神経、とう骨神経、腓骨神経

側臥位
- 圧迫部位　耳介部、肩峰部、胸部側面、大転子部、膝の内外側顆、外踝部
- 循環動態　開胸術において、開胸側（上側）の肺血流量が減少。開胸していない側の肺血流量は増加
- 神経障害　上腕神経、尺骨神経、とう骨神経、腓骨神経

腹臥位
- 圧迫部位　顔面を下に向ける場合：前額部、鼻骨部、下顎部、胸部（女性）、陰部（男性）、膝正面、足指
顔面を横に向ける場合：耳介部、頬骨部、肩峰部、胸部（女性）、陰部（男性）、膝正面、足指
- 循環動態　腹圧の上昇に伴って、血圧が上昇。下大静脈や大腿静脈の圧迫により、静脈還流障害や深部静脈血栓症を起こしやすい
- 神経障害　顔面神経、上腕神経、尺骨神経、とう骨神経、腓骨神経

図1　体位別の主な受圧箇所

手術中のポジショニング

　手術では、麻酔のため筋肉は弛緩する。そこで、弛緩により起こる状態を想定しながら、褥瘡発生リスクが高いと判断（予測）される部位へ事前の対応をすることが重要になる。具体的には関節可動域制限や筋肉の付き具合（骨突出の有無と部位）、部分圧迫が予測される部位の圧測定などのアセスメントを行う。麻酔前の体圧は、麻酔後の筋弛緩の状態に対する基準値として見積もることができるため重要である。

　ずれ力への対応としては、ローテーション（傾斜をかける）がない手術であっても、体位が重力にどのように抗するか（体位と重力の関係）によって、自然に体位は変化する（動く）ので、予測される部位や骨突出部には事前に粘弾性パッド等を貼付するなど、予防対策を立てる。

　どのようなポジショニングを行うかは、体位と患者個々の体型により検討する必要があるが、各体位に共通する事項として、以下の点に注意を払うことが勧められる。

> ①部分圧迫を受ける部位と神経圧迫等を生じる部位は、体位別に予測できる。予防・改善を図らなくてはならない部位と場所は特定できるので、予防介入を図る。
> ②圧再分配効果の高いベースマットレス（体圧分散寝具）を使用する。
> ③部分圧迫を回避するために、患者の身体に接する面をフラット（平面、滑らか）にする。角度を付けたい場合には、ベースマットレスの下に補助枕等を挿入する。
> ④ずれ力に対応する素材（ジェル、ゴム）を使用するほか、滑り効果が高いカバー等の使用を検討する（体位がくずれたり、変形しない程度のもの）。
> ⑤部分圧迫のある部位を定期的に置き直しするか、滑る手袋（マルチグローブ®）を使用し、圧・ずれ力の改善を図る。手術野の清潔保持、医師の手術操作とのタイミングを図ることはいうまでもない。

　仰臥位、側臥位、腹臥位におけるポジショニングのチェックポイントを**図2～5**に示す。

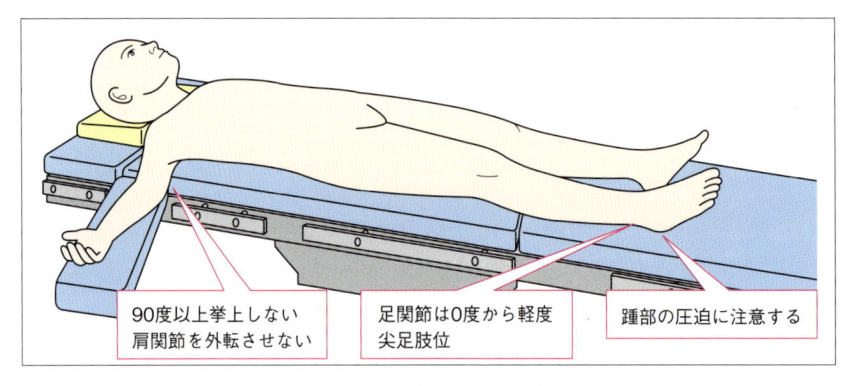

90度以上挙上しない　肩関節を外転させない
足関節は0度から軽度尖足肢位
踵部の圧迫に注意する

図2　仰臥位ポジショニングにおけるポイント

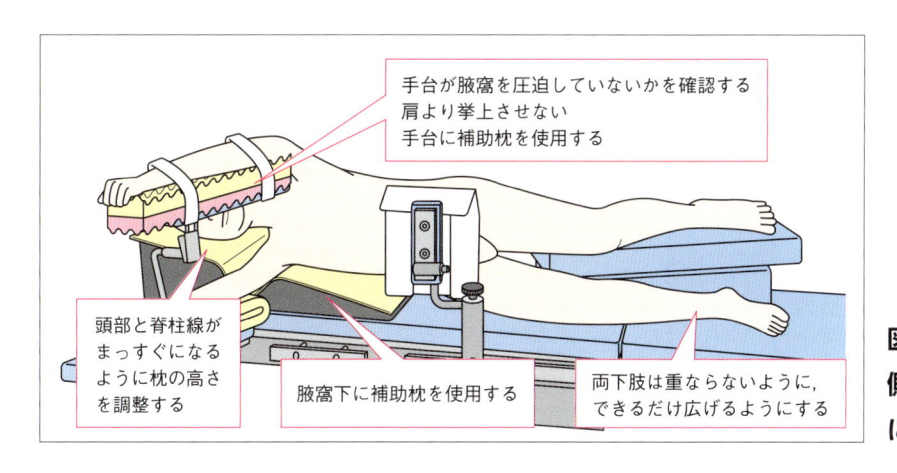

図3 側臥位ポジショニングにおけるポイント

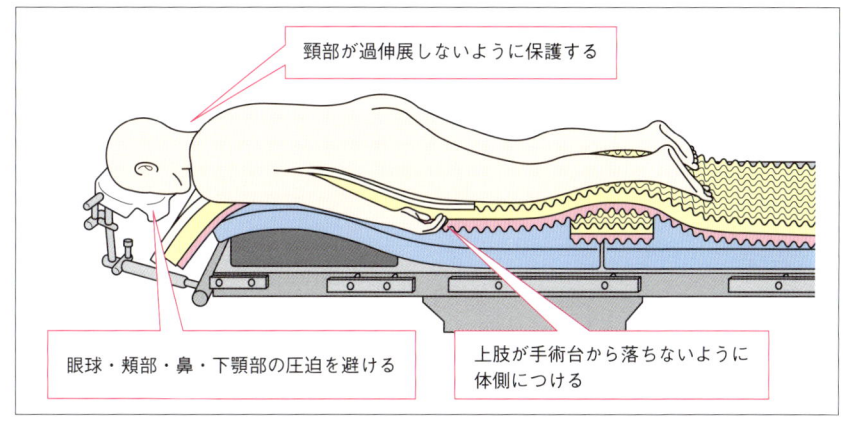

- 手台が腋窩を圧迫していないかを確認する
- 肩より挙上させない
- 手台に補助枕を使用する
- 頭部と脊柱線がまっすぐになるように枕の高さを調整する
- 腋窩下に補助枕を使用する
- 両下肢は重ならないように、できるだけ広げるようにする

図4 腹臥位ポジショニングにおけるポイント

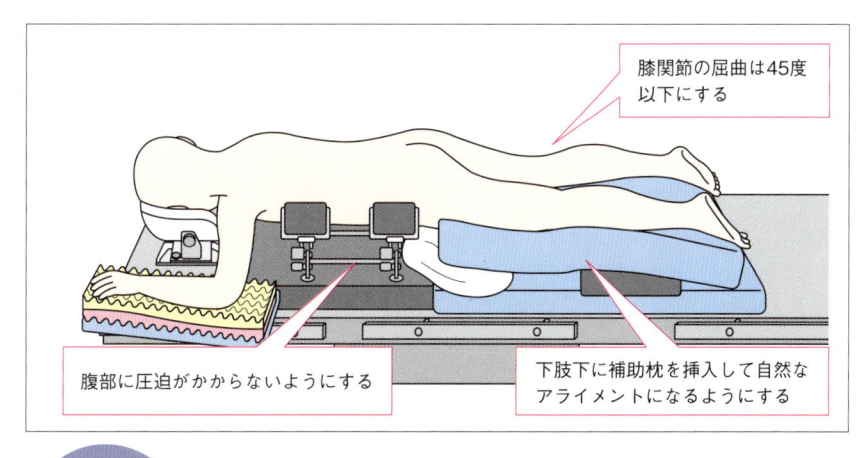

- 頸部が過伸展しないように保護する
- 眼球・頬部・鼻・下顎部の圧迫を避ける
- 上肢が手術台から落ちないように体側につける

図5 四点支持腹臥位ポジショニングにおけるポイント

- 膝関節の屈曲は45度以下にする
- 腹部に圧迫がかからないようにする
- 下肢下に補助枕を挿入して自然なアライメントになるようにする

Point

- 神経の走行と体位との関係をアセスメントする
- 手術前において部分圧が高い部位には皮膚の保護ならびに補助枕の使用を検討する
- 手術中定期的な置き直しを行う

Chapter 11 手術中体位

Chapter 11
CASE 1 仰臥位での長時間手術で神経麻痺の予防を行ったケース

Main Factor: 仰臥位での手術
Sub Factor: 神経麻痺
→ P.090 参照

ケース紹介

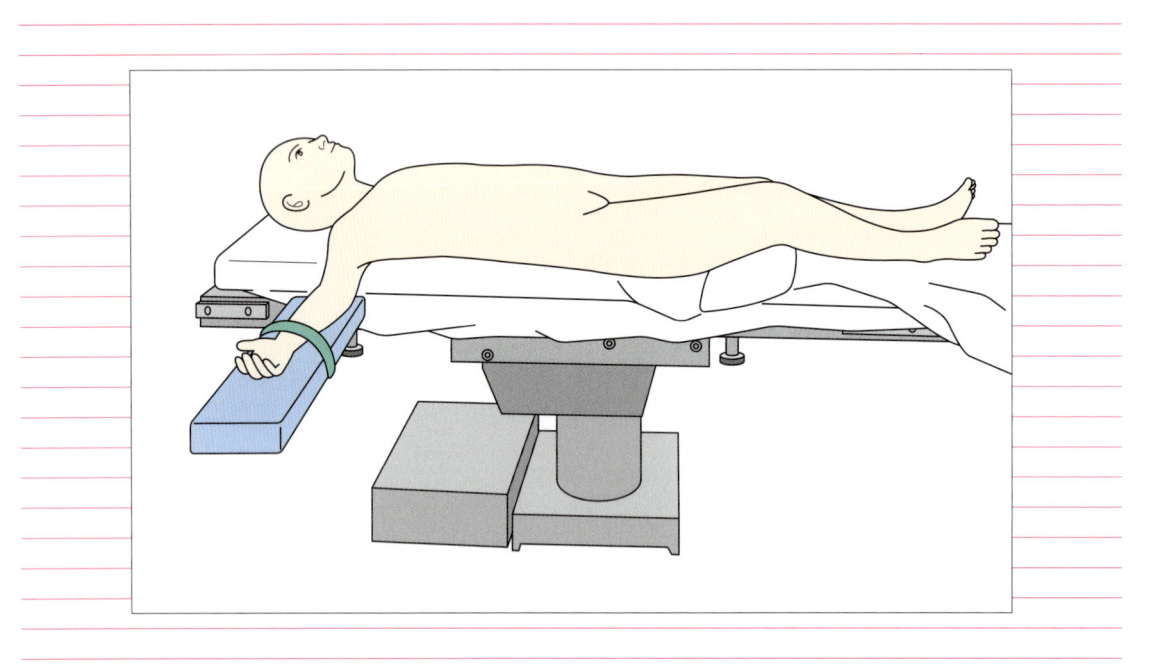

患者情報

30歳代、男性。身長170cm、体重83kg（BMI 28.7）。
病名：狭心症。
予定術式：OPCAB（大伏在静脈をグラフトとして用いる）。
手術中体位：仰臥位。
予定手術時間：7時間。

アセスメントのポイント

問題点とコメント

問題点	コメント
腓骨神経麻痺のおそれ。	仰臥位では、後頭部、肩甲骨部、肘関節部、仙骨部、踵部に圧が集中することが予測できる。今回はグラフト（冠状動脈大動脈バイパス移植術 CABG でバイパスに用いる血管）が採取しやすいように左下肢を外旋位とするため、腓骨小頭、外踝を圧迫する体位となる。特に腓骨小頭の圧迫は、腓骨神経麻痺を起こすおそれがあるため注意が必要である。
腓骨小頭、外踝の圧迫。	
左臀部に圧が集中する。	左下肢を外旋させるため、左臀部に圧が集中する。

望ましいケアと留意点

　十分な術野を確保することと、外側、外踝の圧迫に対処する必要がある。また、左臀部の圧を分散させるために、補助枕の挿入に工夫が必要である。

Chapter 11 手術中体位

CASE 1 仰臥位での長時間手術で神経麻痺の予防を行ったケース

ポジショニングの検討

長時間の手術であり、仰臥位での骨突出部に圧が集中することが予測できる。これらの部位の除圧と分散性を高めるために体圧分散寝具が必要である。今回はソフトナース®（イエローピンク）を使用した。

頸部

生理的彎曲を維持するように補助枕（A）の高さを考慮する。

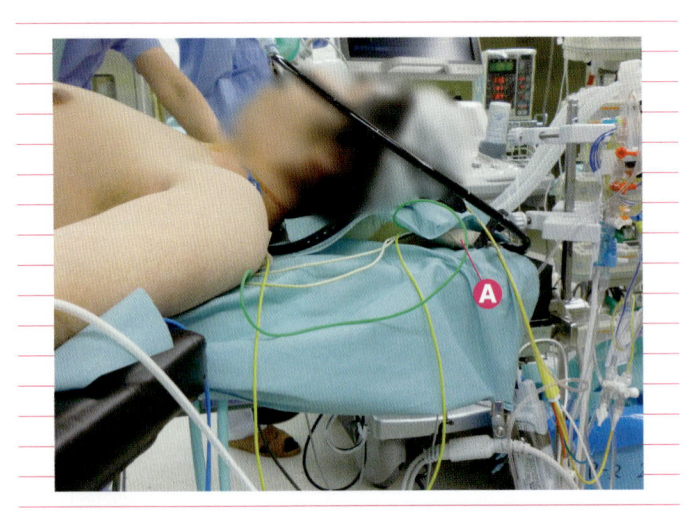

上肢

上肢は腕神経叢麻痺の予防のため、肩関節より上げない。回内、回外中間位とし、肘関節の伸展に注意する。

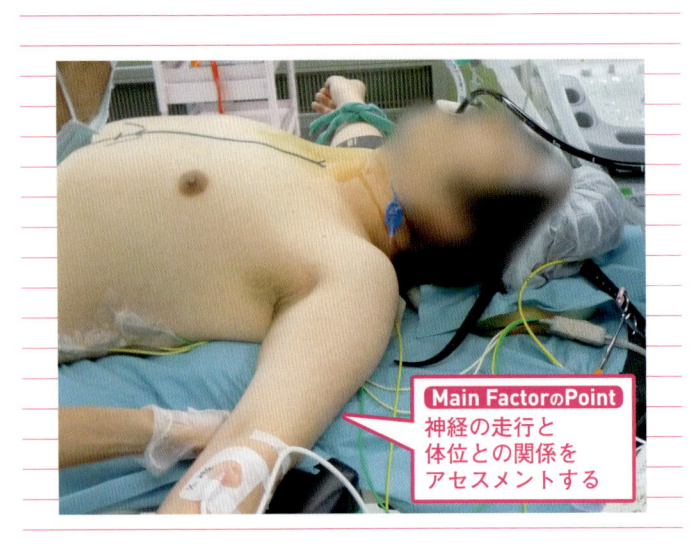

Main FactorのPoint
神経の走行と体位との関係をアセスメントする

下肢

麻酔導入後は両下肢が外旋しやすくなるため、腓骨小頭の圧迫には注意が必要である。

今回は大伏在静脈からのグラフト採取のため左下肢を外旋位としなければならず、腓骨小頭および外踝への圧迫対策が必要である。左下肢を外旋させるために、体軸が左に傾き左臀部に圧が集中しやすい。術者が操作しやすい肢位に整え、左下肢を支えるように補助枕（①カットしたソフトナース®〔イエローピンク〕）を挿入し、体圧を分散させる必要がある。大腿部と下腿部に補助枕を挿入し左下肢の下にできる隙間を埋めるが、その際に腓骨小頭を圧迫しないよう注意する。体圧分散寝具の下に補助枕を入れるようにすると、支持面積が拡大でき、体圧を効果的に分散できる。右下肢は軽く外転させ、補助枕（②カットしたソフトナース®〔ピンク〕）を挿入して内外旋中間位とし、腓骨頭や外踝の圧迫に注意する。

最後に体軸のねじれがないかを確認する。

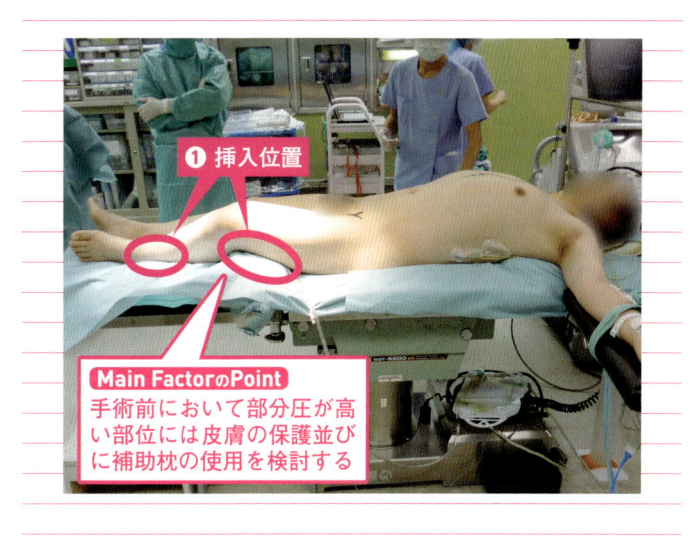

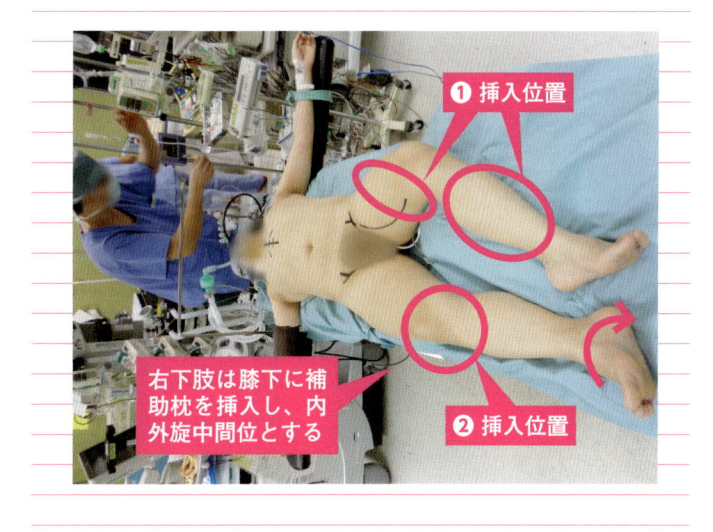

まとめ

　手術では、術野を確保することが最優先となる。しかし同一体位を取り続けることによって一部に圧が集中し、褥瘡の発生リスクが高まるため、圧が分散されるように補助枕を挿入することが必要である。同時に神経圧迫による神経障害を起こさないよう、配慮しなければならない。

使用物品　　Ⓐ **市販のピロー**

Chapter 11
CASE 2
軽度肥満で側臥位での股関節手術に臨んだケース

Main Factor
側臥位での手術

Sub Factor
肥満、神経麻痺
→ P.090 参照

ケース紹介

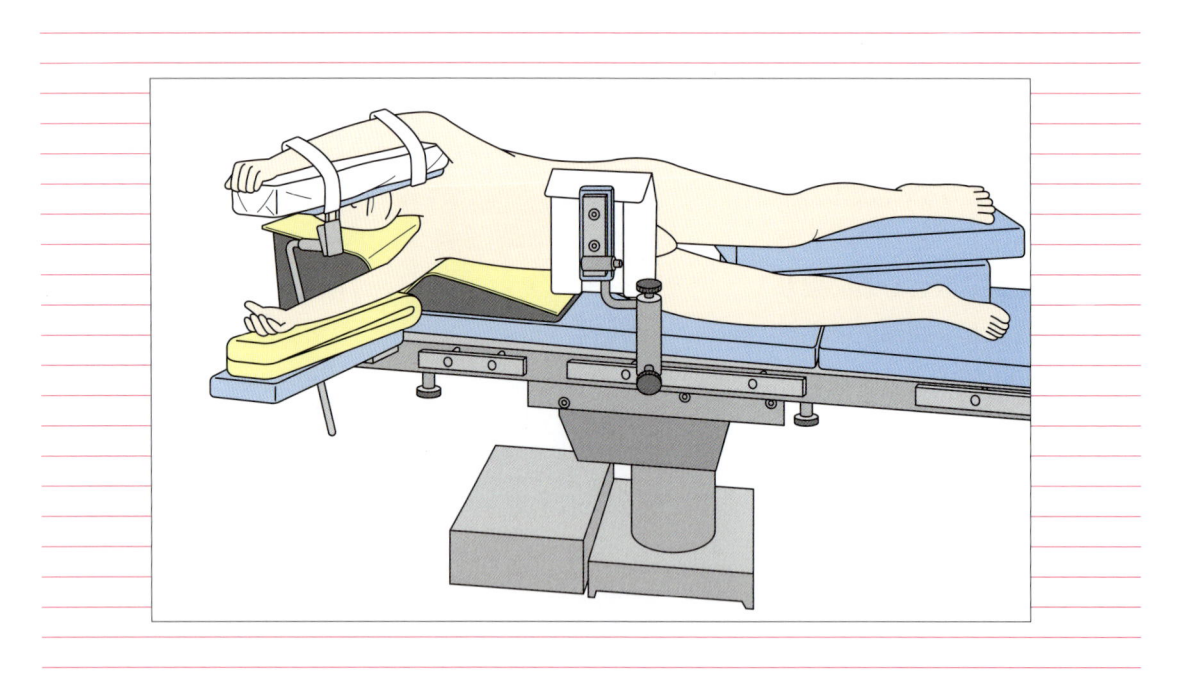

患者情報

70歳代、女性。身長143cm、体重52kg（BMI 25.4）。
病名：右変形性股関節症。
予定術式：THA（人工股関節置換術）。
手術中体位：左側臥位。
予定手術時間：4時間30分。

アセスメントのポイント

問題点とコメント

問題点	コメント
部分圧迫。	側臥位になることにより、ベッドに接する骨突出部の圧迫が考えられる。
骨盤から下肢にずれが生じる。	手術操作により、下になる（左側）骨盤から下肢にかけてずれが生じる。
皮膚のたるみ。	側臥位とすることで皮膚にしわが入る。支持器で固定することでしわの部分に部分圧迫が生じ軽度の肥満があることから、たるみになる。

望ましいケアと留意点

　側臥位になるため、下側の骨突出部（肩部、腸骨部、大転子部、外側、外踝部）の圧迫に注意する必要がある。また、股関節の手術では、手術中に患側下肢（上側下肢）を動かすため、下側におかれる骨盤部から下肢にかけてずれが生じることになる。これらの圧迫とずれに対応できるポジショニングを行う必要がある。

ポジショニングの検討

頸部

体圧分散寝具にソフトナース®（イエローピンク）を使用することで、手術台と下側体側に生じる圧を減少することができる。

下側上肢

下側上肢の圧迫を防ぐため、腕抜き用の補助枕を使用し、隙間を埋めるようにする。今回は2種類のポジショニングピローを組み合わせた。1つはゲル系の補助枕（Ⓐ）を、もう1つはⒶと体圧分散寝具との隙間を埋めるように補助枕（①カットしたソフトナース®〔イエローピンク〕）を使用した。
肩部の圧迫を防ぐためには枕の高さの調整も重要である。脊椎・頸椎がベッドと水平になるように枕の高さを調節する。

Main FactorのPoint
手術前において部分圧が高い部位には皮膚の保護ならびに補助枕の使用を検討する

上側上肢

上側上肢は肩より挙上しない。

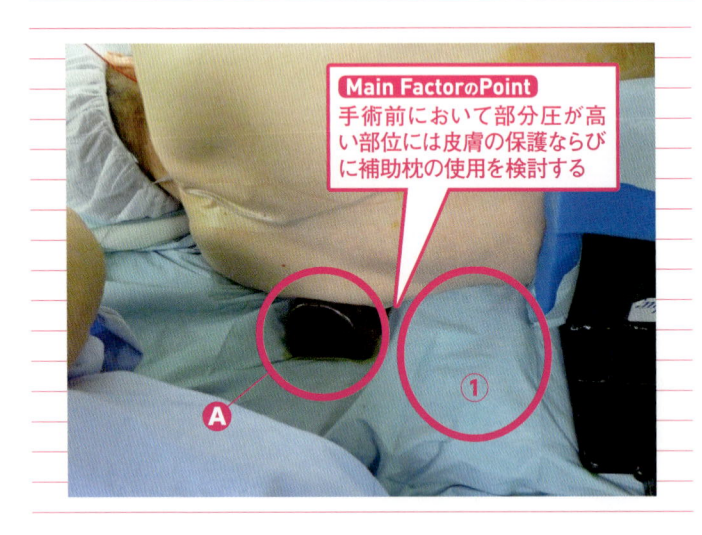

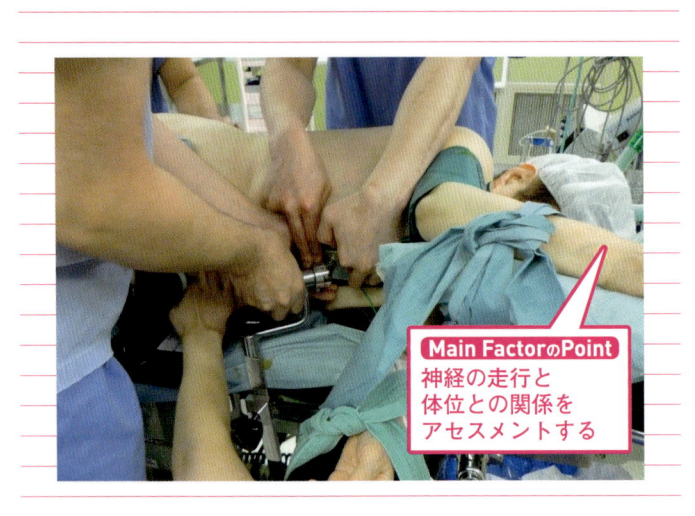

Main FactorのPoint
神経の走行と体位との関係をアセスメントする

骨盤から大転子部

骨盤から大転子部には、体圧分散寝具の上にさらにゲル系の補助枕（Ⓑ）を敷き、ずれに対応する。

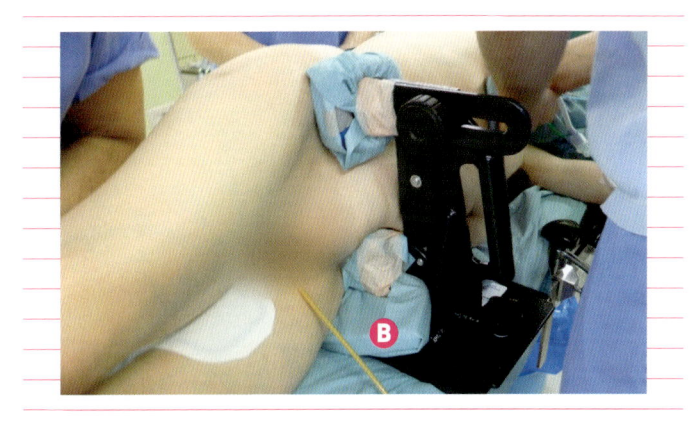

骨盤

体側支持器の身体に接する側を厚みのあるスポンジ（Ⓒ）で覆い、上前腸骨棘に当たるよう位置を決める。
左右の上前腸骨棘を結んだ線が手術台に対し垂直になるように体位を整え、後方の支持器で身体が動かないように固定する。

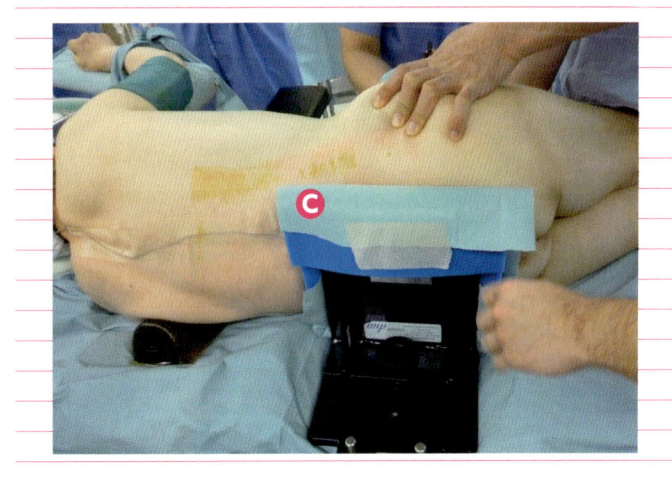

下肢

下になる足の膝を屈曲位とし、基底面積を広げ、安定させる。腓骨小頭の圧迫による腓骨神経麻痺に注意し、小さな枕（❷カットしたソフトナース®）を挿入する。このとき、枕を入れることで部分圧迫を起こすおそれがあるので、（写真ではわかりやすくするために直接膝の下に置いているが）体圧分散寝具の下に挿入するとよい。

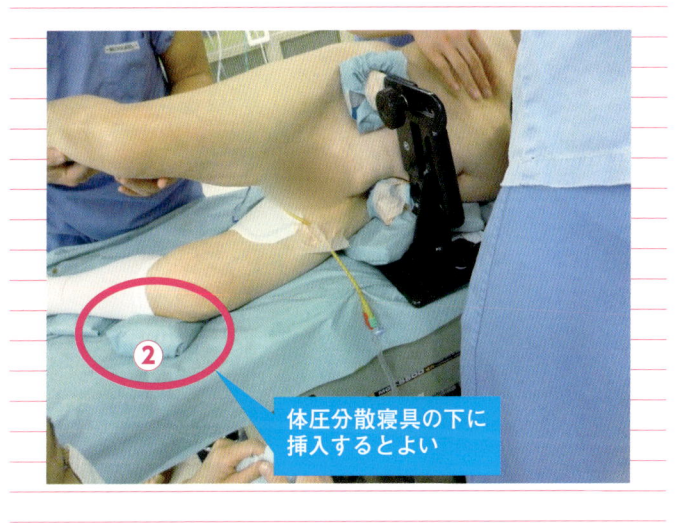

体圧分散寝具の下に挿入するとよい

Chapter 11 手術中体位

CASE 2 軽度肥満で側臥位での股関節手術に臨んだケース

外踝の圧迫にも注意する。
脊柱がベッドに平行であり、両腸骨を結ぶ線がベッドに対し垂直になるようにする。上の下肢を動かしてみて、上半身がぐらつかないことを確認する。

皮膚

皮膚のしわによる褥瘡を予防するため、支持器に当たっている皮膚がひきつれていないか、しわになっていないか確認する。

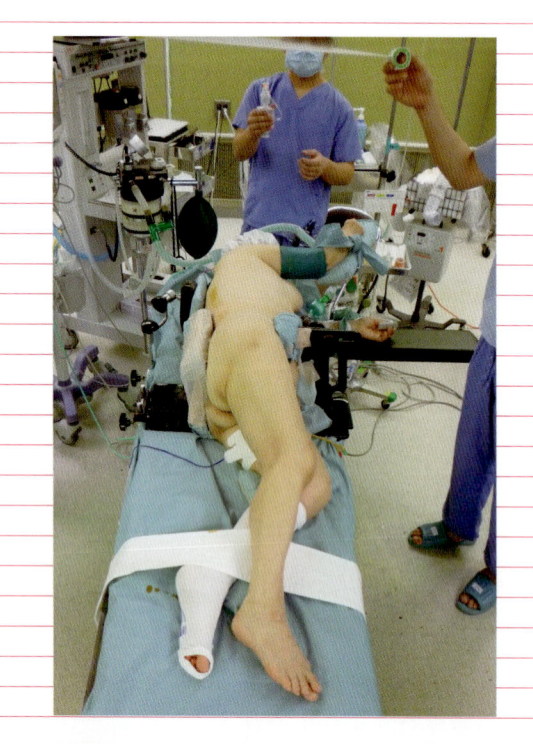

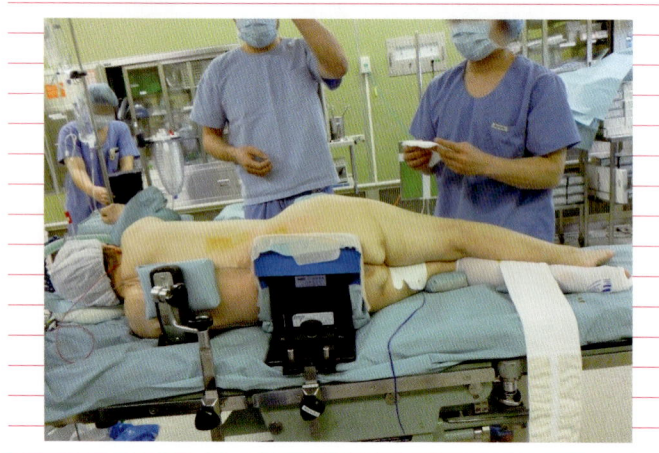

まとめ

　手術操作のために生じるずれを予測し、対応する。股関節の手術では上側下肢を動かすことによる、下側の骨盤から下肢のずれへの対策が必要である。ふくよかな体型の患者の場合は皮膚のたるみにも注意する。

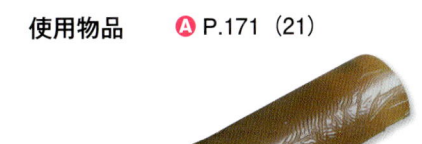

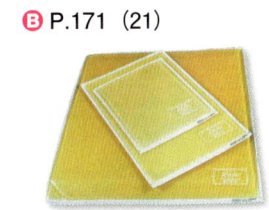

使用物品　Ⓐ P.171（21）　　Ⓑ P.171（21）　　Ⓒ院内備品

Chapter 11 手術中体位

CASE 2 軽度肥満で側臥位での股関節手術に臨んだケース

> Column

特殊な手術中体位ケースの検討
―胸腔鏡補助下肺部分切除術時のポジショニング

患者情報

70歳代、男性。胸腔鏡補助下肺部分切除術を施行、手術時間（体位維持時間）は2時間40分であった。

ポジショニングの実際

体圧分散寝具はゲル系マットレスを使用した。左側臥位をとり、術野確保のために両上肢を肩関節と水平になるように挙上し、手術台に固定した。前胸部と背部を固定板で固定し、体幹の安定を図った。

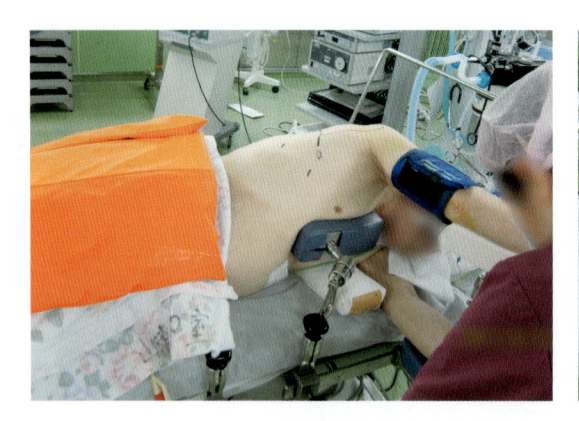

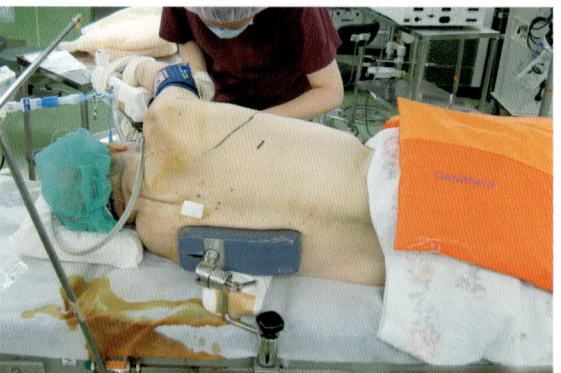

両膝内側の局所圧迫を予防するため、両下肢の間にソフトナース®をカットしたものを挿入した。

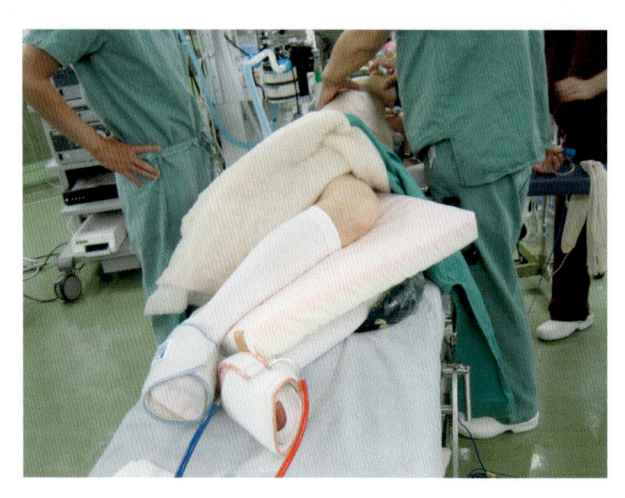

左膝下（腓骨小頭）の部分圧迫による腓骨神経麻痺を予防するために、ゲル状の補助枕を挿入し、圧の分散を図った。

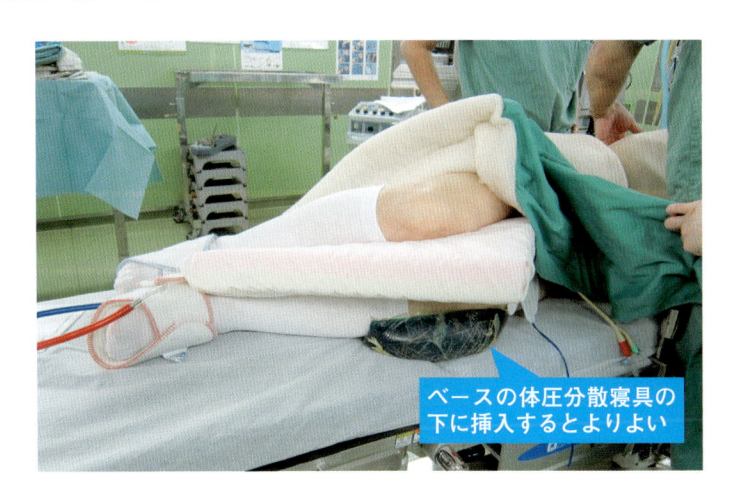

ベースの体圧分散寝具の下に挿入するとよりよい

ポジショニングの問題点と改善策

　術後、褥瘡形成はなかったが、消退する発赤が肩峰部、腸骨部、側胸部にみられた。この原因として、以下のことが考えられる。なお、術後2日間ほど左肩痛の訴えがあったが、経過観察および湿布の使用で軽減した。

①下肢の重なりによる両膝内側の部分圧迫と左膝下（腓骨小頭）の部分圧迫・神経障害を予防する目的で補助枕を挿入したが、補助枕に厚みがあることで骨盤が右側に傾き、上半身と下半身にねじれが生じた。そのため、腸骨の部分圧が増大し、術後、腸骨部に発赤を生じた。また下肢のみに補助枕が挿入されたことで、下肢が挙上され、腸骨への圧が増大した。

②骨盤の傾きによる上半身のねじれと術中操作により生じたずれ力によって肩峰、腸骨部、側胸部に発赤を生じた。

③頭に挿入した補助枕の厚みが薄く、肩峰部に圧が集中したため、肩峰部に発赤と術後の肩の痛みを生じた。

　また、上記の改善策としては、以下の事項があげられる。

1）両膝内側の圧迫予防のためには厚みのある補助枕を挿入するのではなく、下肢を前後に交差させ、両下肢間に生じた隙間を埋めるように補助枕を挿入する。

2）膝下（腓骨小頭）の圧迫予防のために挿入した補助枕を薄くし、また補助枕を大きくすることで下肢全体を保持する。

3）術中にずれ力が生じると予測される部分に可能なかぎり圧抜きを行うことで、ずれ力を軽減させる。

4）頭部に挿入する枕の高さを調節し、頭部と脊柱のねじれを解消し、肩峰部にかかる圧を分散させる必要がある。

Chapter 11　手術中体位

Chapter 11
CASE 3 腹臥位の手術で典型的なポジショニングを行ったケース

Main Factor: 腹臥位での手術
Sub Factor:

ケース紹介

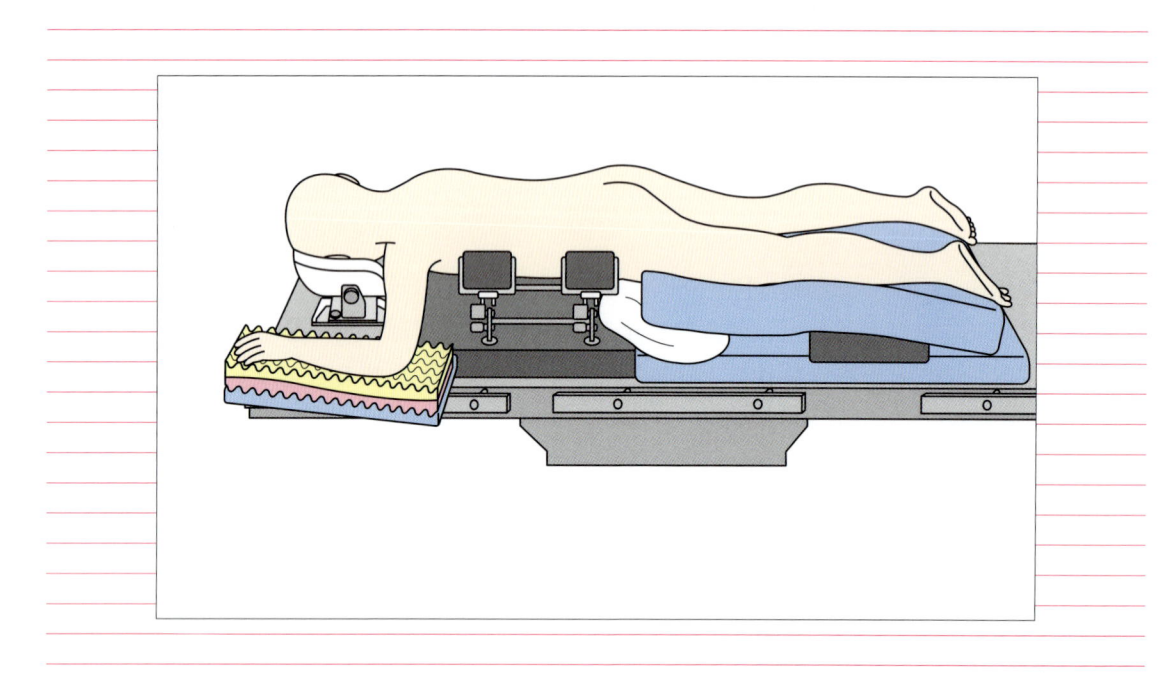

患者情報

70歳代、男性。身長154cm、体重49kg（BMI 20.7）。

病名：頸椎後縦靱帯骨化症。当院では頸椎の手術に四点支持器を使用している。

予定術式：椎弓形成術。

手術中体位：腹臥位。

予定手術時間：4時間30分。

アセスメントのポイント

問題点とコメント

問題点	コメント
四点支持器を使用することによる部分圧迫・ずれ力。	前胸部の肋骨や腸骨棘、突出する膝部、足趾尖端部が部分圧迫とずれ力を受けやすく、褥瘡発生のリスクが高い。 腹部の大血管や下大動脈に圧迫を生じるおそれがある。
局所のずれ。	手術中体位（軽度頭側挙上位）や手術操作によりずれを生じる。

望ましいケアと留意点

　腹臥位という特殊な体位での手術では、通常では想定できない部位に褥瘡が発生するおそれがある。四点支持器を使用する場合、固定位置の圧分散が重要である。手術中の体位や操作によるずれや褥瘡好発部位を予測して、対処する必要がある。

　腹臥位でのポジショニングでは、部分圧迫を回避するために体圧分散寝具や補助枕をうまく使用し、接触面積を広げ、分散を高めるようにする。腹臥位が身体に与える影響も考慮しなければならない。

ポジショニングの検討

頸部

挿管チューブの抜去、屈曲に注意し、頭部三点固定器で頭部を固定する。顎の褥瘡発生を予防するため、手術台に顎が当たらないよう注意しながら軽度前屈位とする。

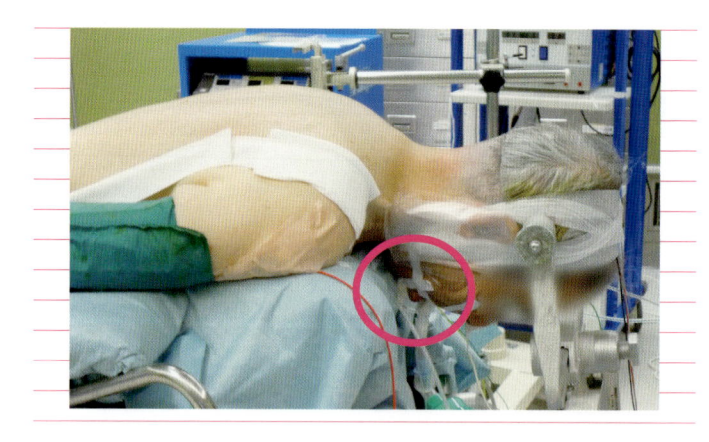

上肢

肩関節の位置と上肢が水平になるよう、手台の位置を決める。掌は上を向くよう身体に沿わせる。最後に肩が上がりすぎていないか、もう一度確認する。

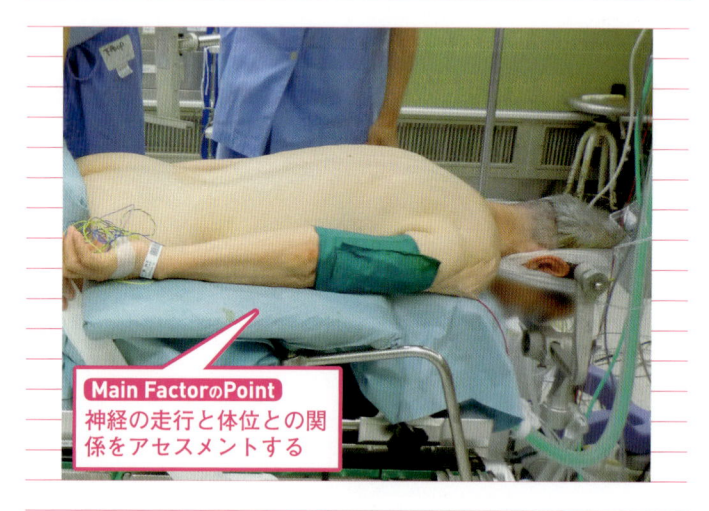

Main FactorのPoint
神経の走行と体位との関係をアセスメントする

腹部

下大静脈を圧迫することにより、静脈の還流障害が起こるため、圧迫に注意する。
四点支持器に乗る部位の皮膚にしわがよっていないかを確認する。

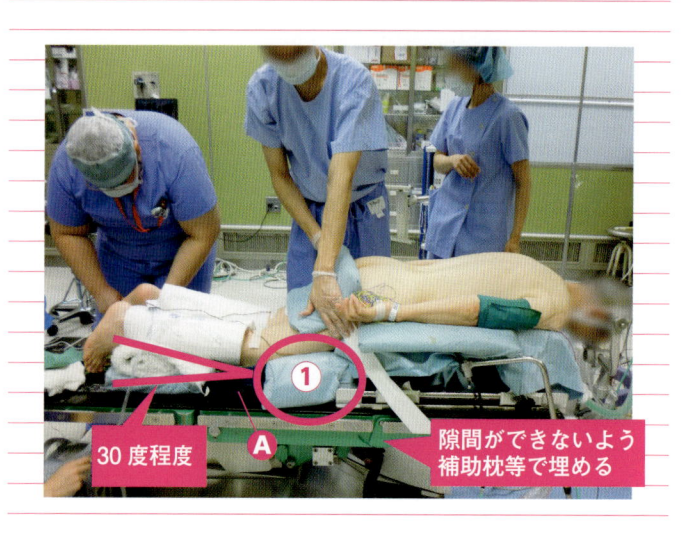

30度程度 Ⓐ 隙間ができないよう補助枕等で埋める

下肢

四点支持器を使用する腹臥位は、支持器に覆いかぶさるような体位となる。四肢が垂れ下がるようになるため、大腿部、下腿部の接触面積を増やし、体圧を分散させるように補助枕（❶カットしたソフトナース®〔イエローピンク〕）等で調節する必要がある。また男性の場合は陰部を圧迫していないか確認する。このとき、大腿部を屈曲させすぎると大腿静脈を圧迫し、深部静脈血栓症の原因となるので注意する。

膝と手術台の接触する部位には底づきしないゲル系の予防具（Ⓐ）を使用した。下腿から足関節にかけては膝関節が軽度屈曲するように足関節までを少し挙上する。このとき、足趾が接地しないよう注意する。ムートン（Ⓑ）を丸めて使用したが、体圧分散性のあるウレタンフォーム系のものが理想的である。たとえば1枚の大きなソフトナース®（イエローピンク）を用い、肢位に合わせて厚みを増すための補助枕を使用すると、体圧分散と除圧に効果がある。

最後に体軸のねじれがないかを確認する。

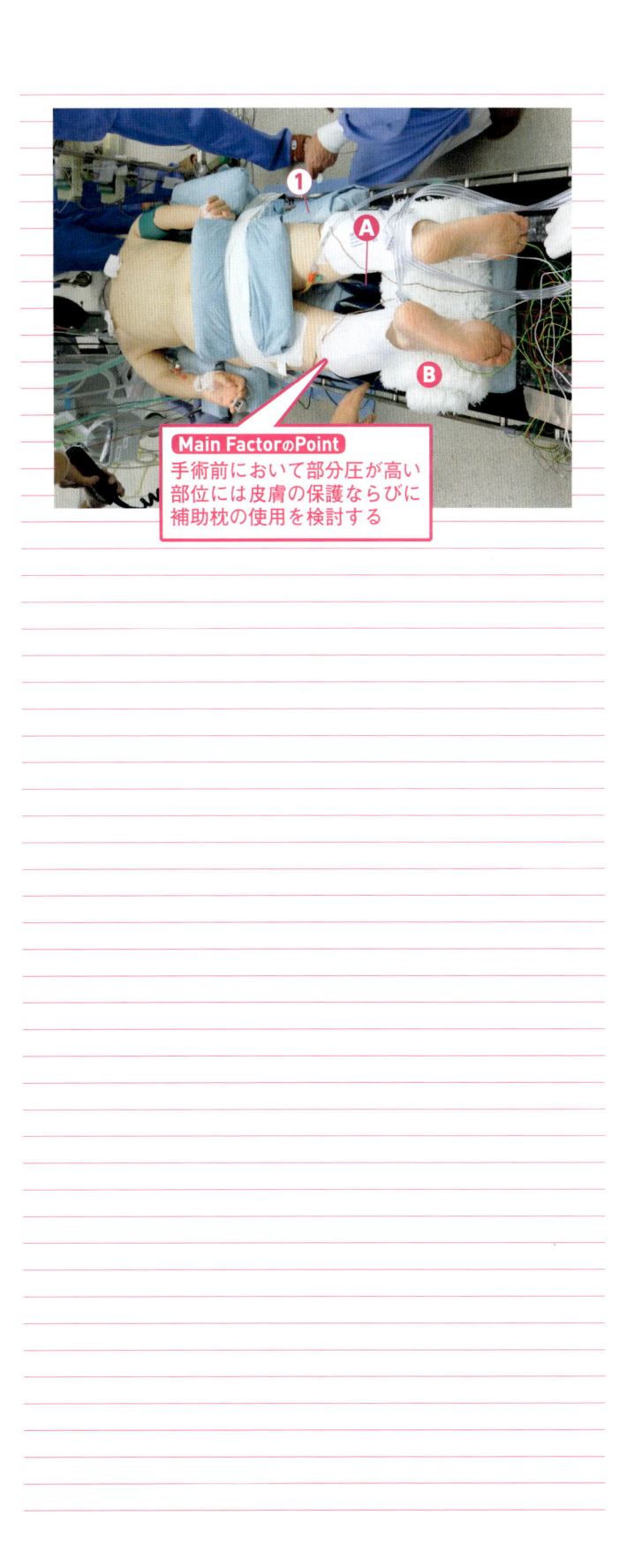

Main FactorのPoint
手術前において部分圧が高い部位には皮膚の保護ならびに補助枕の使用を検討する

Chapter 11 手術中体位
CASE 3 腹臥位の手術で典型的なポジショニングを行ったケース

手術中体位への配慮

手術操作をしやすくするため、ベッドは水平ではなく、頭側を軽度挙上する。そのときのずれを防止するためにも、大腿部の接触面積を増やすような補助枕（P.158写真〔下〕の①）の挿入の仕方が重要となる。点滴ラインの圧迫やテープ固定による皮膚障害にも留意する必要がある。

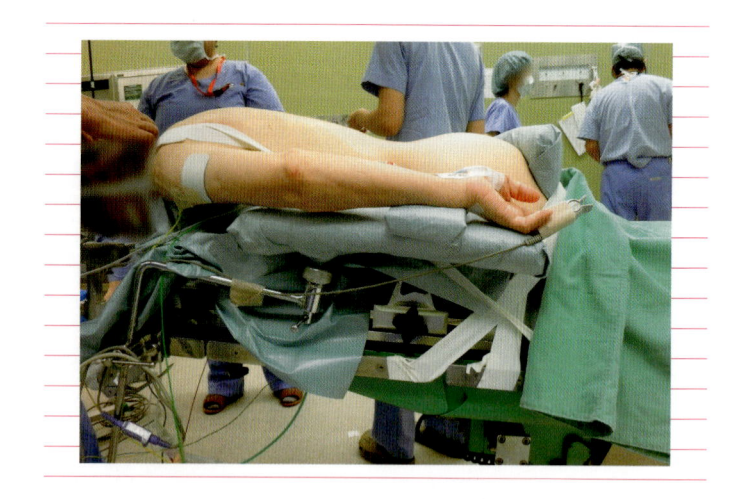

まとめ

　手術中体位が身体に及ぼす影響を考慮しながら、ポジショニングを行う必要がある。
　腹臥位では骨突出部（鎖骨部、上前腸骨棘部、膝部）に対する圧迫への対策と、接触面積を増やすための工夫が必要である。

使用物品　　Ⓐ 院内備品　　Ⓑ 院内備品

Column

四点支持器での体位調整のポイント

　本ケースで使用した四点支持器（ポリウレタンフォーム＋ゲルの脊椎外科用手術フレーム®：イソメディカルシステムズ）で体位調整をするときのポイントをあげる。

　患者を乗せたストレッチャーを手術台の横に並べ、四点支持器の位置を確認する。鎖骨と上前腸骨棘部の長さを測って位置を調整するとよい。鎖骨部と上前腸骨棘がそれぞれの支持器の中央に乗るような位置にする。この支持器は支持面がゲルであり圧迫やずれに対処できる。

　仰臥位から腹臥位にする際には、医師を含め十分な数のスタッフで行い、ずれを起こさないよう患者の身体を浮かして支持器に乗せる。

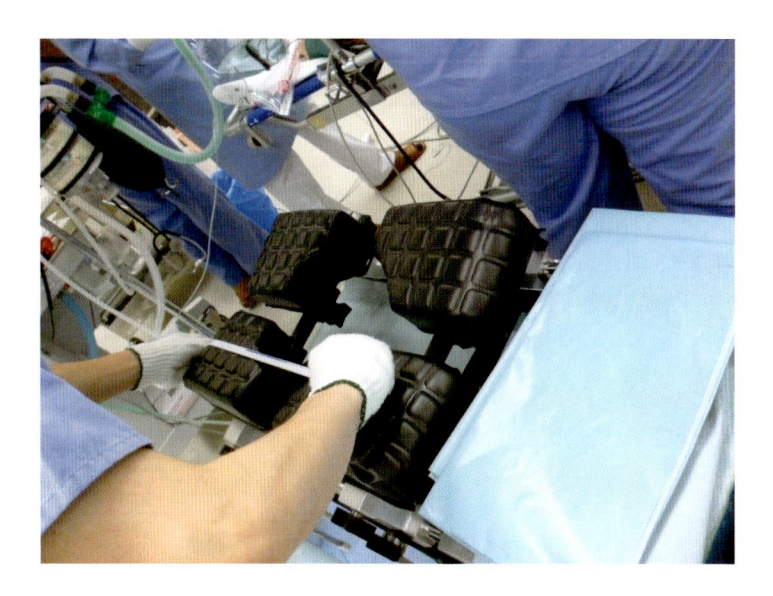

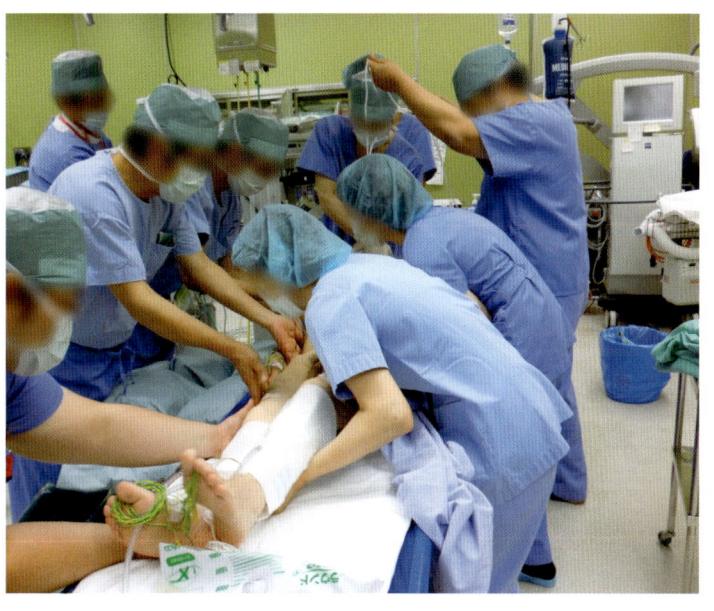

Column

パークベンチ体位の体圧分散・ずれ解除

　パークベンチ体位は、側臥位を中心にして取られる特殊な体位である。術野を十分に露出することができ、手術の操作性がよいため、安全かつ最小限の時間で手術を進行させることができる。ただし、狭い接触面で体幹を支えるうえに、体幹の前傾や上体挙上などが行われるため、十分な体圧分散やずれの解除の工夫が必要である。

　腋から上部はベッドからせり出し、腋窩から下方の側胸部で身体を支える。この部分は、頭部と胸部以下の支点となっており、重力による身体の重みだけでなく、頭部の下垂による力も加わる。

　この体位は対象の患者によって微調整が必要であるため、ポジショニングを画一的に示すのは難しい。そこで、共通点を見いだせないかと数回のトライアルを行った結果、以下のことがポイントであることがわかった。

① 側胸部が十分に体圧分散できる厚みのある体圧分散寝具を使う
② 側胸部が支点にならないようにする
③ 体位のセッティングはシンプルに短時間で行う
④ 体圧やずれを定期的に解除する

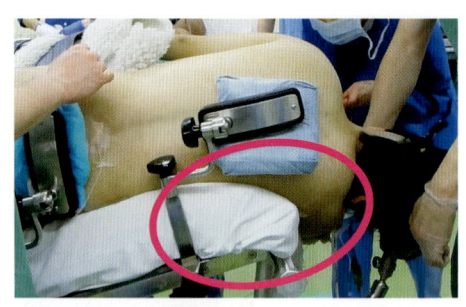

手術台から肩や上肢がせり出して頭部が下垂し、側胸部とマットレスの間に手が入らないほど体圧が高くなっている。

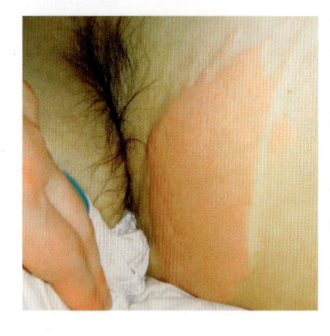

8時間のパークベンチ体位による手術後、側胸部に発生したDTI。体圧分散マットレスは約15cmの厚みに調整していたが、強い外力が接続して発生したと考えられる。

1．側胸部が十分に体圧分散できる厚みのある体圧分散寝具を使う

　体圧分散を行うためには体圧分散寝具が潰れないことが重要である。通常の仰臥位では厚さが10cmもあればよいが、下になる側胸部は丸みを帯びて接触面積が狭く、体圧の集中を考えると10cm程度の厚みでは容易に底づきしてしまう。また、狭い範囲に体圧が集中することを避けるため、より広い範囲で体幹が支えられるような工夫を行う。すなわち、体幹を体圧分散寝具で包み込むようにすると少しでも体圧が分散し、安定した体位とすることができる。

　具体的には以下のようにする。

1) 体位の保持力や体圧分散力からソフトナース®（厚さ6cm）を選択する。ベッド幅と同程度の幅にしておく
2) 体圧分散性を高めるために、ソフトナース®は2～3枚重ねて厚みを出す。患者の体格や術野の位置によって枚数を変える。

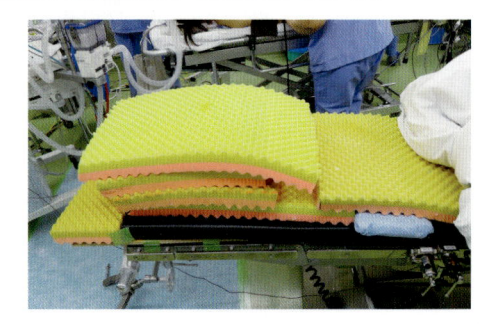

3) ソフトナース®は、3〜4cm間隔でずらして置く。単に重ねて臥床すると、ソフトナース®上端の断端部分に疼痛を感じる。体圧が加わることで辺縁部が変形してめくれ、強い圧迫となる（体圧55mmHg）。
4) 一番上に置くソフトナース®は、段差の影響をより少なくするために上端を十分に覆う。
5) 肩の部分が浮いて不安定なため、ソフトナース®の切片を置いて支えにする
6) 患者の身体が深く沈み込むと、シーツはしわができたり、ハンモック状になって有効な体圧分散ができない。そのため、シーツは使用しない。
7) 側胸部が支点にならないように、できるだけ広い接触面積で支える。固定の最終段階では、体幹を包み込むように当てる。
圧解除をする側は手が入れやすい高さとする。写真では体幹を前傾させるため背部から手を入れている。背側を短くし、胸部側を長く覆うようにした（状況によって変える）。

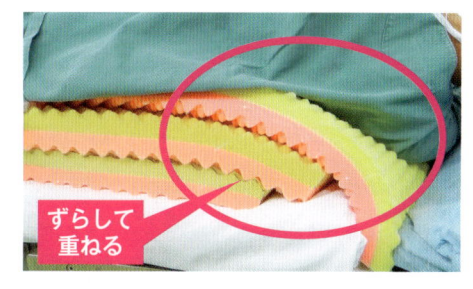

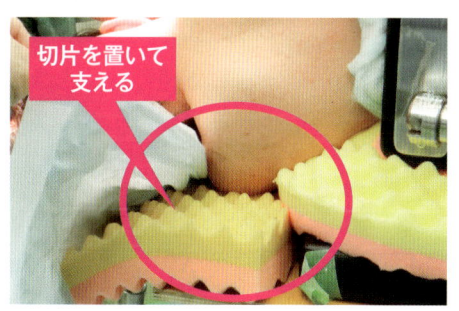

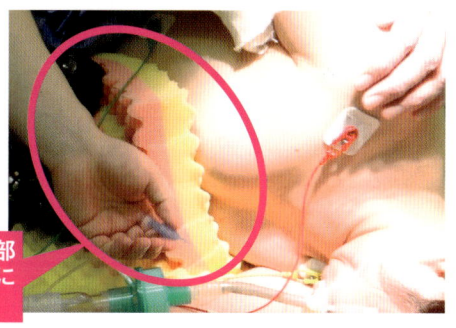

ずらして重ねる

切片を置いて支える

体幹が前傾しているため、前胸部から側胸部全体を包み込むようにすると体圧が分散されやすい

2．側胸部が支点にならないようにする

　頭部を下垂させて術野を露出させても側胸部が支点とならないようにするためには、骨盤や下肢の向き・高さを調整することで体位のバランスを整えることが重要である。ただし、ねじれを完全になくそうとするとかえって術野の十分な露出に支障をきたす。
　具体的には以下のようにする。
1) 腸骨部の体圧分散をするために下肢全体を高くする。
2) 下肢はずらして、下側の下肢に上側の下肢の重みがかからないように調整する。大腿・下腿部の生理的な凹凸部は、ソフトナース®では隙間が生じて緊張が生じてしまうため、スタソフトEX®などを用いて隙間をなくす。
3) 足先が浮いたり、下垂しないようにスタソフトEX®や小枕などで調整する。

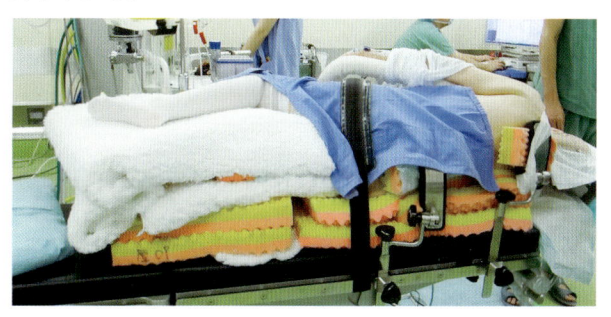

体幹がほぼ真っすぐになるように下肢を高くすることで側胸部や腸骨に加わる圧を軽減している。

Chapter 11　手術中体位

3．体位のセッティングはシンプルに短時間で行う

　これまで、手術台から頭部を下垂させるために手台の設置ができず、上肢は吊り下げ固定をしていた。しかし、吊り下げ固定は調整に時間がかかり、かつ周囲に自由に行き来できる空間が減るために体幹の圧やずれの解除（圧抜き）が困難であった。

　今回、手台を使う方法を試みた。具体的には以下のようにする。

1) 短時間で安定した上肢固定をするために手台を使う。
2) ソフトナース®などの体圧分散用具を重ねて手台がセットできる位置に身体の高さを調節する。
3) 腕を自然な曲線を維持できるように手台に固定する。
4) 肩から手に生じる隙間に小さいスタソフトEX®などを挿入する。

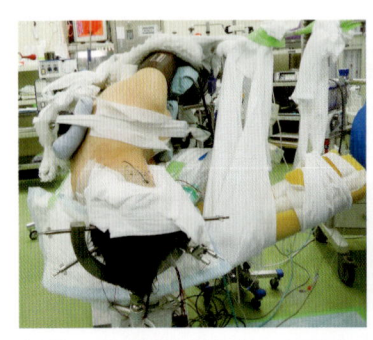

（頭側から見た写真）手台がセットできないため、吊り下げ固定をしていた。安定と固定に時間を要するほか、調整が困難であった。

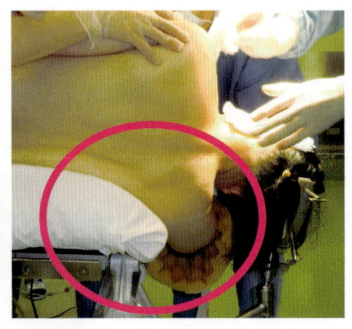

背側から見ると腕の支えがないため、腕や腕のつけ根に過度の緊張が生じ、側胸部の体圧が増してマットレスが潰れている。

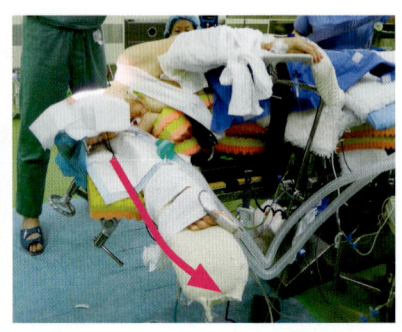

手台に乗せた腕は、腕の自然な曲線が保持できるようにスタソフトEX®などを置いて支えている。

4．体圧やずれを定期的に解除する

　手術では、長時間になるほど体圧やずれの解除（圧抜き）が重要となる。体圧管理については術前から医師と連携を図り、術中は短時間で体位をくずさずに圧・ずれの解除を行うことが大切である。パークベンチ体位は、手を差し込むだけでも圧・ずれを解除することができる。

　具体的には以下のようにする。

1) 接触面への手の挿入やプッシュダウンには、ポジショニンググローブ®の使用が便利である。
2) 体圧が高くなる接触面にフィルム材を貼付して滑りをよくする。
3) 術中は医師とタイミングを計り、定期的（たとえば2時間ごと）に圧解除を行う。
4) 体圧がうまく分散していれば、ポジショニンググローブ®で側胸部の下にも容易に手を入れることができる（体圧 55mmHg → 42mmHg）。

まとめ

　特殊体位の保持時間を最小限にするために、効率的でシンプルな体位の調整が重要である。そのためにも術前のシミュレーションと打ち合わせが必要である。術中の体圧管理においても、スタッフや医師との連携が重要である。

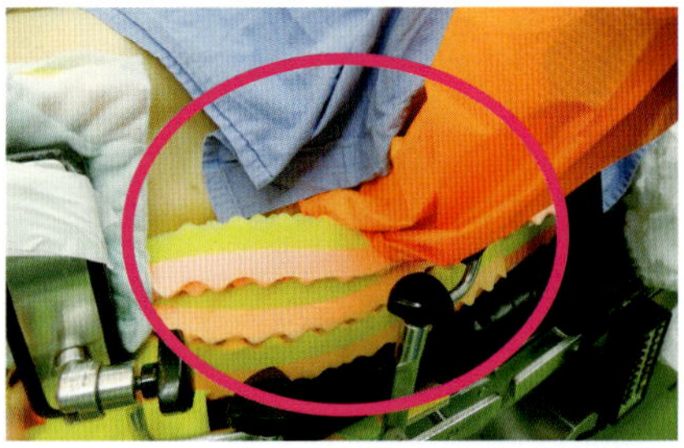

> Column

非侵襲的陽圧換気（Non-invasive positive pressure-ventilation；NPPV）を受ける患者の圧管理

フェイスマスクは必要以上に締めつけない

　NPPVでは、凹凸のある顔面とフェイスマスク（以下、マスク）のフィッティングが難しく、有効な酸素化を図ろうとしてベルトを強く締めがちである。しかし、締めつけはマスクによる圧迫を強くし、褥瘡のリスクを高めるばかりでなく、苦痛も増強する。酸素化を図りながら最小限の苦痛と褥瘡予防のためには、適切な装着や圧管理が必要である。

1) 顔の大きさに合ったサイズを選択する。
2) 鼻骨の高さに合わせて、額アームの長さを調節する（**1**）。

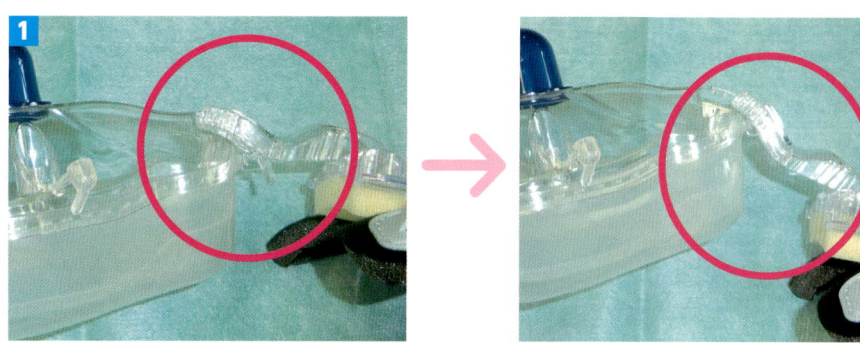

この製品のアームは初期設定が一番短い段階でセットされている

3段階のうち、最も長くした状態

3) 固定ベルトを締めすぎない。指示範囲のtotal Leak量を目安にベルトの締め具合を調節する。
4) 顔面中央でマスク固定を維持するために、顔の向きに合わせたマスクの位置や回路の向き・長さを適宜調整する。
5) 定期的にマスクをはずして皮膚を観察する。
6) マスクがはずせない場合は、マスクと皮膚の間に指を入れて「圧・ずれ」を解除する（**2**）。 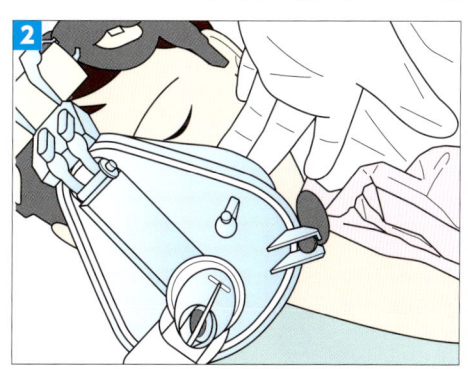
7) 状況により、ジェル付きマスクや形状の変更を検討する。

マスクは正中に固定して管理する

マスクの固定は、正中で維持されないと左右のいずれかに圧が集中して、褥瘡となりやすい（**3 4**）。

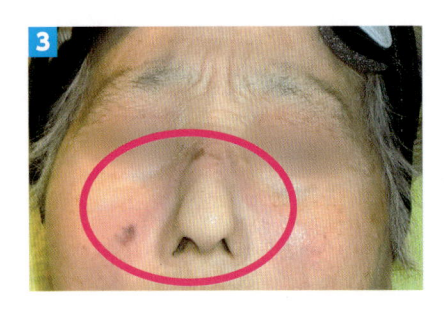

緊急でNPPV開始12時間後、鼻骨から両頬骨にかけて浸軟と消退しない発赤が発生し、右側は紫斑を伴っていた。患者の体動や呼吸器回路の重みでマスクは右方にずれることが多く（**4**、→）、圧迫やずれが持続して褥瘡が発生したと考えられた。

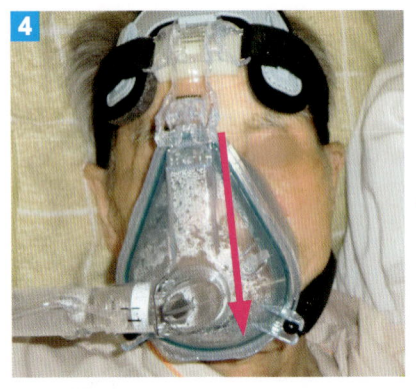

本来は鼻筋のラインを中心にしてマスクを固定しておかなければならないが、体動や回路の重みでヘッドギアもマスクも右方にずれている

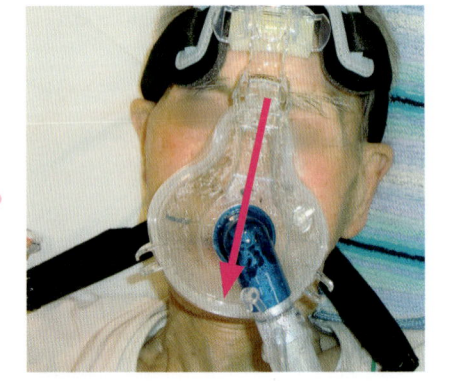

問題点を修正して、ヘッドギアとマスクを正中に固定し直したもの

マスクが正中に維持できるように、以下の方法で装着や固定を行う。

1) マスクは、鼻を中心に左右対称となるように正中に置く。
2) 固定ベルトは左右同時に締める。片方ずつ締めると加わる圧に偏りが生じる。
3) 固定ベルトは必ずクイッククリップで着脱を行う。ベルト調節が頻回になると、圧や左右のバランスが変化しやすい。

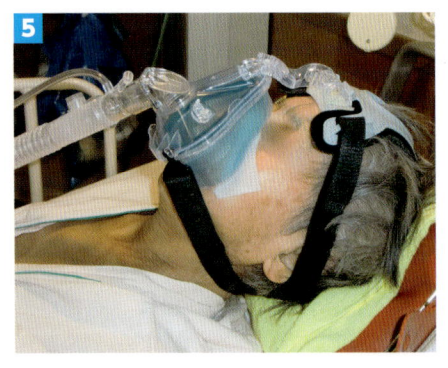

このケースではマスクの調整後、臥床時に顎が上がるような姿勢となっていた。マスク位置の調整や圧分散は行えたが、頭部が後屈した状態であり、全身のポジショニングとしてはバランスがとれていなかった。もう少し厚みのあるポジショニングピローなどを使用して頭部を挙上し、顔が正面を向くように調整が必要であった。

マスク着用患者のチェックポイント

① **皮膚の保護**

　マスクのずれや圧迫により、短時間でも皮膚障害をきたしやすい。そのため、予防的スキンケアにより皮膚の健常性を維持し、観察や粘着・剥離が容易な皮膚保護材などを活用する。スキンケアの際は、マスク側の皮膚接触面も皮脂が残らないように拭き取りを行う。

　緊急性が高い場合が多いが、NPPV 開始時に皮膚保護も開始できるように手順化する、装着開始に皮膚保護ができなかった場合は、タイミングを見てできるだけ早く皮膚保護を開始するなどの工夫が必要と思われる。

② **皮膚の変化**

　マスクやベルトの圧迫部分に一致した発赤などの皮膚変化では、圧が高くなっている可能性が高い。装着方法や装着中の状況を評価して調整が必要である。

③ **心身の安楽**

　患者にとって、病状による苦痛や不安に加え、NPPV が初めての慣れない処置であることが多いことから、マスク装着が維持できない場合もある。NPPV を受け入れられるように、繰り返しの説明や不安軽減への援助が重要である。

付録 物品一覧

（製品情報は初版第1刷発行時のものです）

🤚 ポジショニングピロー

商品名	サイズ・材質・特徴・用途	問い合わせ先
ピーチ (1) Aタイプ（カバー着脱仕様） [ラージサイズ] [ノーマルサイズ]	**サイズ**：[ラージサイズ] 長さ53cm×幅33cm×高さ10cm、[ノーマルサイズ] 長さ43cm×幅28cm×高さ8cm **材質**：アウターカバー；ポリエステル、インナーカバー；ポリエステル、クッションビーズ；オレフィン系エラストマー **特徴**：適度な体圧分散性と高さ保持力があるので、心地よい触感のまま。耐久性に優れ、長期間使用や繰り返し洗濯・乾燥しても形がくずれず長持ち。洗濯、水切り、乾燥が早く、ムレにくい超通気性 **用途**：枕や体位変換・体位保持クッションなど、さまざまな用途に対応	**開発・製造元** 株式会社モルテン健康用品事業本部 〒739-1794 広島市安佐北区口田南2-18-12 **問い合わせ先** 株式会社モルテン健康用品事業本部 営業本部 〒130-0003 東京都墨田区横川5-5-7 TEL：03-3625-8510 FAX：03-3625-8538 URL：http://www.molten.co.jp/health 他のタイプの製品については問い合わせのこと
ミント (2) Angleタイプ（30度形状）	**サイズ**：長さ70cm×幅23cm×高さ11cm **材質**：アウターカバー；綿＋ポリエステル、インナーカバー；ポリエステル、クッションビーズ；特殊ポリエチレン樹脂 **特徴**：適度な体圧分散性と高さ保持力があり、安楽な姿勢保持に最適。長時間体重がかかった使用によるへたりや、洗浄・乾燥による中身の変形がないので、長期間の使用が可能。ムレにくく、洗濯・水切り・乾燥時間が速い、快適で衛生的なクッション **用途**：30度側臥位での上体保持	
(3) Blockタイプ（厚手形状）	**サイズ**：長さ58cm×幅34cm×高さ16cm **材質**：アウターカバー；綿＋ポリエステル、インナーカバー；ポリエステル、クッションビーズ；特殊ポリエチレン樹脂 **特徴**：同上 **用途**：90度側臥位での下肢保持。下肢拘縮の人の仰臥位での下肢保持	
(4) Universalタイプ（座布団形状）	**サイズ**：長さ68cm×幅68cm×高さ8cm **材質**：アウターカバー；綿＋ポリエステル、インナーカバー；ポリエステル、クッションビーズ；特殊ポリエチレン樹脂 **特徴**：Angleタイプ参照 **用途**：仰臥位での下肢と背部の保持。円背の人の仰臥位での背部保持	
セロリ (5) Aタイプ（まくら型）	**サイズ**：長さ68cm×幅32cm×高さ10cm **材質**：アウターカバー；綿＋ポリエステル、インナーカバー；ポリエステル、クッションビーズ；オレフィン系エラストマー **特徴**：持ち手を引っ張るだけの動作で、力を必要とせず簡単に体位変換ができ、体位変換した姿勢をそのまま保持。特に30度側臥位に適した形状で、安楽な姿勢での保持が可能。心地よい触感でムレにくい、特殊なクッションビーズ素材を使用。耐久性に優れ、家庭用洗濯機での丸洗いも可能 **用途**：上半身を主とした体位変換。体位変換後の安楽な姿勢の確保（30度側臥位）	

商品名	サイズ・材質・特徴・用途	問い合わせ先
ポスフィット (6) Bタイプ（スネーク型）	**サイズ：** 長さ141cm ×幅23cm ×高さ8cm **材質：** アウターカバー；綿＋ポリエステル、インナーカバー；ポリエステル、クッションビーズ；オレフィン系エラストマー **特徴：** Aタイプ参照 **用途：** 下半身を主とした体位変換。体位変換後の安楽な姿勢の確保（30度側臥位）	本書では紹介しているが、現在、ポスフィットは販売を終了。ポスフィットよりも耐久性に優れ快適で衛生的なクッション「ピーチ」および「ミント」を発売。
(7) Aタイプ［ノーマルタイプ］	**サイズ：** 長さ70cm ×幅25cm ×高さ15cm **材質：** カバー；ポリエステル、中身；ウレタン **特徴：** クッション自体の型くずれや底づきがないため、はずれにくく身体を柔らかく保持できる。カバーは肌触りがよく、通気性・速乾性に優れ、洗濯が可能 **用途：** 上半身を確実に30度に保持できる	
(8) ASタイプ［ノーマルタイプ］	**サイズ：** 長さ35cm ×幅25cm ×高さ15cm **材質：** Aタイプ参照 **特徴：** Aタイプ参照 **用途：** Aタイプ参照	
(9) Bタイプ［ノーマルタイプ］	**サイズ：** 長さ45cm ×幅30cm ×厚さ16cm **材質：** Aタイプ参照 **特徴：** Aタイプ参照 **用途：** 柔らかめの上層で体圧を分散し、安定感のある下層で確実に体位を保持	
(10) Cタイプ［ノーマルタイプ］	**サイズ：** 長さ70cm ×幅40cm ×厚さ24cm **材質：** Aタイプ参照 **特徴：** Aタイプ参照 **用途：** Bタイプ参照	
(11) Dタイプ［ノーマルタイプ］	**サイズ：** 長さ40cm ×幅24cm ×厚さ12cm **材質：** Aタイプ参照 **特徴：** Aタイプ参照 **用途：** 尖足（せんそく）予防やベッド背上げ時の身体移動解消に最適	
(12) Eタイプ［ノーマルタイプ］	**サイズ：** 長さ40cm ×幅26cm ×厚さ10cm **材質：** Aタイプ参照 **特徴：** Aタイプ参照 **用途：** 用途に応じた使い方ができる、マルチタイプの小さなクッション	

付録　物品一覧　ポジショニングピロー

商品名	サイズ・材質・特徴・用途	問い合わせ先
(13) Fタイプ [ノーマルタイプ]	**サイズ**：長さ55cm×幅35cm×厚さ17cm **材質**：Aタイプ参照 **特徴**：Aタイプ参照 **用途**：用途に応じた使い方ができる、マルチタイプの大きなクッション	
(14) Gタイプ [ノーマルタイプ]	**サイズ**：長さ193cm×幅18cm×厚さ14cm **材質**：Aタイプ参照 **特徴**：Aタイプ参照 **用途**：用途に応じた使い方ができる、スネーク状の大きなクッション	
アルファプラ・ウェルピー［メッシュ］ (15) スティックタイプ [大] [小]	**サイズ**：[大] 長さ60cm×幅20cm（2個セット）[小] 長さ40cm×幅20cm（2個セット） **材質**：カバー；[表地] ポリエステル76％＋ナイロン24％（旭化成フュージョン®）[裏地] ポリエステル100％、中材；極小ビーズ、わた **特徴**：中材は極小ビーズとわたが独自の配合で充填されており、極小ビーズが身体にフィットし、わたが形を保つ。中材が端によって底づきするようなことがなく、適度に動くので身体のラインにぴったりフィットする。カバーは表側が3D構造により通気性に優れている。裏地は柔らかさと滑り止め効果をもつ生地を使用 **用途**：萎縮した臀筋部分に使用することで仙骨部の骨突出を保護することができる。形状がくさび形のため側臥位時の体位保持、車椅子使用時の座位保持にも向いている	株式会社タイカ ウエルネス事業本部 〒125-0054 東京都葛飾区高砂5-39-4 TEL：03-5648-6630 FAX：03-5648-6640 URL：http://www.taica.co.jp/pla ほかにアルファプラ・ウェルピー［レギュラー］もある。［レギュラー］はカバーにフュージョン®を使用していないところが［メッシュ］と異なる 別売で超撥水加工の専用カバーがある
(16) ブーメランタイプ [大] [小]	**サイズ**：[大] 長さ90cm×幅50cm、[小] 長さ74cm×幅44cm **材質**：スティックタイプ参照 **特徴**：スティックタイプ参照 **用途**：仰臥位時に頭と首、肩まで敷き込むことにより体重をしっかり支え、筋緊張を和らげる。また、腕に拘縮がある方の腕の保持や車椅子使用時の座位保持などに向いている	
(17) ピロータイプ	**サイズ**：長さ90cm×幅40cm **材質**：スティックタイプ参照 **特徴**：スティックタイプ参照 **用途**：30度側臥位時に背中側に敷き込むことにより体重をしっかり支え、筋緊張を和らげる。また、腹臥位時に抱えるように肩から下腹部にかけて敷き込むことにより、背中や腰の筋緊張を和らげる	

商品名	サイズ・材質・特徴・用途	問い合わせ先
(18)ミニタイプ	**サイズ:** 長さ50cm×幅30cm、2個セット **材質:** カバー；スティックタイプ参照、中材；わた **特徴:** カバーは表側が3D構造により通気性に優れている。裏側の柔らかさと滑り止め効果をもつ生地を使用 **用途:** 足底に敷き込むことにより、筋緊張を和らげ尖足の予防になる。また、他のウェルピーの高さやフィット感の調整に用いられる	
(19)ウェーブタイプ	**サイズ:** 長さ65cm×幅75cm **材質:** スティックタイプ参照 **特徴:** スティックタイプ参照 **用途:** 下肢に拘縮がある場合に、下肢にステッチを合わせて敷き込むことにより、ステッチが広い面積で下肢を包み込み、筋緊張を和らげる	
(20)ジャンボタイプ	**サイズ:** 長さ83cm×幅83cm **材質:** スティックタイプ参照 **特徴:** スティックタイプ参照 **用途:** 肩甲帯から頭部にかけて敷き込み、大きく包み込むことにより上体の拘縮や円背の方の仰臥位をサポートする	
アクションパッド (21)アクションパッド ① ②	**サイズ:** [①：40404] 奥行51cm×幅56cm×厚さ1.3cm [②：40603] 奥行36cm×幅15cm×厚さ8cm **材質:** アクトンドライポリマー **特徴:** 高い圧力分散能力をもち、厚さ2.2cmで底づきの限界は600kg。クッション性を最小限に抑えているので安定感抜群。破れても中身が漏れ出ず、耐久性にも優れる。手術中の圧迫障害防止用具として、全国の病院の手術室に多数納入実績がある。ベッド用、頭部用、枕用、かかと用、車椅子用、便座用と種類も豊富。 **用途:** ベッドや車椅子などでの体圧分散。手術中の体位固定や圧分散・ずれ力吸収	アクションジャパン株式会社 〒658-0046 神戸市東灘区御影本町2-9-16 TEL：078-843-5417 FAX：078-843-6817 URL：http://www.actionjapan.co.jp/ 他のタイプの製品については問い合わせのこと
フィットサポート (22)800タイプ	**サイズ:** 長さ80cm×幅24cm×厚さ24cm **材質:** カバー；ドライメッシュ（吸湿・速乾）ポリエステル、中身；超通気無膜ウレタンフォーム **特徴:** 側臥位時に腸骨・大転子部への圧迫を避け、骨突出のない部分で臀部の支持が可能。ムレの心配がなく、丸洗いできる **用途:** 30度側臥位の保持	株式会社ケープ 〒238-0013 神奈川県横須賀市平成町2-7 TEL：046-821-5511（代） FAX：046-821-5522 URL：http://www.cape.co.jp/ 他のタイプの製品については問い合わせのこと

付録 物品一覧 ポジショニングピロー

商品名	サイズ・材質・特徴・用途	問い合わせ先
ナーセントパット	(23) L50 **サイズ：**長さ50cm×幅20cm×厚さ10cm **材質：**カバー；ポリエステル（超通気繊維）、中身；低反発性高密度特殊ウレタン **特徴：**理想的な30度の体位変換が可能。型くずれしにくい三角形の高密度特殊ウレタン。ずれにくく通気性抜群のカバー **用途：**30度体位変換の保持	アイ・ソネックス株式会社 〒702-8004 岡山県岡山市中区江並100-7 TEL：086-200-1550 FAX：086-200-1553 URL：http://www.nasent.net/ その他、ナーセントパット（大ピース、小ピース）、ナーセントミニなどがある。その他のタイプの製品については問い合わせのこと

動きの介助時に使用する物品

商品名	サイズ・材質・特徴・用途	問い合わせ先
ポジショニンググローブ	(24) ポジショニンググローブ **サイズ：**長さ55cm×幅22cm **材質：**ナイロン **特徴：**腕につけて身体の下へ差し込むだけで、簡単に身体にかかる苦しい圧を取り除くことができる。内側はグローブがはずれないように滑りにくく、外側は差し込みやすいように滑りやすい素材を使用 **用途：**ベッドでの背上げ時、クッションを使用したポジショニング時、身体の移動や体位変換時に使用し、圧迫力やずれ力、衣服のしわを取り除く	**開発・製造元** 株式会社モルテン健康用品事業本部 〒739-1794 広島市安佐北区口田南2-18-12 **問い合わせ先** 株式会社モルテン健康用品事業本部 営業本部 〒130-0003 東京都墨田区横川5-5-7 TEL：03-3625-8510 FAX：03-3625-8538 URL：http://www.molten.co.jp/health
マルチグローブ	(25) マルチグローブ **サイズ：**筒型長さ51.5cm×幅20.0cm **材質：**ナイロン100% **特徴：**寝返り介助などの体位変換を行うときに、皮膚のずれや摩擦を軽減。外側は身体の下に差し込みやすい低摩擦素材、内側は作業しやすいように滑りにくい素材を使用 **用途：**ベッドでの体位変換時に使用。ポジショニング時の圧抜きに使用する	パラマウントベッド株式会社 お客様相談室 フリーダイヤル 0120-03-3468
ハーティーグローブ	(26) ハーティーグローブ **サイズ：**フリーサイズ長さ50cm×幅24.5cm **材質：**ポリエチレン **特徴：**除圧用グローブ。使い捨てタイプ（患者一人に対して2週間程度の使用を想定）で衛生的。滑りのよい素材を使用。手首部分がくびれているため、手のひらを広げるとグローブが抜けにくくなる **用途：**ベッド上での患者の移動やポジショニングやベッドアップ後の圧抜きに使用	株式会社タイカ ウエルネス事業本部 〒125-0054 東京都葛飾区高砂5-39-4 TEL：03-5648-6630 FAX：03-5648-6640 URL：http://www.taica.co.jp/pla

商品名	サイズ・材質・特徴・用途	問い合わせ先
スマイルシート (27)スマイルシート	**サイズ:** [M]長さ100cm×幅145cm、[L]長さ200cm×幅145cm **材質:** ナイロン100% **特徴:** パラシュート用の生地を使用し、滑りがよく耐久性に優れている。洗濯・清拭消毒が可能 **用途:** ベッド上での患者の移動や体位変換、車椅子での座位修正	株式会社タイカ
移座えもんシート (28)移座えもんシート	**サイズ:** [M]75cm×75cm、[ＭＬ]75×120cm、[L]145cm×90cm **材質:** ナイロンタフタを特殊コーティング **特徴:** 筒状縫製されており、キャタピラーのようにローリングしながら少ない力で患者をスライドできる **用途:** 患者のベッド上での移動、車椅子等への移乗	株式会社モリトー 〒491-0074 愛知県一宮市東島町3-36 TEL：0586-71-6151 FAX：0586-72-4555 URL：http://www.moritoh.co.jp/

座面クッション

商品名	サイズ・材質・特徴・用途	問い合わせ先
シーポス (29)シーポス	**サイズ:** 長さ40cm×幅40cm×高さ5cm（最厚部7cm） **材質:** カバー表面；ポリエステル100%、カバー裏面；ナイロン＋ポリウレタン（滑り止め加工）、クッション材；ポリスチレンゲル、ウレタンフォーム、クッション表皮；ウレタン合皮 **特徴:** クッションの中央部の溝で尾骨部、ゲルとウレタンフォームの2層構造で座骨部の圧迫力とずれ力を低減。調整可能なクッション前部のストッパーで、身体のずれ落ちを低減 **用途:** 圧迫力・ずれ力・湿潤への対処を追求した快適で安全な車椅子用クッション。主に車椅子で自走できる人向け。モジュール型、介助型の車椅子に適合	**開発・製造元** 株式会社モルテン健康用品事業本部 〒739-1794 広島市安佐北区口田南2-18-12 **問い合わせ先** 株式会社モルテン健康用品事業本部 営業本部 〒130-0003 東京都墨田区横川5-5-7 TEL：03-3625-8510 FAX：03-3625-8538 URL：http://www.molten.co.jp/health 他のタイプの製品については問い合わせのこと
レスポ (30)レスポ	**サイズ:** 長さ38.5cm×幅38.5cm×高さ8.5cm **材質:** カバー表面；ポリエステル、カバー裏面；ナイロン（滑り止め加工）、クッション材；特殊流動体、ベースクッション；ウレタンフォーム、ベースプレート；発泡ポリエチレン **特徴:** 特殊流動体バッグとベースクッション、ベースプレートを組み合わせることで、優れた体圧分散性能と座位保持性能を両立。座るだけで最適な形状に変形し、その形状を維持する特殊流動体により、柔らかく優しい座り心地を実現。クッション内部の湿った空気を外に逃し、クッション座面のむれ対策を施した形状 **用途:** やさしく安心の座り心地を実現した新素材・新構造の車椅子用クッション。主に車椅子で自走できない人向け。モジュール型、介助型の車椅子に適合	

付録 物品一覧 ポジショニングピロー・動きの介助時に使用する物品・座面クッション

体圧分散寝具

商品名	特徴	問い合わせ先
(31)ソフトナース	低反発ウレタンフォームで表面の凸凹が体温により変形して身体にフィットするため、適切な体圧分散が可能。特殊な分子構造の低反撥ウレタンフォームの使用によりむれにくい。洗濯機・乾燥機・オートクレーブ滅菌が可能	ラックヘルスケア株式会社 〒542-0081 大阪市中央区南船場2-10-2 TEL：06-6244-0636 FAX：06-6244-0836 URL：http://www.lac-hc.co.jp/
(32)ナッソー	汎用タイプ・厚型静止型 硬さの異なる高密度ウレタンフォームの3層構造により、各種体位での優れた体圧分散性能とベッド背上げでの端座位や座位時の安定感が向上している。ベッド背上げの動きに合わせてスライドし、背上げ時に背中にかかる苦しさの原因となる頭側から押さえ込む圧を吸収して、ベッド背上げ時の楽な姿勢を確保する	**開発・製造元** 株式会社モルテン健康用品事業本部 〒739-1794 広島市安佐北区口田南2-18-12 **問い合わせ先** 株式会社モルテン健康用品事業本部 営業本部 〒130-0003 東京都墨田区横川5-5-7 TEL：03-3625-8510 FAX：03-3625-8538 URL：http://www.molten.co.jp/health 他のタイプの製品については問い合わせのこと
(33)ステージア	高機能タイプ・厚型圧切替型 マイクロエアセルとその動きに連動するウレタンフォームを配置することで、体圧分散性能と除圧性能および寝心地や寝返りのしやすさが向上している。マットレス両サイドの硬めのウレタンフォームにより、立ちあがりをしっかりとサポート。寝床内の「むれ」と「ひえ」を対策する	
(34)アドバン	高機能タイプ・厚型圧切替型 身体との接触面積が広いバンプ（球面）形状の独立した3層構造により、体圧を効果的に分散する。ワンタッチで静止型と圧切替型を切り替えることができる。また、ムレ防止に空気循環式の除湿機能がある	
(35)グランデ	高機能タイプ・厚型圧切替型 患者の身体状況の判定をポンプ操作パネルに入力することで、マットレスの「かたさ」「動作」「厚さ」「除湿レベル」が最適な条件で自動的に設定される。身体状況や転落対策の必要性に応じて、マットレスの厚さが自動的に切り替わる	
(36)オスカー	体位変換付き高機能タイプ・厚型圧切替型 4つのポジショニングセルで人の手に近いやさしい体位変換を行う。エアマットレスに必要な特性（常に安定した体圧分散性能、優れた除圧性能、優れたずれ力対策性能、寝心地、生活動作のための安定性と安全性、むれ・ひえ対策）を備え、様々な身体状況の利用者へのケアに最適な特性で対応	
(37)トライセル	汎用タイプ・厚型圧切替型 2層式の縦長のエアセルを用い、広い面で安定して支えることができる。24本のエアセルが3本一組で膨張収縮を繰り返し、常に全体の2/3の面積のエアセルが膨らんだ状態で圧力を管理する。頭側挙上時の底づきを防ぐ「背上げモード」機能付き	株式会社ケープ 〒238-0013 神奈川県横須賀市平成町2-7 TEL：046-821-5511（代） FAX：046-821-5522 URL：http://www.cape.co.jp/

商品名	特徴	問い合わせ先
(38) ディンプルマットレス	汎用タイプ・厚型静止型 マット内部にディンプル形状の空間をもたせ、ウレタンフォーム特有の反力を軽減。体重バランスに合わせ体圧分散を行い、踵や骨突出部位をピンポイントで圧力解放。沈み込みを抑えた寝姿勢を保持するほか、離床・端座位も安定して行える	株式会社ケープ 他のタイプの製品については問い合わせのこと
(39) エアマスターネクサス	高機能タイプ・厚型圧切替型 安定感があり、圧力を広く分散し、ずれを吸収する48本のデュアルフィットセル。「リハビリモード」「背上げモード」「微波動モード」など多彩なモードが、幅広い療養者や状態の変化に対応。機能付き。停電時に1週間程度内圧を保持する停電対策機能付き	
(40) エアマスタービッグセルインフィニティ	高機能タイプ・厚型圧切替型 ヘッドアップ角度に応じた内圧に自動調整する「自動ヘッドアップ対応機能」付き。足元には3層式縦長エアセルを採用し、リスクの高い踵部に対応。さらに「拘縮対応モード」「微波動モード」「クイックハードモード」が個別のリスクに対応可能。停電時マット内圧を14日間保持する「停電対策機能」を搭載し、安全性を強化	
(41) アクアフロートマットレス	ベッドで上体を起こしたときに臀部にかかる圧力を効果的に分散する「アクアセル®」を内蔵。上半身部に身体の支持性の高いウレタンフォームを使用。幅広（10cm）のサイドエッジで動きやすさや離床にも配慮	パラマウントベッド株式会社 お客様相談室 フリーダイヤル 0120-03-3648 他のタイプの製品については問い合わせのこと
(42) マキシーフロートマットレス	体圧を分散するウレタンフォーム3層構造。上層に低反発ウレタンフォームを採用。厚みを抑えているので、身体の動かしやすさと自然な沈み込みによる寝心地のよさを両立。表面は滑りがよく、摩擦抵抗を緩和	
(43) ここちあ	ブロックコントロールによる優れた体圧分散性能。操作パネルで目的に合わせたモード設定可能。「背上げモード」では大腿部の内圧が臀部より高くなり、ベッド背上げに伴う身体のずれを抑える。ベッドリンクケーブルでベッドと接続すると、ベッドの背上げ角度を認識し、エアマットレスをその角度における最適な圧力になるよう自動制御。本体にポンプを内蔵	

付録　物品一覧　体圧分散寝具

商品名	特徴	問い合わせ先
(44)アルファプラ アンテ	側臥位でも痛みを感じない体圧分散性を有した標準マットレス。両端が硬めなので安心して端座位をとることができる	株式会社タイカ　ウエルネス事業本部 〒125-0054 東京都葛飾区高砂5-39-4 TEL：03-5648-6630 FAX：03-5648-6640 URL：http://www.taica.co.jp/pla
(45)アルファプラ すくっと	中央部はアルファゲル搭載で体圧分散性能が高く、また適度に反発力のあるウレタンフォームを使用しているため動きやすい。両端は硬いため、端座位や立ち上がりを安定的に行うことができる	
(46)アルファプラ F	新開発の高弾性ウレタンフォームに独自加工を施し、体重の重い人から軽い人まで身体をしっかり包み込んで体圧分散を行う。無膜ウレタンフォームを使用しているため、長時間使用しても熱がこもりにくく、快適。丸洗いができ、乾燥も早い。カバーは撥水・防水タイプと通気タイプの2種	
(47)アルファプラ ソラ	ウレタンマットレスとエアセルの組み合わせで高い体圧分散性と寝心地の良さを両立したハイブリッドマットレス。体圧が集中しやすい腰部にはチェッカーオルタネイト方式のエアセルを搭載。54個のエアセルが50秒サイクルで前後左右交互に膨張収縮するので安定感があり、エアマットレスで起こりがちな浮遊感（船酔感）がない。動きやすく、ポジショニングもしやすい	

あとがき

　昨年、ポジショニングの原則を学ぶべく、『必ず見つかる！ポジショニングのコツ』の執筆編集にかかわって早1年、このたび、第2弾となる症状別のポジショニングの書籍に取り組ませていただいた。第1弾の時もそうだったが、書籍のコンセプトは「自分が臨床現場で困っている問題の答えが見つかる本」とした。なぜならそれが、私自身が専門書に求める最大の価値であり、臨床現場に必要な本だと確信しているからである。

　今回もそのコンセプトのもと、さまざまな症状のポジショニングを想定したが、なかなか症例が集まらず、苦労した部分も多々あった。臨床の看護師として症例に直面すると、早く患者さんにポジショニングを行って少しでも安楽になっていただきたいという気持ちが優先され写真を撮ることを忘れてしまったり、症状に苦しむ最中の患者さんに単行本の制作協力を依頼することを躊躇するといった、職業倫理的なジレンマもあった。だからこそ、今回ご協力くださった患者さんやご家族には本当に感謝の気持ちでいっぱいである。

　また、ポジショニングは誰か一人ができればいいものではなく、継続して行われることで初めて効果が発揮できるものでもある。その意味で今回、各症例のポジショニングを考え、臨床の実践で継続的に協力していただいた臨床スタッフの姿は、とても嬉しかったし、感動した。ここに改めて感謝の意を示したい。

　最近ある知人が、手術時の体験談を私に話してくれた。手術後さまざまなチューブにつながれ、自分の身体がどうなっているのかさえわからなくなっているときに、背中に手を入れ、圧抜きをしてもらい、身体の向きを少し変え、ピローで支えてもらうことがどれほど楽かを患者となって身をもって体験した、ポジショニングの大切さを痛感した、と。今後も、一人でも多くの患者さんに「楽になった」と感じていただけるよう、ポジショニングの方法を考え、伝えていきたいと感じ、この本がその一助となることを期待する。

　最後に、いつも私たちのステップアップにご配慮くださり、貴重な経験と学びの機会を与えて下さる田中マキ子先生と、なかなか思うように文章が書けず、苦労している私たちを辛抱強く支えてくださった中山書店の編集部のスタッフに感謝の意を述べ、巻末の言葉としたい。

2012年8月　栁井幸恵

索引

あ行

圧	101
圧抜き	24・135・164
圧迫	17・24・31・42・50・61・84・93・107・115・121・130・141・150・160
圧迫療法	80
圧迫療法測定機器	39
医原性褥瘡	38・71
意識障害	93
運動麻痺	90・91
エアマットレス	14・88
円座	82・83
円背	40・44・49・53・56・84・113・121・127

か行

外旋	21・35・97・117
介達牽引	132
外反母趾	38
化学療法	73
片麻痺	90
感覚障害	91
感覚麻痺	90
がん性疼痛	72
関節リウマチ	73
完全麻痺	90
機能的残気量	58
90度姿勢	120
胸腔鏡補助下肺部分切除術	154
筋緊張	20・54・63・67・113・130
車椅子用クッション	88
クワシオコール型	10
経鼻経管栄養	28
血流障害	84・85・87
牽引	132
拘縮	18・28・48・51・62・81・92・102・106・112・130
口内炎	73
誤嚥性肺炎	44
呼吸困難	35・43・59・67
骨粗鬆症	40
骨転移	72
骨突出	14・32・38・43・47・53・63・71・91・92・127
骨盤後傾	42・119

さ行

30度側臥位	26
シーティング	118
シーネ	111
循環障害	24・77・80・92・137
循環不全	95
静脈還流障害	141
静脈性潰瘍	80
侵害受容器	72
神経障害	139・147
神経麻痺	133・144・151・155
身体抑制	71
深部静脈血栓症	38・141・159
水疱	84・93
スポンジ牽引	136・138
ずれ	32・57・63・93・107・123・137・151・161
ずれ力	17・24・60・101・118・133・155
脊柱圧迫骨折	40
脊柱カリエス	40
摂食嚥下訓練	44

背抜き 24	パークベンチ体位 162	麻痺 60・66・79・90・96・99・103・117
仙骨座り 42・118・121・122	徘徊 71	マラスムス型 10
尖足 78	肺気量分画 59	マラスムス性クワシオコール 10
創傷被覆材 85	ハンマートゥ 38	やせ 134
	膝関節痛 73	抑制 71
た行	非侵襲的陽圧換気 165	四点支持器 157・159・161
帯状疱疹 73	皮膚障害 65・137・160・167	リウマチ 38
弾性ストッキング 38	肥満 101・134	るい痩 10・15・72・92・93
弾性包帯 39・85	病的骨突出 12・18・52・62・84・126	
タンパク質・エネルギー栄養不良 10	表皮剥離 35・77	**A-Z**
単麻痺 90	フィジカルロック 71	BMI 10
知覚麻痺 87	腹水 25・77	BPSD 71
昼夜逆転 71	浮腫 22・31・35・52・77・80・84・92・126	FRC 58
直達牽引 132	不全麻痺 90	Functional residual capacity 58
椎弓形成術 156	フットポンプ 39	Non-invasive positive pressure-ventilation 165
転倒 119	放射線療法 73	NPPV 165
頭側挙上 25・32・53・67・67・96	ポケット 21	PEM 10
動脈性潰瘍 80	保湿ローション 35	PEG造設 18
ドラックロック 71	補助枕 145・150・159	Protein energy malnutrition 10
トランスファーシート 57	発赤 20・63・155	seating 118
な・は行	**ま・や・ら行**	THA 148
認知症 71・76・84・130	摩擦 57・84・85・93	

中山書店の出版物に関する情報は，小社サポートページを御覧ください．
https://www.nakayamashoten.jp/support.html

これで安心！
症状・状況別
ポジショニングガイド

2012年9月10日　初版第1刷発行Ⓒ　　　（検印省略）
2014年11月20日　　　第2刷発行
2018年11月20日　　　第3刷発行

編集　田中マキ子　柳井幸恵
発行者　平田　直
発行所　株式会社 中山書店
〒112-0006　東京都文京区小日向4-2-6
TEL 03-3813-1100（代表）　振替00130-5-196565
https://www.nakayamashoten.jp/

装丁・デザイン　vox（オオヤユキコ）
DTP・印刷・製本　株式会社 公栄社

Published by NakayamaShoten Co.,Ltd.　Printed in Japan
ISBN 978-4-521-73539-9

落丁・乱丁の場合はお取り替え致します

・本書の複製権・上映権・譲渡権・公衆送信権（送信可能化権を含む）は
株式会社中山書店が保有します．
JCOPY 〈（社）出版者著作権管理機構委託出版物〉
本書の無断複写は著作権法上での例外を除き禁じられています．複写される
場合は，そのつど事前に，（社）出版者著作権管理機構（電話03-3513-6969，
FAX3513-6979，e-mail:info@jcopy.or.jp）の許諾を得てください．

本書をスキャン・デジタルデータ化するなどの複製を無許諾で行う行為は，
著作権法上での限られた例外（「私的使用のための複製」など）を除き著作
権法違反となります．なお，大学・病院・企業などにおいて，内部的に業務
上使用する目的で上記の行為を行うことは，私的使用には該当せず違法です．
また私的使用のためであっても，代行業者等の第三者に依頼して使用する本
人以外の者が上記の行為を行うことは違法です．